大医传承实录丛书

本能论新解

——郭氏中医心悟

郭生白　郭达成　著

中国中医药出版社

·北　京·

图书在版编目（CIP）数据

本能论新解：郭氏中医心悟 / 郭生白，郭达成著 . — 北京：中国
中医药出版社，2020.1（2024.3 重印）
（大医传承实录丛书）
ISBN 978 - 7 - 5132 - 6047 - 3

Ⅰ . ①本… Ⅱ . ①郭… ②郭… Ⅲ . ①中医学—研究 Ⅳ . ① R2

中国版本图书馆 CIP 数据核字（2019）第 281600 号

中国中医药出版社出版

北京经济技术开发区科创十三街 31 号院二区 8 号楼
邮政编码 100176
传真 010-64405721
河北省武强县画业有限责任公司印刷
各地新华书店经销

开本 787 × 1092 1/16 印张 13.5 彩插 0.75 字数 281 千字
2020 年 1 月第 1 版 2024 年 3 月第 8 次印刷
书号 ISBN 978 - 7 - 5132 - 6047 - 3

定价 68.00 元
网址 www.cptcm.com

服 务 热 线 010-64405510
购 书 热 线 010-89535836
维 权 打 假 010-64405753

微信服务号 zgzyycbs
微商城网址 https：//kdt.im/LIdUGr
官 方 微 博 http：//e.weibo.com/cptcm
天猫旗舰店网址 https：//zgzyycbs.tmall.com

如有印装质量问题请与本社出版部联系（010-64405510）

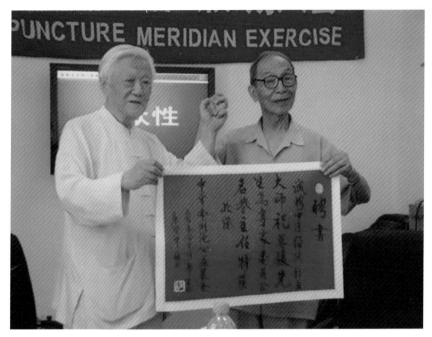

郭生白先生（左）与经络大家祝总骧先生（右）

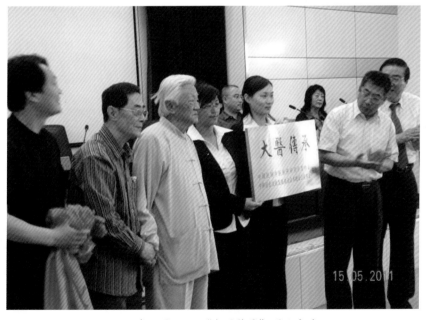

2011 年 5 月 15 日"大医传承"项目启动

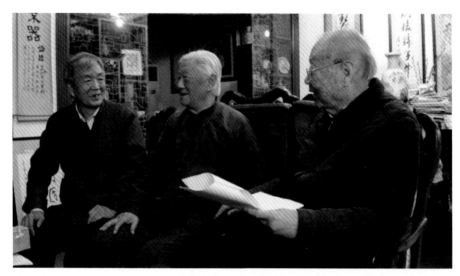

郭生白先生（中）与国医大师朱良春先生（右）、原科技部中医药发展战略研究课题组
组长贾谦先生（左）

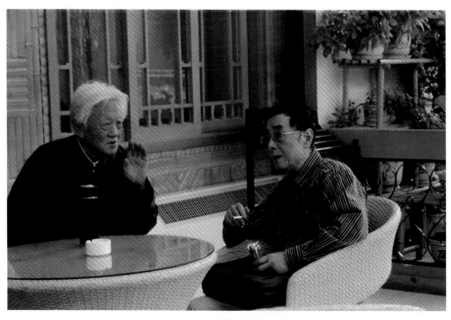

郭生白先生（左）与国医大师陆广莘先生（右）

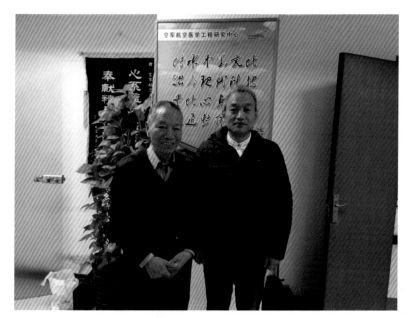

郭达成院长（右）与俞梦孙院士（左）

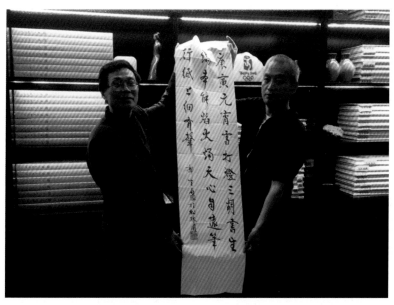

郭达成院长（右）与蒋晔副秘书长（左）

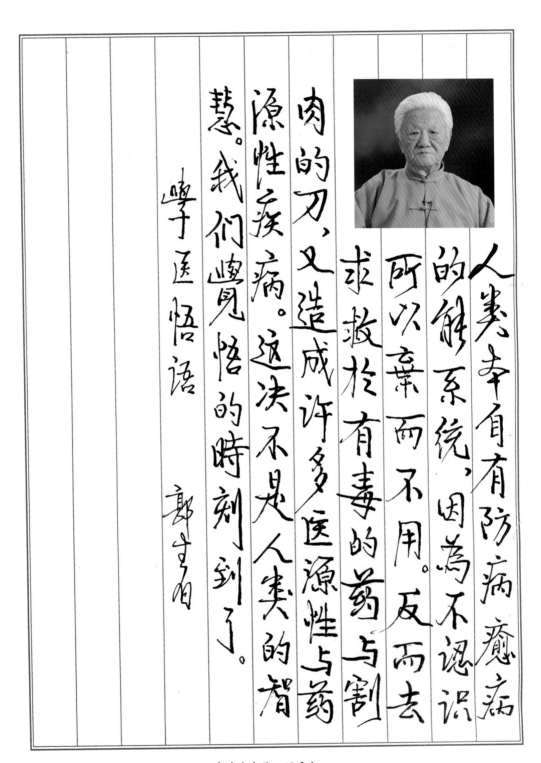

人类本有防病愈病的能系统，因为不认识所以弃而不用。反而去求救於有毒的药与割肉的刀，又造成许多医源性与药源性疾病。这决不是人类的智慧。我们觉悟的时刻到了。

学医悟语　郭生白

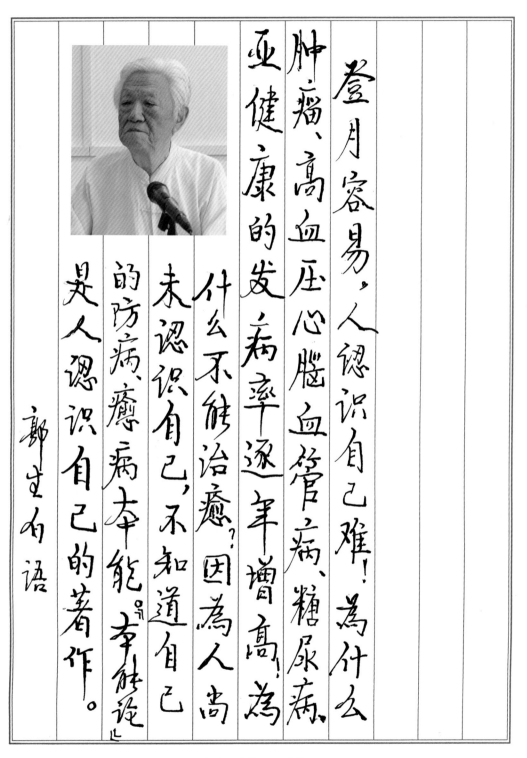

登月容易，人认识自己难！为什么

肿瘤、高血压心脑血管病、糖尿病、

亚健康的发病率逐年增高？为

什么不能治愈？因为人尚

未认识自己，不知道自己

的防病、癒病本能。"本能论"

是人认识自己的著作。

郭生白语

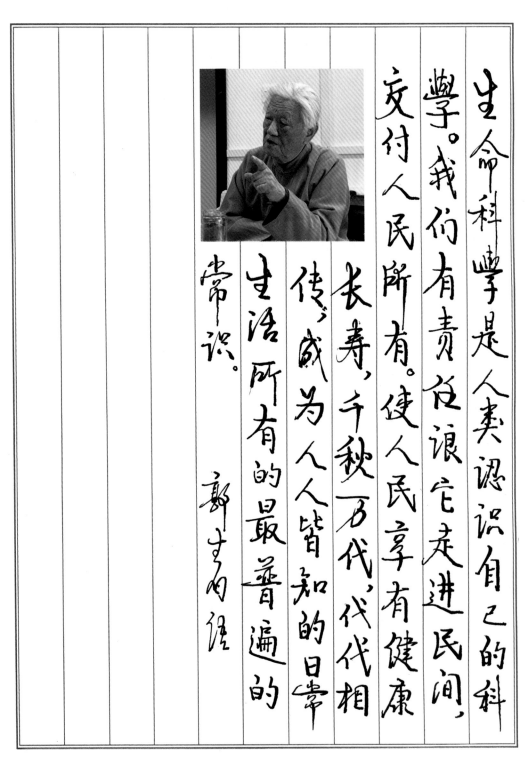

生命科学是人类认识自己的科学。我们有责任让它走进民间，交付人民所有。使人民享有健康长寿，千秋万代，代代相传，成为人人皆知的日常生活所有的最普遍的常识。

郭生白

郭生白本能心语手书三

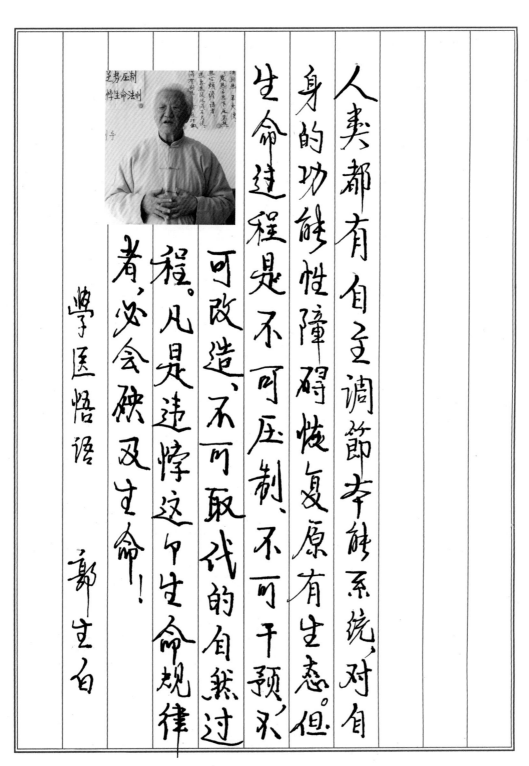

人类都有自主调节本能系统，对自身的功能性障碍恢复原有生态。但生命进程是不可压制、不可干预、不可改造、不可取代的自然过程。凡是违悖这个生命规律者，必会殃及生命！

学医悟语　郭生白

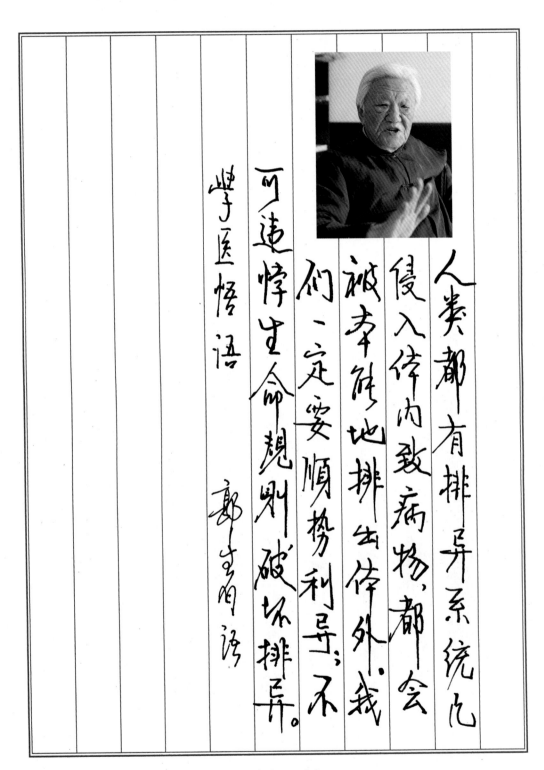

人类都有排异系统几侵入体内致病物,都会被牵牲地排出体外.我们一定要顺势利导;不可违悖生命规则破坏排异。

学医悟语

郭生白语

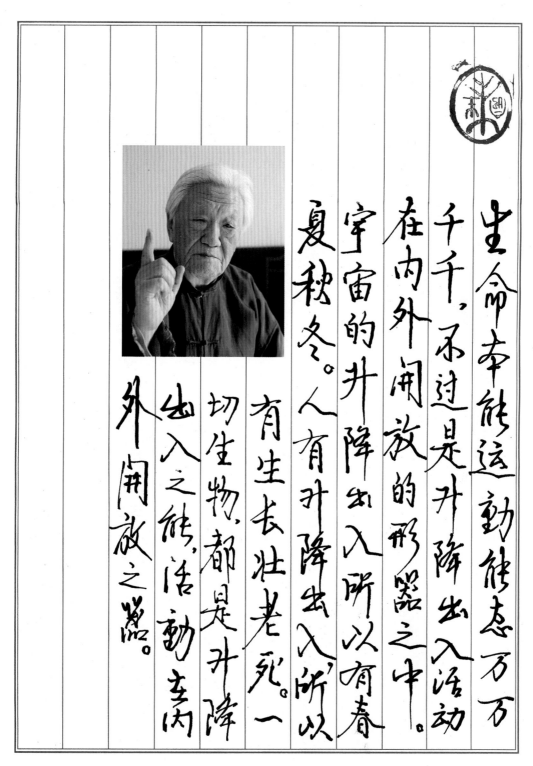

生命本能运动能态万万千千，不过是升降出入活动。在内外开放的形器之中。宇宙的升降出入所以有春夏秋冬。人有升降出入所以有生长壮老死。一切生物，都是升降出入之能，活动在内外开放之器。

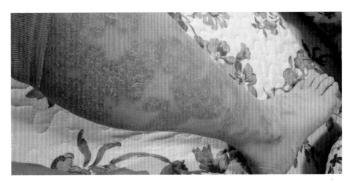
图 10-1　换食第 3 天腿部皮损

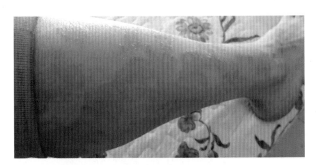
图 10-3　换食第 9 天腿部皮损

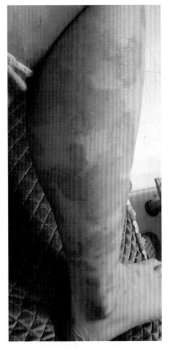

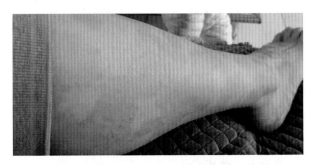

图 10-2　换食第 6 天腿部皮损　　　图 10-4　2019 年 3 月 24 日换食第 20 天腿部皮损

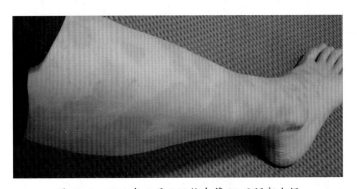
图 10-5　2019 年 4 月 2 日换食第 27 天腿部皮损

序 一

习近平主席讲："要倡导健康文明的生活方式，树立大卫生、大健康的观念，把以治病为中心转变为以人民健康为中心，建立健全健康教育体系，提升全民健康素养，推动全民健身和全民健康深度融合。"

从系统和整体角度看，患病意味着健康水平已下降，不能维持正常生命状态，不得不以患病状态维持生命运行。因此对已病者，他们比其他人更需要尽快恢复健康，而不是单纯的治病，所以习近平主席特别强调"把以治病为中心转变为以人民健康为中心"。

人是具有高级意识活动的开放复杂巨系统，它存在潜能强大的多层次自组织功能。在身体健康情况下（稳态水平高），多层次自组织功能主要表现在以下三方面：

1. 维持稳态，保持健康的自稳态能力。

2. 从功能和结构上适应环境的自适应能力。

3. 排除异己，祛除障碍的自修复能力。

从系统角度看，主流医学所指的疾病（disease）是机体整体稳态水平下降到某临界点（超负荷应激或病理性功能态）情况下与环境条件、自身缺陷等因素相结合的结果。因此它是本质为稳态水平（健康水平）下降的外在表现。然而这种定位在表象上的观点在当前高科技驱动下，使疾病的品种变得越来越复杂。

另一种是从系统、整体角度看，结合中医观点，从疾病发生的本源上去看待疾病的本质，把疾病的本质看成是人系统整体功能状态的病态（abnormal state）。著名老中医郭生白在学习、理解中国东汉医圣张仲景《伤寒论》后总结出"什么是病？排异反应是病，障碍是病！什么是治病？就是顺势利导完成排异反应过程，自主调节恢复和谐生态"。这就是看待病的观点，以下还将进一步运用钱学森的功能态思想阐明郭生白所称的"治病"其实就是恢复健康的过程，或称健康医学模式。

钱学森借用量子力学的 Eigen State 名词，于 1981 年正式提出"人体功能态"（Somatic Eigen State）思想。它的含义是：人的多层次自组织行为所达到的"目的点"或"目的环"，是一种呈现为亚稳态性的特殊状态——人的功能态；这种特殊功能态不是固定不变的，而是可以调节的。

根据钱先生功能态思想，可把人的生命过程归纳为：人的生命总是在自发地"走向"或"维持"稳态的过程之中；走向某种稳态的过程可称为功能态的过渡态，维持稳态的过程称之为功能态的稳态。

功能态的动态性表明，郭生白所归纳的"排异反应是病"是指表达为过渡态性病态，常表现为急病状态；而"障碍是病"则是指表现为功能态稳态性病态，常表现为慢病状态。

功能态的动态性质还表明，郭生白所指的"什么是治病？"其实就是为患者营造一种过渡态条件，使其过渡到稳态水平更高的功能态上去，逐步恢复健康，逐步回归和谐生态。

因此中医治病的观点与现代主流医学不同，中医的治病观念其实就是通过为其营造的条件，使其从处于病态的整体状态逐步过渡到恢复为健康态的整体功能状态。这就是在患者身上实施以健康为中心的战略思想的系统学原理。已经有无数事实证明，对患者而言，对其实施恢复健康的策略要比直接去治表象疾病的效果好得多，而且医疗费用很低。

从功能态动态性质观点去看，张仲景的整部《伤寒论》中描述的实际上就是用以健康为中心的理念对待急慢性患者，而不是现在的"治病"观念。

所谓排异反应其实就是机体对外源性刺激（微生物、物理、化学、知识和心理信息等）的响应——应激反应，往往表现为发作性急病状态，属于过渡态性质。既然应激反应是过渡态性质的"病"，它就可能要么过渡到稳态水平更高的功能态去，要么过渡到稳态水平更差的功能态去。对待过渡态性疾病的原则是帮助患者，助其在生理性应激范围内完成排异反应。

《伤寒论》中对待过渡态类病（太阳病、阳明病）的原则就是为其顺势利导，用生理性应激反应原则助其机体完成排异反应（如发汗、解肌、吐法、下法等）。这就是为其营造一种过渡过程，助其引导到健康功能态上来。

"障碍是病"是指：障碍是病理性稳态，因此它属于慢性病，是病理性功能态，表现为功能态性疾病。几乎所有慢性病的共同本质都是病理性稳态。当机体处在病理性稳态时，整体协同能力已下降，会在某些局部呈现出相对性缺血或瘀血（局部气虚），造成代谢障碍（负熵流不足，熵滞留增加），引发慢性病症。在机体局部存在慢性病症情况下，机体局部的某些正常功能被削弱，而机体原本存在的某些缺陷（性格、遗传、习惯等）会乘机表达出来，表现为种类各不相同的复杂性疾病。因此可把各类复杂性慢病看成是机体整体病理性稳态的局部体现。对待功能态性疾病总的思想也就是为其营造一种过渡态条件，使其转变到稳态水平更高的功能态上去。

如何用过渡态思想（恢复健康）对待疾病：

1. 不要直接对着疾病的表象去治，因为它不是本质。

2. 对过渡性疾病（急性病），应顺势引导到生理性应激反应上去，协助机体过渡到稳态水平更高的功能态。

3. 对病理性功能态类疾病（慢性病），应为其营造一类过渡态，使其逐渐过渡到稳态水平较前更高的功能态上去。

这就是健康医学，使人恢复健康的医学。

为什么可以重新定义医学是什么？

医学应该是一门为人类构建走向稳态水平更高的顺应过渡态性质的过渡态科学；错误的医学无视人的过渡态性质，降低稳态水平，危害人的健康。

郭老在传承"大医传承"的过程中间，过分劳累，已离开我们，但是他对人生命的认识和大健康思想给我们留下了宝贵的财富。

郭老虽然已离开了我们近 10 年，但郭老的弟子和家人们一直在继承、实践，并在很多地方发展了郭老的思想和方法。本书的后半部分就是郭老的孙子郭达成近几年在传承和发展郭老思想方面的体会和实践，已在多方面取得了明显的成效。

当前我们正在落实习主席"以人民为中心的大健康思想"，我们就应该进一步发扬郭老的"大医传承"的思想和方法，为健康中国共同奋斗！

俞梦孙

中国工程院院士

中国生物医学工程学会副理事长

中国航空生物医学工程创始人

2019 年 12 月 18 日

序二 《本能论新解》新在何处？

一年前，好朋友、老朋友达成，到我家里进行交流，我建议他在爷爷郭生白先生2010年所著《本能系统论》（以下简称《本能论》）的基础之上，再继续从实践和理论的结合上，更加深入发展下去，从而将《本能论》的思想更好地弘扬开来，将"天下无医，生民无病"八字方针向前推进一大步。我没有想到的是，达成竟然马上行动起来，将他多年来追随爷爷的思想，以及自己在中医门诊以看病为主的治疗和换食养生推广中所获得的健康档案的比较研究，再加上达成的好学深思所感悟到的《本能论》里面更深刻的奥秘，使他自然而然地写出了《本能论新解》这部非常重要的著作。我之所以讲这部大作非常重要，就在于当我一口气读完《本能论新解》时，我有一种青出于蓝而胜于蓝、长江后浪推前浪的感觉。达成希望我读后写一序言，我乐于接受这一邀约，这是为弘扬郭老的"本能论"思想所写的第三篇序言，一序在郭老所著《本能论》书中，题目是《老骥伏枥志在千里》，二序在郭老《大医传承实录》丛书第一卷《说白〈伤寒论〉》一书中，题目是《郭老是涅槃的凤凰》。

达成所著《本能论新解》新在何处呢？我觉得主要是：达成开悟后不再想开中医门诊了，不再想当医生了，他决定从医生走向养生，这可是一个非常大的思维超越和行动上的巨变，这一变化，有点类似于1978年的十一届三中全会，使中国告别了以阶级斗争为纲的"文化大革命"，而走上了改革开放的新时代。达成之新，就在于进入了一个养生的新时代，而告别了他过去的门诊医生时代，他向"天下无医，生民无病"这一郭老理想，迈出了坚实重要的一步。这一步在"本能论"思想弘扬历史上具有里程碑意义，为读懂自己的身体，开启生命的智慧大门，提供了一把新钥匙。一般人很难读懂、悟到这一点，很难理解书中所讲到的"中医西医都是医，都是方向性错误"的这个见解的深意，理解了这个深意，您才会恍然大悟：中医西医皆是医，仍是治病思维，本能论中则无医。郭老提出"本能论"时，尚在中医门诊中，而达成则破门而出之。郭老在《本能论》的封面设计中，表达的意境是：黎明前的黑暗，是东方欲晓尚未晓，莫道君行早。而达成呢！则是曙光已现，东方已破晓，众人已走在高速公路上。

达成在《本能论新解》中，讲"换食"养生极为精彩，一个"换"字，将养生说绝了！医生"换"成了养生，人们的思维马上得到了"调换"，就如同看电视"换"了个频道，人们"换"了一种活法，"变换"了一种行为方式，原来人们常乘火车外出，突然"换乘"了飞机，健康的速度更快了，真有一种"换了脑筋"的感觉，会一下子明白过来，今天的中医虽然和西医不同，但终究还是医的范畴，仍然是"换汤不换药"，而《本能论新解》，让人获得了一种思想上的解放，摆脱了医院的束缚，使自己真正成为健康的主人，只要自己从内心深处找内因，而不是再向外求什么因，真有一种"改朝换代""换了人间"的"换"感。

"换"者，"唤"也！通过"换"，"唤醒"自己沉睡已久的生命本能，"唤起"我们的觉悟。"换"者，更是"焕"也，通过"换"，使我们的生命"焕发一新""精神焕发"。

达成通过"换食"养生，为了让产品口味更容易为人们所接受，养生效果更好，他在爷爷的基础上，加大了科研力度，在配方上更加精益求精，在包装细节设计上也比以前进步了许多。达成在多次与我深入交谈中，告诉我他发展"本能论"思想的战略规划，以公益基金会为基本制度，以公司市场化运作为基础，以科技进步为推动力，以养生教育普及为大方向。如达成照此思路走下去，郭老的"天下无医，生民无病"的梦想，正如《天下无贼》这部电影的名字一样，一定会梦想成真。因为"中国梦"需要健康中国梦。

蒋晔

中华社会文化发展基金会执行副秘书长
写于 2019 年 12 月 12 日北京珠江紫宸山

前　言

众所周知，《本能论》源于《伤寒论》，源于祖父郭生白所著的《伤寒六经求真》。《伤寒六经求真》讲的是治病的方法，是临床方法系统。《本能论》讲的是人生病的原理，讲的是理论，是道。

"本能系统医学"的问世统一了7个辨证法，可以彻底结束"中医诚可以愈病，而不能以愈病之理喻人"的历史，为人类健康开启了一盏引路明灯！《本能论》论述了人类疾病分两种：一种是外源性疾病，一种是内源性疾病。它将源于伤寒六经的三阴三阳病归纳成了两种疾病：三阳病属于外源性疾病，三阴病属于内源性疾病，即阳性病与阴性病。

而我《本能论新解》篇讲的是所谓的"疾病"的根源论，首先讲的是"三通"理念，即观念通、二便通、汗腺通。其中观念通明确论述了人生病的原因是以"内因为主、外因为辅"的观念。"内因为主"的"内因"是"自家中毒"。也就是说，自己身体产生的毒素又被自己身体重新吸收，造成对自己身体内环境的污染。长期、持续的自家中毒才是导致人类生病的最重要的因素。而这个自家中毒的根源在于吃、动、排的不均衡，也就是我们常说的营养过剩。比如说，我们每天只需要吃1份食物就能维系好我们身体的吃、动、排的平衡，而我们每天却至少吃3～5份的食物，那么我们吃进来的多余的食物去哪里了？当我们吃进来了，排不出去，那些多余的食物肯定会影响我们吃、动、排的平衡。吃进来的食物消化不了，排不出去，会在我们身体里面发酵，发酵的食物长期停留在我们身体里面会产生大量的毒素、垃圾，这些有毒物质会被我们的肠道重新吸收，进入血液循环，通过血液循环进入我们的组织脏器，进入我们的每个细胞，造成持续不断的自身中毒。就是这个持续不断自身中毒的内因，才是一切所谓疾病的根源。大便、小便、汗腺是人体最大的正常排异毒素垃圾的通路。所以我们帮人健康的时候，首先是帮助这个人管住嘴巴，不让摄入那些伤害他的食物为基础，再去帮助身体开放所需要开放的所有的排毒通路。等到帮助身体完全清除身体垃圾毒素之后，做到每个细胞都是清洁干净的状态，这时候人就获得了非常好的健康平衡。

当我的"三通"理念被大家确定为正确之后，那么，我们就实现了《本能论》上讲的外源性疾病与内源性疾病的完美融合。也就是说，外源性疾病与内源性疾病合二为一了，完全颠覆了我们原有的认知观。我们习惯性的认知观是，大部分疾病都是以外因为主、内因为辅的。而随着我们认知观的改变，能够清晰地认识到——大部分所谓的疾病都是以内因为主、外因为辅。这也正是《黄帝内经》上讲的"正气存内，邪不可干"，当内因的问题完全解决掉之后，我们的正气是最强大的，这时候的外因邪气是伤不到我们的。

回过头来再看《伤寒论》。《伤寒论》的背后蕴含着天机，蕴含着大道。所谓的大道至简，简单到我们无法想象。健康就在我们每一个人的身边，几乎是唾手可得，而又看不到摸不着。而我所看到的整个一部《伤寒论》都是围绕着一个核心来运转的。当我们真正认识到《伤寒论》里面论述的所有的疾病是一个"因"的时候，然后再去学习《伤寒论》，一定会有"会当凌绝顶，一览众山小"的感觉。这个"因"就是"自家中毒"，而主要毒源在肠道，整个一部《伤寒论》的六经病都贯穿了自家中毒的因，这是疾病的根源，可以叫它疾病根源论。我们围绕着疾病的根源再去看六经病。首先看太阳病。太阳病当中的桂枝汤、麻黄汤，表面看上去是桂枝汤——解肌法，麻黄汤——发汗法，而桂枝汤、麻黄汤的后面蕴藏着生命大道。我们用"三通"理念来看《伤寒论》中的桂枝汤、麻黄汤的完美方剂，也就是说，桂枝汤在我们身体里面发生的只是解肌的作用吗？麻黄汤在我们身体里面发生的只是发汗的作用吗？那么桂枝汤和麻黄汤是不是也有利小便、通大便的作用呢？人如果想快速恢复健康，是不是必须要把身体里面的异物、垃圾、毒素、废物完全排出体外，才能收获我们想要的健康呢？

我们先说桂枝汤，说桂枝汤可以温通血脉，通过温通血脉达到解肌的效果。桂枝汤证是一会儿有汗、一会儿没汗，达到解肌的效果就是保证身体持续一段时间微微出汗。这段时间可以是两三个小时，也可以是五六个小时，甚至持续一天以上的微微出汗。然后症状消失，热退身和。这是我们的"三通"观念里面讲的汗腺通，试想我们身体持续地保持这种温热状态、微汗状态，是不是能够非常好地促进我们身体非常旺盛的分泌，促进我们身体非常旺盛的代谢，促进我们身体非常旺盛的循环？也势必非常好地通畅我们的大便和小便。而大部分人的关注点，都在桂枝汤证的解肌，而没有看到整体。当我们从"三通"整体观念的角度去看问题，就再也不会出现错治误诊的现象了。我看到的是，几乎所有的内科疾病都跳不出我们本能系统医学"三通"理念的范畴。我们再去看麻黄汤，亦是如此。麻黄汤证是不是通过实现"三通"之后才彻底病愈的？结果是肯定的。麻黄可以发汗、利小便，这里就占据了我们"三通"理念的汗腺通、小便通。而麻黄汤与桂枝汤比，能够更大力度地去促进我们身体非常旺盛的代谢、非常旺盛的分泌、非常旺盛的循环。所谓的麻黄汤证的患者，本身就因为身体的剧烈排异反应出现高热喘促。而麻黄汤会更进一步地促进身体剧烈的排异反应。服用麻黄汤，当身体还没有出现大汗出的状态时，此人的血压也会进一步增高。从麻黄汤证高代谢、高分泌、高循环的状态，势必可以促进大便的畅通。

实际上真正的麻黄汤证，快速痊愈的过程，是大便、小便、汗腺持续地保持极致畅通。通过两三个小时、五六个小时，甚至十几个小时，保持好这种持续的大便、小便、汗腺畅通的状态。等身体里面的病理物质完全排干净之后，热退身和痊愈了。而不管是桂枝汤证还是麻黄汤证，如果我们的关注点放在快速保持我们身体的大便、小便、汗腺畅通的状态下，无论是桂枝汤证还是麻黄汤证，我们身体的大便、小便、汗腺畅通的程度越高，排异的速度越快，彻底康复的速度也就越快。而我们最重要的关注点，是在保证汗腺、小便畅通的基础之上，关照大便的畅通。可以这样讲，大便畅通的速度越快，不管是麻黄汤还是桂枝汤，快速热退身和的过程也是最短的。

可以分享一下我个人的体悟。当我悟到了"三通"理念的时候，回过头来我再读《伤寒论》，不禁拍案叫绝！张仲景的"医圣"绝对不是虚名，可以用我的"三通"理念来解读、验证《伤寒论》的方剂有多么完美。当大家读懂了我的观念通之后，人生病是"内因为主、外因为辅"的，人生病的内因是以"自家中毒"为主导的。而我们当务之急要做的是帮助我们自己身体排毒，当我们把我们身体里面的广义的便，完全排出体外之后，所有的疾病才能去根。然后回过头来我们再看《伤寒论》的所有的方剂都是帮助我们身体通过大便、小便、汗腺保持畅通，快速排出身体内部垃圾、毒素、废物的工具。当真正把我们身体的垃圾毒素废物完全排出干净后，继续保持好我们身体的这种清洁干净的状态，健康就随之而来。而健康的完全康复就交给我们与生俱来的强大的本能去自主调节、自我修复。

这时，我们再来看《伤寒论》里的六经病如何解读？它可以根据我们身体的功能强弱盛衰与自家中毒的情况和自家中毒的程度来判断具体情况。患者属于六经病证中的哪一种类型？是太阳病、阳明病、少阳病，还是太阴病、少阴病、厥阴病？我们又去用一个什么机圆法活的方法，去帮助患者实现极致的"三通"，最终快速获得健康？试想我们如果能用只给帮助、不给伤害的方法，也就是说，应用药食同源的功能性食物就能快速实现"三通"，那么人们要想获得健康就变得非常容易了。而我们本能系统医学，已经拥有了这个能力。

我之所以有现在的认知，用一句话来形容非常贴切：读万卷书不如行万里路，行万里路不如阅人无数，阅人无数不如名师指路，名师指路不如自己去悟。特别是在我爷爷2011年年底过世之后，几乎所有找我爷爷看病的患者都找到我这里，这时候我经历了大量的临床实践。每一位找我调理的患者，都是我的指路名师。我百分百用心地去维护好我的每一位患者，直至他获得健康，这让我受益无穷。这就是我的阅人无数。我在帮助这些患者收获健康的过程中，逐渐地认识生命。每个患者收获健康的过程中，他们身体细节的变化便是我的指路名师。俗话说，细节决定成败。可以说，是我通过观察患者收获健康过程中的身体细节的变化以及通过观察我自己身体细节的变化，逐步地向"三通"理念靠拢，逐步地参悟出了人的所谓疾病，是以内因为主、外因为辅，自家中毒的观念。或许是因为我足够用心吧，我传承了爷爷的学术。在爷爷在世的时候，我们就经常探讨，如何能够研制出一款又甜又香的饮料来帮助世人收获健康，那就太完美了（爷爷在世的时候，我一方面从事研发生产，是生化汤、强生粥、化脂汤、排异汤的唯一负责人，一方面在杭州门诊坐诊）。不幸的是，爷爷没有等到那一天，万幸的是，我没有放弃我跟爷爷的这种美好的愿望，我一直在思考着，如何把生化汤、强生粥、化脂汤、排异汤的功效合而为一。终于有一天我幡然醒悟，一下子就有了我们的生化合剂，也就是我们现在所用的黄玉杞葛玫瑰饮。它是将生化汤、化脂汤、强生粥、排异汤的功效集于一身的帮助人健康的工具。一开始时生化合剂是苦的，当我对"三通"理念认知成熟之后，我研制出了药食同源的香甜可口的生化合剂，也就是我们现在所应用的黄玉杞葛玫瑰饮。因为我对"三通"理念认识高度成熟之后，我就没有了治病的概念，深刻认识到养生才是治病，治病就是养生。只要实现了对人体的极致三通，那么所谓的疾病，必定会被迎刃而解，从而收获健康。

接下来跟大家分享一下我幡然醒悟的经历。记得那是 2014 年的年初，有一位新认识的朋友找到我，说他家儿子有好几年的哮喘了，每天晚上都要喷扩张气管的药物，要不然每天晚上会哮喘很严重。持续地喷这个药物已经有几年的时间了，他很担心他的儿子会留下终身的哮喘病。那时候我刚研发出来相对甜一点儿的生化合剂，刚好就给他儿子用上了。这个持续了多年的哮喘，可以说是一个所谓的慢性病了，当天给这个孩子用上，当天这个孩子就不喘了，效果非常神奇。经过给这个孩子一个月的调理，孩子的哮喘一次都没有发作过。通过这一个月，我用心地总结了这个孩子的健康细节，就是现在讲的小三通——大便、小便、汗腺一直保持畅通状态。这时候我观念通的程度并不高。直到突然有一天，晚上 10 点多，我突然感觉我身体不对劲，嗓子感受到非常疼，然后就是全身疼，全身骨节疼痛，头晕头痛相当严重，测体温腋下 10 分钟体温将近 40℃。这事我有经验的，直接意识到是严重的流感找上我了。读过《本能论》的朋友都知道用透表汤就能解决这个严重流感的问题，但是那天晚上 10 点多了，药店都关门了，何况，我住的地方也没有煎煮透表汤的工具。没有透表汤怎么办？后来看到桌子上，我给那个哮喘孩子准备的生化合剂，刚好最近这几天有思考，这个孩子好的这么快的原因，就是保证了大便、小便、汗腺足够畅通，才收获了这么好的健康的结果。然后，我就决定，拿这个生化合剂来试着解决我得流感的问题。一方面确保充足合剂用量的需求，一方面我营造了一个确保我身体实现三通的环境。整个晚上我通过服用足够量的生化合剂和喝大量的温开水，确保了保持身体极致三通的状态。一个晚上我大便了十几二十次，最终排出来的大便是水样的黏液便。我这一夜之间，保持了汗腺的持续的开放，确保了几十次的畅通小便，甚至十几分钟二十分钟就一次小便。到了第二天早晨，我身体热退身和完全康复了。这可是需要 2～3 天的时间服用透表汤才能好的流感呀，我竟然在一夜之间就这样好了。当时那一刻，我的心情是万分激动、热泪盈眶。那一刻，我感觉这个世界被颠覆了，颠覆了我自己的认知，这不就是不管是急性问题还是慢性问题都可以用一个方法来解决吗？现在讲起来我都会激动不已。

接下来我的《本能论新解》里面讲的，生命的"九大健康参数""健康档案信息"，其实都是在给我们的生命健康做标准。拿到九大健康参数，是我们获得健康的标准。拿到生命的九大健康参数的过程，也是我们健康档案信息里面的所有的身体不良信息消失的过程。而确保九大健康参数的获得以及身体不良信息完全消失的参验标准是你是否保持了小三通的持续的极致状态。若做到了小三通的极致状态，最终必定会获得极致健康！

我相信，随着此书的问世，疾病是以内因为主、外因为辅的颠覆性的理念，一旦被社会认知，势必将带来人类健康的一场翻天覆地的变化！

在这里，我要敬告各位读友，我的《本能论新解》还有诸多的不完善，还望读友多提宝贵意见，批评斧正！

最后我要特别感谢给此书写序言的我的两位老师，俞梦孙院士和蒋晔副秘书长。

机缘巧合，我有幸结识了俞梦孙院士。我经常去俞老的工作室探讨学习，俞老虽然身在其位，但是平易近人。俞老对我爷爷的《本能论》思想，赞赏有加，特别推崇我爷爷的"本能系统论体系"。我的《本能论新解》，也得到了俞院士诸多的指点和帮助。俞老治学严谨，就此书给我提出了不少的指导意见和改进方向，再次感谢俞老的指点与帮助！

蒋晔副秘书长既是我的良师益友，也是我的长辈，他和我爷爷是忘年交，彼此心灵相通，是我生命当中的贵人，他一直在引领我做人做事的方向，可以说他是我人生方向的领路人。蒋序把我的《本能论新解》解读得淋漓尽致，深入浅出。若不是良师益友，心灵相通，又怎么可能把我读得如此透彻清晰。

再次感谢我的良师益友、我的长辈、我生命中的贵人蒋晔老师！

郭达成

北京本能系统医学研究院院长

2019 年 12 月 18 日

目录

上篇 生白《本能论》篇

下篇 达成《本能论新解》篇

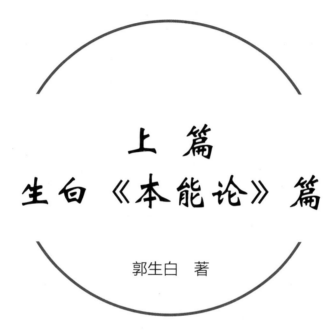

上 篇
生白《本能论》篇

郭生白 著

蒋 序

老骥伏枥　志在千里

（应是序言，恰似檄文，实乃檄文也）

近 10 余年来，我拜访了 300 多位文化大家，平均年龄在 70 岁左右。所见文化大家，因年事已高，交谈的话题，大多是以回忆往事为主。对未来要做的事情，绝大多数是对自我的一生总结以及做好尚未完成工作的扫尾，以求达到圆满地划上一个句号。

令我吃惊的是，今年 84 岁的郭生白先生，我们在一起所谈话题，却与众不同，他基本上不关心昨天所做事情，而是把最大的精力投入到今天和明天正在做或准备大干一场的中医文化事业上。他似乎忘记了年龄，真的是不知老之将至、老之已至。可以说，他比年轻人还年轻，他比雄心勃勃的人还雄心勃勃。他说话时，那种自信的神情；他听你说话时，那种反应之迅捷、抓你说话的关键词之准确，你会突然有一种感觉，眼前的这位老人家，是不是隐瞒了年龄，他根本不像 84 岁。他的逻辑思维能力、对复杂事物的判断速度以及对未来要大展宏图的憧憬，和年轻人完全一样，怪不得他的众多弟子们，在和我谈起郭老的干劲时，无人不大加佩服。所以，我说：郭老不是 84，郭老刚刚 48。写到这里，我猛地想到三国时期的曹操所写的一首诗《龟虽寿》，诗曰：

老骥伏枥，志在千里。烈士暮年，壮心不已……

养怡之福，可得永年。幸甚至哉！歌以咏志。

郭老是当代歌以咏志、壮心不已的中医文化大家，谈到中医的当下处境，谈到他的在天之师——东汉时期的医圣张仲景时，他会落下热泪，有时竟然会泣不能语。他在《本能论》这部扛鼎之作中写道：

父亲把儿女从医院里背出来，因负担不起昂贵的医疗费用，而含泪回家等待死亡。儿女因无力支付高昂的费用，而带父母走出医院！他们心里在想什么、要说什么？一个高血压病，从吃降压药直到心脑血管病，然后搭桥，作支架，而后是等待下一次的抢救……一例糖尿病，从吃降糖药到注射胰岛素到尿毒症透析，钱用完之时，便是生命的结束。一个癌症的发生，意味着无钱治疗等死的悲剧上演，或是家破人亡的落幕……我们的亲人被无辜地夺去了生命！写到这里，我在流泪……我愿同天下患者同声一哭！

　　不见生白老，不知中医好。见了生白老，有病不怕了。郭老用自己的生命状态，用耄耋之年罕见的精气神，完全证明了中医文化的伟大，他告诉他的弟子们，他要轻轻松松地工作到 100 岁，他还有很多复兴中医的事情要做。他用一生的临床实践和对医圣 1800 年前所著《伤寒杂病论》的潜心研究，向今天的医学界提出两大问号。这个问号是什么呢？

　　2010 年 8 月 5 日的晚上，我与郭老在北京石景山区松林公园他的住处促膝深谈，谈到兴奋处，他站了起来，从桌子上的一个纸袋中，抽出一张纸送我，只见纸上写道："人自身本有一个防疾愈病的能力系统，我们为什么放弃不用，而去求救有毒的化学药与手术刀呢？难道这是智慧吗？这却是医源性疾病与药源性疾病的根源。"

　　正是这两个问号，促使他创造性地总结出了《本能论》，他提出：

　　中医自《伤寒论》问世以来，因为读懂它的人很少，且在《伤寒论》的解读中又发生了众多流派，各持一得之见自立门户，各逞一家之言。以致中医理论芜杂而不系统，有些理论概念不清，随意性、模糊性都很严重。理论如此，而行为也无不如此。中医常因此遭人耻笑。中医不是完美的，也正因为其不完美而才能完美！

　　50 年的痛苦思考，中医从《伤寒论》中走出一个"生命本能系统理论"。"本能系统论"诠释了中医的核心思想。对中医的整体观念、辨证施治、治未病、模糊理论、不可复制……种种质疑都给予了圆满的回答。并且在对传染病及慢性功能性疾病的治疗上产生了令西方医学难以置信的临床效果！你能想象吗？一剂药就能使一个流行性感冒痊愈，高血压等心脑血管病、糖尿病及其所有并发症一张方剂便可治愈，并且其所有并发症也随之消失，发生系统痊愈效应。

　　生命是大自然赋予的，生命规律与自然规律一样是不可改造、不可对抗、不可替代的！要用顺其势而利导的方法，这些病都可治愈。而且是像中国的兵法一样"以不战而屈人之兵"，中医是"以不治而愈人之疾"。只要调节本能系统这样一个方剂，所有的原发、继发的疾病便可完全消失。大自然是最真实的，我治的是系统的障碍，它还我的是系统的障碍消失。系统的障碍消失，就是系统的疾病全部消失！原来人类千年追求的梦想，今天出现了。

　　郭老对当代中医文化的杰出贡献正在于此，他是理论联系实际，走知行合一道路，他在中医向何处去的十字路口，勇敢地面向前方，提出了"本能系统论"这一富有时代气息的独特观点，这一论点是对医圣张仲景《伤寒杂病论》的继承和发展。

　　郭老生于 1927 年，他这一生伴随着中华民族的多灾多难而又波澜壮阔。我想，自古以来的规律是，沧海横流方显英雄本色。没有东汉建安时期的伤寒病流行，哪里会有《伤寒杂病论》巨著的诞生。如果没有清朝乾隆年间温病的流行，也不可能有大医吴鞠通《温病条辨》、叶天士《温热论》两部名著的问世。

今天的中医再次面临高血压、糖尿病、肿瘤和亚健康等慢性功能性疾病的挑战，还有国家和个人都无法承受的医疗费用。面对这一时代难题，郭老知难而上，继《伤寒六经求真》出版之后，又写出了《本能论》这部重要著作，在中医跌入谷底、正随着中华民族复兴而崛起的关键时期，这部著作的现实意义、历史意义，则显得十分重要。而郭老也正因为这部著作的特殊价值而成为这个时代中医文化弘扬的代表性人物。其众多弟子正像弘法的传教士，必将人类的瑰宝——中医，传播到亿万人家，以普度众生。

为此，他近期又与国家文化部主管的中华社会文化发展基金会展开合作，始创了我国第一家在国家一级公募基金会基础之上的以完全传播中医文化为宗旨的公益慈善专项基金——本能论基金，用现代的、源于西方的基金会制度，去推动中医文化公益事业，并开展免费的师带徒教育，像孔子那样，他要培养三千弟子、七十二贤人。同时还要开展对世界医学难题即高血压、糖尿病、肿瘤的攻关治疗，并对家庭困难的患者予以免费。他更着力于"本能系统论"思想在更大范围的传播，以切断亚健康的发病源头，使亚健康者恢复到健康状态而不留后遗症，并把目前高昂的医疗费用降低数十倍以上，为彻底解决看病难、看病贵问题作出贡献。他反复强调：今天，中医一定要站出来，携手自己的同胞走出健康危机，让同胞们认识我们的祖先所创造的中医的伟大，不要自毁江山、自毁万里长城。

有一天，郭老告诉我，他近期要南下广州，拜访 2003 年战胜"非典"的功臣——中医泰斗邓铁涛先生，并拜访在北京的经络医学大家祝总骧先生，以共商中医文化大业。我想，邓老、祝老、郭老的"中医三老"这次聚会，将不仅是当代中医史上的一段佳话，它更具有在中医危机中力挽狂澜、砥柱中流的象征意义。

明年（指 2011 年）是辛亥革命百年纪念之年，这一百年，中华民族的护身符——中医，饱经沧桑，劫难不断，内忧外患，屈辱至极。可以讲，到 2003 年"非典"肆虐、全国恐慌，才使中医绝处逢生，否极泰来。2003 年是中医崛起的里程碑。还有 2009 年到 2010 年的"甲流"，"甲流"让中医养生成为时尚风流。还有 2011 年的辛亥革命百年纪念，这一时空，使我们有机会冷静反思。我想百年之中那些谩骂、诋毁，甚至要消灭中华民族优秀传统文化的不肖子孙，不论现在他们身在何处，都应当面对祖先的灵魂忏悔或应面对黄河、长江洗心革面。否则，总有一天，不肖子孙们将像秦桧那样，被铸成跪着的可耻之像，面对岳飞的《满江红》，遭 13 亿中国人唾骂。消灭中医者，必被中医消灭。动此邪念者，必遭殃。这就是历史的无情规律。

医者，易也。易者，《易经》也。八千年前孕育的《易经》，是中华民族文化的血脉总根，她是万经之首，是众典之元典，是中医之圣母。这参天巨树的年轮，知天地之运行，通古今之变化，明生命之本能，其早已阅尽万年的暴风骤雨、电闪雷鸣。蚍蜉撼树，不自量力，谈何容易？无非是几只苍蝇碰壁，嗡嗡叫。

祝愿郭老雄鸡一唱天下白！祝愿《本能论》像春霖一样生机无声而润万物！

蒋晔（中华社会文化发展基金会副秘书长）

2010 年 8 月 11 日于北京颐和山庄

序　言

　　《本能论》已脱稿 10 年。今天面世，有几句话献给诸位朋友。

　　本能系统理论，在我将之验证于医学临床的 10 年时间中，我看到了许多现象，自然我也进行了多方思考。我之所见，我之所思，告诉大家。我之所见当然也是人人之所见。我之所思，未必是人人之所思，但一定是绝大多数人的所思。

　　21 世纪人类面临的一个大危机是健康危机。据世界卫生组织（WHO）2003 年调查，世界总人口百分之九十五是不健康的。这个不健康数字是逐年递增而来的，还会逐年上涨！目前主导医学——现代医学已经明白地表现出无能逆转了！这是人类最大的头号问题！这个问题绝不是等待一个基因梦而能解决的，所以世界科学大家早已开始研究生命科学。20 年前钱学森先生已提出"生命科学的系统医学研究"，西方的科学家们也已在研究系统医学，我本人是在 20 年以前注意到这个问题。但中国人与西方人对待这个问题的方法有所区别：西方人是用现代系统论来解释生命；而我却是用中国的传统哲理来解释生命，从生命中发现了生命本能系统。仅仅是这一点，我们走在了西方人的前头。我感谢我们的祖先，愿我们的子孙年年跪在黄土地上礼拜创造了中华文化的先人。是因为有了他们，我们才领先世界认识了生命！

　　《本能论》从哪里来的？来自《伤寒杂病论》。《伤寒杂病论》从哪里来的？来自《易经》。《易经》来自哪里？《易经》是阴阳之道。阴阳之道是阴阳离合消长运动的规律。阴阳是运动。运动即"能"与"物"的合一"态"。"天人合一"观使我们知道阴阳合一是生命。阴阳是"能"与"物"。

　　《伤寒杂病论》是怎样生出一个"生命本能系统"来呢？《伤寒杂病论》是本什么书？历代的伤寒论学家，千年千家都是纠缠六经是什么，都是在六经之中做的文章，给六经找出处。从不站在六经之外看六经，这正如"不识庐山真面目，只缘身在此山中"。我们在伤寒六经以外看伤寒六经，是中医用汗、吐、下、和治病的方法系统。汗、吐、下、和是一般性方法，在这个一般性方法系统中，有许许多多具体的方法，而且这些方法在临床中治病是神奇无比的！我们不难看出：排汗、涌吐、大便、小便，都是人体本能。人体本能与疾病有什么关系呢？这是张仲景使我们产生的思考，是《伤寒杂病论》指给了我们思考的线索：方药是因法而定；法来自理；理来于道。道是什么？道是阴阳离合，阴阳消长。阴阳是动能与物质。生命是"阴涵阳附"，生命的自然过程是"阴阳互根"。在我们民族的根文化中，我们认识了生命，认识了生命的自然过程，认识了生命的本能系统，认识了疾病。中华民族的根文化的核心是"天人合一"的大自然的合一性与阴阳五行的和谐性，这使我们认识到人自己怎样对待自己，怎样保护自己，我们怎么样对待疾病！

　　疾病是什么？疾病是我们自己的本能活动。我们怎样对待疾病就是怎样对待自己。有人用刀切、用毒药来对待疾病，结果是死亡！我们是顺应生命本能活动，因势利导，结果是生存！难道还不知道什么是医学吗？

　　《本能论》与传统中医不是粘贴。本能系统医学是传统中医的发展，是本能方法系统发展而来的生命本能系统医学。本能系统医学因为观念的改变，带来了许多问题概念上的改变。比如说，什么是"疾病"？怎样是治病？仅这个小小的问题，就会引起医学治疗方法的一场地震！比如：外源性疾病的汗、吐、下法，简单、便捷、廉价、愈病迅速，不留后遗症。这比抗生素、化学药物，无论是在健康质量，或医疗成本、药物成本方面都优越得太多。特别是高血压、心脑血管病、糖尿病、肿瘤、肝硬化、风湿类风湿、红斑狼疮等功能性疾病、免疫性疾病……都在自主性调节中痊愈，而且出现的是"系统效应"。什么叫"系统效应"？我所说的"系统效应"是临床上的一种现象。比如，高血压、高血脂、动脉硬化、冠心病、脑血管梗阻、脂肪肝、前列腺肥大、脂肪瘤……这些症状表现很多，但都是脂肪代谢发生障碍造成的系统的症状。一剂"化脂汤"，不增不减，万人一方，最后上述症状可完全或基本消失。这个现象在西方世界是没有的，只在本能系统医学才有这个效果，我们称它为"系统效应"。

　　再如糖尿病。糖尿病除了并发高血压、心脑血管病以外，高血脂所发生的血管病，以及免疫性疾病，风湿、类风湿、红斑狼疮；病毒性肝病；溃疡……种种并发病，无论多少，只须一剂"生化汤"，不增不减，万人一方，最后糖尿病及其所有并发性疾病完全或基本消失。再如：各种不同质的肿瘤，从息肉、囊肿、脂肪瘤、肌纤维瘤、细胞瘤……无论什么质的肿瘤，无论生于什么器官组织，无论数量多少，都是一剂"排异汤"，都会在排异本能系统中溶解，再由胃肠腺、肾腺分泌而出，由大小便排出。这一类现象很多很多。从现象上看，好像是治疗一个高血压，把血管系统、内分泌、代谢系统的病患全部治愈了；治疗一个糖尿病把糖尿与其他并发性疾病全部治愈了。出现内分泌、代谢系统功能恢复正常活动，当然血管系统因脂肪黏附、沉积的情况得到清除了，那么三个系统的症状都因此而消失。这种现象都发生在一个"化脂汤"或"生化汤"或"排异汤"治疗中。它不是用降压药降压，用降脂药降脂，用降糖药、胰岛素降糖，心绞痛用止疼药，心率快用减慢心率药，心率慢用加快心率药，前列腺病用治前列腺的药……有一个症状便加一个药，甚至有同时吃 20 种药的治疗方法。这种治疗方法，是现代医学的常规治疗方法。这个方法是一对一的，只看一个一个的局部，不考虑这些局部表现的整体是什么，只知道每种药都有一定的毒性，不关心这十几种药的毒性合起来会给患者带来什么后果！多少年以来，药源性疾病到处是，人人见到，人人都在忍受着。

现代医学的这种线性思维，道理极其浅显，极容易被人所接受。但人人都在承担着一个药源性疾病、医源性疾病、终身服药的后果。

现代医学与系统医学是在临床上的两种方法、两种思维，相比之下，人人都会有自己的结论！

本能系统医学对医学提出了许多概念的改变，我在这里讲几个，请诸位参考一下。

一、什么是疾病？ 就是我们怎么样看待自己的疾病。这个问题很少有人说。好像是一提疾病，大家都明白，是个不用讲的问题。我看不是。我本人是在 70 岁以后才明白什么是疾病的。什么是疾病呢？疾病是人的生命自然过程中，一个本能系统保护自己的过程。比如：病毒性感冒，发热 39℃以上，畏寒颤抖、头疼、身疼、腰疼、喘而无汗。出现这些症状是什么原因？系统医学认为这是我们的本能系统向外排病毒的表现。要发汗，就要提升体温，提升体温就要肌肉颤抖生热。一切都是我们自己的本能活动。这就是疾病！疾病就是我们自己保护自己的活动。我们怎么样对待疾病呢？怎么样对待疾病就是怎么样对待我们自己。如果不管一切，不懂疾病，不知道发热是为什么，就用冷水、冰块、激素先退热，会怎么样？必然伤害人的本能排异能力。使疾病转为肺炎！肺炎是什么？仍然是我们的本能排异活动。再用单纯退热的方法，不懂疾病是什么，不知退热结果是什么，患者必死。

我想再讲一个肿瘤病。肺癌、肝癌、肾癌、淋巴癌……无论发生在什么部位，数量有多少，也无论什么良性、恶性，这些东西，在生命自然过程中，都一样属于应该排出去的异物。而且我们本能系统有这个能力。那为什么还生肿瘤呢？因为排异通路有障碍，也可以说是升降出入活动发生障碍。这不是大病，通开就好了。早发现，肿瘤消化在无和有之间。晚发现，我们本能系统中分泌出酶体来把肿物溶解，由排异通路排出体外。根据我们自己有升降出入之能与内外开放之体，组成了一张方剂："排异汤"。这个方法已使用 10 年，临床所见：无论息肉、囊肿、脂肪瘤、肌纤维瘤、各种细胞瘤，也无论生长在任何部位，也无论数量多少，一剂"排异汤"，溶解、消失了。怎么会这样简单？这是认识了疾病是什么。疾病是我们自己的本能活动，是我们自己的自然过程。我们怎样对待自己呢？我们要顺应生命的自然规律，顺势利导。这是我们对待自我的永远不能动摇的态度。如果我们用刀子割自己，用毒药毒自己，那是不认识疾病是什么。把疾病假想成一个敌人、一个独立的东西，用刀割去，用毒药毒死它。它是谁？它是我们自己！为什么自从手术开始用刀，到今天，多少年？60 年不止吧，为什么千万千万次地重复着刀割自己、毒害自己！

我今天在此郑重地说：什么是疾病？疾病是我们的生命本能活动。我们怎样对待疾病就是怎样对待自己的生命。用刀用毒药对待疾病，我们自己承担了刀与毒药的伤害。用顺应自然规律、顺势利导的方法，我们得到了生命的和谐。我们知道了什么是疾病，知道了疾病是我们的本能系统保护自己的活动过程。我们知道了什么是医学。

二、系统医学改变了疾病的概念，确定了中医的概念。在临床上出现了系统效应，一方多病，万人一方，解释了一病多方，统一了多元的辨证体系。

中医、汉医、国医、传统医学、原创医学，这些称谓都有人提出不同的意见，说中医太泛。中国有汉医、蒙医、藏医、苗医……都是中国医，四个民族医谁能代表这个国家呢？而且现代医学在中国居于主导地位。传统、原创都不可，四个民族医学都是传统都是原创。所以中医的概念至今确立不成。生命本能系统的发现，上承《易经》阴阳五行的哲理思维，下接《伤寒杂病论》的方法系统，以顺应自然规律、因势利导的方法，使生命本能活动恢复自然和谐过程。我想这应该是中医的概念。这既承接了传统，又说明了自身的本质内涵，又与世界上任何医类有了根本的区别。中医是否可命名为"中国系统医学"。

"中国系统医学"是对人体生命本能系统的认识，在临床中看到疾病的本能系统的活动。是依据本能系统活动的趋势，用顺势、助动的方法恢复其本能系统活动的自然和谐过程。系统医学的行为因为是认识系统，助动系统恢复系统的和谐，所以疗效也是系统的效应。如前面说的，治疗高血压、高血脂，一剂"化脂汤"把高血压、心血管、脑血管、脂肪肝、肾小球硬化、前列腺肥大、肢体震颤、老年痴呆、语言意识障碍、肢体麻木、疼痛……全部或基本治愈。这是个什么现象？这是个生化系统、血管系统，系统功能恢复正常活动的系统效应。这个系统效应，在糖尿病及其所有的并发性疾病中同样是系统效应，就是"生化汤"一个方剂将糖尿病及其并发性疾病全部或基本治愈。系统效应在系统医学的临床中，是普遍现象。这个现象是发展了传统医学的一方多治和一病多方的系统性特征。

只说这个系统效应，这是人类数千年的梦想，梦想有一张药方、一个药能治愈十几个、几十个病。正当人类面临空前的健康危机中，这个梦想成为现实。这是系统医学对人类的贡献。一切的药源性疾病、医源性疾病从这里消失。

1800年来，《伤寒杂病论》问世出现了方法系统"六经辨证"，受"六经辨证"的影响，出现了"阴阳表里寒热虚实八纲辨证""脏腑辨证""经络辨证""三焦辨证""卫气营血辨证""三因辨证"等。1800年，中医不断地在探索辨证治疗的方法。但六经辨证以外，没有完整的方法系统。这是因为六经辨证的本质意义——生命本能方法系统并没有被认识清楚。尽管你如何模仿，形式是可以相似，但没有一个可以成为完美的方法体系的辨证方法。所以后来，这些辨证方法，只能是各行其是、互不相通、自立门户，形成中医的多流派，理论芜杂，随意性的东西越来越多；形成三四个流派看一个病，有三四个说法，写出三四个不同的方剂，一个能治病，个个能治病，一个不能治，个个不能治。随意解释，给中医无端添了许多诟病。在 20 世纪 50 年代，中医界即有人提出统一辨证方法。欧阳琦教授与我讨论过这个问题。50 年过去，统一辨证法没有人提起了。本能系统医学的出现，七个辨证方法在外源性疾病与内源性疾病的方法系统中合而为一了。中医从此而易学易用，复制容易，周期缩短。这是系统医学出现后发生的内部变化。

系统医学的发展，医学模式改变的同时，必将引起相关的服务模式、制药工业的转化、种植、采集、加工行业的改革，并且使一些伪科学退出，产生医药经济结构的变化。一个强大的系统医学体系，制药、向外输出等都将对社会思想、国民经济发生巨大的影响。特别是系统医学给予世界人民健康的同时，健康会成为和谐理念的载体，为世界人民乐于接受。中国不仅是一个经济大国，更是以文化大国的形象屹立于世界！

《本能论》今日付梓，深望天下朋友不吝赐教。

郭生白　谨识

于松林园三胡堂

2009 年 8 月 15 日

第一章　生命本能论与系统医学

中医是生命本能医学。这句话两千多年没有人说过，但中医两千年前已有生命本能系统的科学内涵。20 年前钱学森先生说"科学的最终是生命科学"。这句话，在当时影响并不大。在此前，"中医研究院"这个研究中医的核心机构想挂上一个"中医科学研究院"的牌子，按道理说应该顺理成章，但竟然有人不允许，说中医不是科学。这样便把"科学"二字删去了！这是对一个大国文化的极端蔑视！带有文化消灭的味道！

中医最晚是在 2600 年前就认识了生命，在 1800 年前就开始形成了生命本能医学。这就是有目共睹、人所共知的《黄帝内经》与《伤寒杂病论》。这已经是中医认识生命以后，把"生命能"应用于临床了。所以 1800 年来，中医创造了无数的临床奇迹。

在中医学中，对生命的认识是从"能"来认识的。我们是从"生命能"中看到生命。因为没有"能"怎么会有生命呢？我们是从生命能态，才知道有生命。这就是说，生命是附在形体的能；没有能就没有生命；什么是生命能，什么就是生命。

什么是生命能呢？

中医没有直然说出生命的具体的本能，但中医高度概括地说出了生命来自于"阴涵阳附"，这就是生命合成。"阴阳互根"，这是生命过程。"升降出入"，这是生命本能。这三句话说出了生命的全部。人类文明发展到今天，世界医学发展到今天，哪一个民族的文明，哪一个民族的医类有这么完美的生命科学！这需要我们来诠释一下。我愚不自揣，用现代语言诠释一下，向天下贤达请教。

"阴涵阳附"，什么是"阴涵阳附"呢？阴是什么？阳是什么？阴与阳为什么要涵要附？这些问题说不清楚，就不会知道生命是什么。

宇宙间有千千万万种物。归纳起来，只是两类：一类是静态的、有形质的可以看见的"物"；另一类是无形质、看不见的"能"。这两种物质在特定的环境、特定的条件下相互吸引而发生"物"涵入了"能"，"能"附入了"物"，生命发生了。我们看动物的精子与卵子的涵附，看植物雄花粉与雌花粉的涵附。

但是，"物"与"能"在宇宙间都是两类："物"有"生命物质"与"非生命物质"；

"能"有"生命能"与"非生命能"。"非生命物质"是自然生成的。"生命物质"是"生命能"自己用外界自然物变化、改造自塑的依附物，这是"生命物质"。"能"在宇宙中也是两类。一种是"非生命能"，这个"非生命能"与"生命能"大不相同。"非生命能"是在物质的分裂变化过程中产生的，物质的分裂变化停止，"能"便消失。这个"能"是简单的，是不自主的。"生命能"是系统的自主性"能"。为什么是系统"能"，为什么有自主性呢？大自然给了生命一个复杂的"能"系统。我们不知道是为什么。因为不是复杂的"能"系统就不可能成为生命。这个复杂的"生命能"系统是我们看到的，而不是想到的。我可以说与大家，与大家一起看这个生命能，是不是复杂大系统。

"生命物质"既然是"生命能"自己摄取了外界物质又加以变化，制成塑造自己依附的形体，排出了异己的废物。试问：这个"能"系统有多大，多么复杂？我们以人为本位来讲，在"阴涵阳附"与"阴阳互根"的生命观中，我们从中看到了 11 个大的"生命能"系统构成了"生命能"的巨系统。我们分别讨论"生命能"中的 11 个生命本能大系统——"自塑自我系统""自我修复系统""自我更新系统""自我复制系统""个性传递系统""自主共生系统""应变性系统""自主排异系统""自主调节系统""信息处理系统"和"意念能系统"。

一、"自塑自我"本能系统

我们说过生命能必须附入生命物质才能显示生命的存在。而生命物质是生命能系统摄取外界物质分解变化来塑制的自我依附物。宇宙之间一切的生命都有这个"自塑本能系统"。人的"自塑"本能系统本身就是一个很复杂的本能系统。我们看人向外界摄取的物质是很复杂的。植物的根叶花实，动物的筋骨皮肉，禽类、鱼类、介类、菌类……几百种吃的东西。要分解、转化、合成自己再排出废物，要多少个程序才能完成这么大的复杂工程？而且哪一天，哪一段时间，摄入哪一种物质，摄入多少，都没有一定的时间和种类，因为分解、转化、合成不同种类的物质，要分泌不同种类的化学物质，分泌多少，转化、合成多少，都要一定的量，而摄入的物质却没有一定的类别，也没有一定的数量，是完全不定的。而且机体活动的多少，需要的多少，也完全是不定的量。那么这系统的活动程序，则极为复杂。而且，自塑的形体有骨、膜、髓、筋、皮、毛、肤、发、心、肝、脾、肺、肾、肠胃、经络、血液、津、精……一切不同组织，不同结构，不同的物质，要用的构筑材料有几百种、几千种，直至今天不知道多少。仅仅是一个"自塑"本能便如此庞大复杂，更何况生命本能又在不断地更新自己。此外，生命本能中有一个生存本能系统。我们说生命能是一个复杂的大系统。这巨大的复杂的生命能系统自己塑造了自己复杂的形体，形体涵了生命能，而生命能附入了自塑的形体。这是中医的生命观，即所谓"阴涵阳附"。

什么是生命？"阴涵阳附"。什么是"阴涵阳附"？生命能系统的"自塑本能"便是"阴涵阳附"。

二、"自我修复"本能系统

我们看到了生命的"自塑本能"，从中我们看到生命能系统有自我修复的本能。用我熟知的道理来说自我修复本能：一个建筑团队有自己制造建筑材料的能力，又用自己制造的材料建筑了一幢大楼，这个建筑团队一定有修复这个建筑物的能力。自塑与修复有一差别——自塑是从无到有的过程；修复是已经存在而破损的复原，所以我们要分开来讲。

自我修复本能系统，会把我们身体形质在受到伤损后修复起来。比如，我们被刀枪器物伤害了皮肉筋骨，乃至内脏器官组织伤害都可以修复。这包括器物伤损与溃疡愈合修复。这是生命本能的自我修复系统。比如胃肠及其他溃疡的愈合，肺结核、肺脓肿、肝脓肿之类的疾病，生命本能都是可以修复的。比如糖尿病的溃疡不愈合或其他慢性功能性疾病造成的溃疡不愈合，都是这个自我修复本能系统的本能障碍。只要提升自我修复本能，自可痊愈。如果不了解生命科学是做不到这一方面治疗的。本能系统医学体系对这个问题，能做的是顺应本能，为修复系统排除障碍。比如修复机体组织需要"修复材料"，这并不是我为患者提供高蛋白、高营养食饮。因为本能系统不是用鸡蛋、牛羊肉去修复，是用生命本能系统自己制造的材料去修复自我。我们应该先注意到营养物的分解、转化、合成、利用的能力如何，运输这些"修复材料"的通路如何等。本能是不可能改变的，因为它是自然形成的"道"。"道"是永远不可能改变的自然规律。障碍是可以发生也可以排除的。我说的人体修复材料都是生命物质。饮食摄入的任何物质都是非生命物质。修复自体是用生命物来修复，不是非生命物。因此我们第一应关心人体制造生命物质的那个生化程序。要用自主性调节使一个生化系统程序正常运行。第二是生命物质的输送是不是通畅。这就是我们对修复自体的根据。方剂便是生白生化汤，生白阳和汤。

三、"自我更新"本能系统

"自我更新本能"与"自塑本能"是并列的生命能系统。因为自塑系统在建筑自体所用的材料，都是生命物质。生命物质之所以是生命物是它自身有升降出入的运动本能。比如人体的细胞是要摄入营养，也要排出废物，它也有生、长、壮、老、死的生命过程。用这类生命物质建塑的人体是许许多多的细胞，那么细胞的生命就是人体的生命，细胞的死亡也是人体的死亡。人体生命如果要生存 100 年，细胞的生命只能存活一个月，那么 100 年中身体细胞要更新 1200 次。如果没有自我更新系统，生命是短暂的，或者说不可能有完整的自塑过程。

"自我更新本能系统"，是生命历程自始至终的"阴阳互根"活动。"阴阳互根"与

"阴涵阳附"是中医对生命的最根本的认识。在"自塑本能系统"中我们阐述了什么是"阴涵阳附"。"阴涵阳附"只是生命的发生，而"阴阳互根"则是生命的存在。"阴阳互根"是什么？"阴"是发生于"阳"的物质；而"阳"又是发生于"阴"物质的动能。"阴"与"阳"就是这样互为发生的根本，这样不断循环互生的过程成为生命的过程。而"自我更新本能系统"是生命本能合成了有生命的物质，塑造了自己的形体；而形涵入生命能，发生了生命。生命能不断地合成生命物质去更新那些衰老的、残伤的生命物质。也就是用新合成的有活力的生命物不断地把衰老、损伤的生命物替换下，循环往复地你生了我、我又生你的过程，这就是生命过程。

"自我更新本能系统"是生命存在的"能"系统，自我更新本能系统不断地更新着生命物质，生命物又不断地发生着生命能，这就是生命存在过程。如果"自我更新本能"衰退，便是生命的衰老。我们都看得见老年人齿摇发落，皮糙肉萎，目昏耳聩……这是我们从外观上察觉到的"自我更新本能"的衰退。但是我们也看得见年逾八十、九十，甚至百岁的老人，耳聪目明，身强体健，肤润肉丰，神清气足，思维敏捷，精力充沛，这是"自我更新本能系统"没有进入衰退。

"自我更新本能系统"是自然寿命长短的根据。人生的长寿之道就是保养"自我更新本能"的健运。自我更新系统使生命不断地延续，去旧生新。

四、"自我复制"本能系统

宇宙之间一切生命，都是生命能与生命物质的相互涵附而发生。生命既已发生，就必须生存下去，这是自我更新本能系统的运行。宇宙间的生命从远古到今天，不知经过多少亿万年代，我们得见它们，都是因为生命的"自我复制"才能使生命嗣续地永恒存在下去。没有"自我复制"生命只有一代便会绝种。

生命的自塑、生命的更新、生命的复制，这是生命生存的全过程。每一个过程都是本能活动的结果。

生命本能系统，千万不要把它看成是机械性的活动，唯有生命本能的活动是有感情的，特别是高级生命动物的人。如果我说本能系统是有感情的"能"，可能不太容易理解。其实是每个人都可以看到自己本能活动的感情内容。比如，在人的自塑本能、更新本能活动中，非生命物被摄入合成生命物质的程序中，要不断地摄入，也就是要三餐饮食。如果一天不摄入会怎么样？饥饿！两天不饮食又怎么样？非常饥饿！这会不会发生感情活动：饥饿！苦啊！寻找食物！三天没饮食，食欲升高到极点，这个时间的食欲看到什么东西都是可以吃的。大家都会知道杨靖宇将军牺牲后我们的敌人在杨将军的胃里看到的是什么？草，和一些不能吃的东西。这时的杨将军是什么感情？当人饥饿的时候会不会有感情活动？我们每一个人都会知道：本能活动中会有感情活动的。如人在饥饿的时候没有感情活动，就不会去寻觅食物。如果饥饿时发生很强的感情变化，不仅是寻觅食物，而且对正常认为不能吃的东西，产生了很强的食欲；把青草、树叶吃到嘴里还真感到甘甜清香！这就是本能的感情。而且，这种感情变化越强烈，越说明本能系统的健运。

在"自我复制本能系统"的活动中带有很重要的感情成分。比如一个生命能系统复制出来（精子），必须与生命物质（卵子）相遇才能发生相互涵附，成为复制的新生命。二者怎么能相遇呢？我们知道生命能与生命物有自然地合一性。而合一性又是什么呢？是相互吸引。生命的相互吸引是什么？是感情。成熟的男人与女人在感情上有相互吸引的本能。从生命意义上看这是本能。这个生命本能活动，绝不是什么道德、伦理、宗教的说教所能消灭的，压制它、扭曲它可以。我们也不妨在动物身上观察一下，禽类、家畜、野兽，有没有雄性与雌性争斗咬杀的？没有，它们都是相互吸引。大家看过少数民族的斗马吗？两匹雄马相遇，旁边如果有一匹马小姐，两匹雄马便争斗起来，必有一胜一败方休。如果没有马小姐，两匹雄马也未必争斗。这是为什么呢？这是生命为种族的永恒存在而有的本能。这种本能的活动，就是"性"活动，首先是求偶的感情。中华民族的先民早便知道这个意义，所以，一部《诗经》开篇第一章便是"关关雎鸠，在河之洲，窈窕淑女，君子好逑。"这不是相互吸引在求偶吗？

人，首先是动物。在动物世界一是争食，二是争偶。一切的争斗、咬杀都是为了这两件事：一是生命存在，一是生命永恒。人，自从有了文化，离开了动物。人在性本能方面，有了道德、伦理、宗教等约束，有了规范，这是为了社会的平安，因此也出了抑制生命本能的反应。我们看到一些纯素食、性压抑的群体，与皇宫中后妃帝王群体，平均寿命是最短的。这是为什么？一个群体是高蛋白高能量的膳食生活；一个群体是低脂肪的素食生活。二者生活不同，平均寿命都很短。这看来不关饮食，而是另一个原因：性抑制。性抑制为什么会短寿呢？我本人临床观察，性压抑，产生烦恼、思虑，这种感情刺激会发生内分泌障碍。这就导致了内部环境的变化，久而久之便是疾病。如果长期处在这种精神状态下，即使治疗得当，也是扬汤止沸。怎么办？应该是釜底抽薪，具体问题具体解决。

有朋友问我："你知道现在的离婚率有多高吗？百分之五十以上！你怎么看这问题？"我说："好！该离就离，离了就好！"朋友说："你怎么这样看呀！"我说："70年前，离婚是一件很少见的事。但因为婚姻压抑而生病死亡的很多。而现在正好是把以前的死亡率变成了离婚率，你说是好事坏事？"社会解放了妇女，妇女人性的自我解放，为什么不是好事情？从生命本能看，也就是从"自我复制本能"看两性，有很大的感情成分是属于本能系统的部分。

由此，我们必须知道生命本能的内涵之中有感情的活动。感情的活动本身也是生命本能的一部分，如果没有感情活动，生命本能便是残缺的能系统。我们不能把非生命能与生命能等同看待。生命本能因为是生命，生命不能没感情。我看植物也是有感情的。植物在自我复制的本能活动中，会用各种炫丽的色彩妆扮出花朵，分泌出香甜的花蜜引诱招揽昆虫来作媒，帮它们两性相交。无论动物植物，无论丰富简单，感情都发生于饮食与性或者说来自于生存与复制本能。

五、个性传递本能系统

个性传递本能，也是我们认识生命的一项重要内容。宇宙万物之所以是万物，就是因为物种都有自己的个性。正是因为千千万万不同的个性，万物之间才能有相互依赖而生存的条件，才能有相互制约而均势的结构和相互变化的依据。以至于60亿人没有两张相同的面孔，万顷森林没有两片相同的叶子。正是因为万物万象，才有五彩缤纷的天地、七彩流动的云霞、万紫千红的春天！

如果万物不是万象而是一象，必然会因失去依赖而灭绝。比如，牛羊依赖草而生存。没有了草，便没有了牛，也没有了羊，凡依赖草而生存的动物都因为没有草而灭绝。没有了食草动物，又会有食肉动物的灭绝。有的失去依赖而死亡绝种，有的失去制约而膨胀，膨胀的生物又会因缺乏生存所需依赖的条件而导致另一种受制约的生物灭绝。于是，一个繁华的世界便陷入了死亡的大劫难。

宇宙万物万象，是大自然不知多少万亿年间生物与生物磨合出来的生存结构，人是不可以干预的。如果在大自然中，有一个物种因人为而灭绝，结果是可怕的。如果是自然选择，并不可怕，自然必会有另一种生物来补充这个空档。

六、应变本能系统

应变本能系统是生命自我保护的本能。应变性本能有改变自己适应环境的能力。我们常见的是人在风雨寒暑、春夏秋冬季节气候改变时，人体改变自己适应自然气候变化的能力。比如，突然遇到寒冷环境，人体会立即皮肤收缩，毛孔汗腺收紧以防体温散失，同时使肌组织发生颤抖提高代谢以产生体温，以防御寒冷。如果遇到温度升高的环境，人体又会开放皮肤毛孔，汗腺分泌汗液，把体内温度放散出来，以调节自体的温度。这是对环境温度的应变本能。我们对生命的应变本能——改变自我以适应环境的生存能力在微观世界中的观察特别能证实这个性质。比如，生活在北京的人迁居西藏高原，海拔提高四千米，最初有缺氧的高原反应。但生活过两年以后，北京人适应了高原气候环境，我们对这位北京人做一次血常规检查，结果血色素由原来的130g/L升到200g/L。这是微观世界中我们看到应变本能改变自我适应环境的生存能力。

应变性本能对外部环境的变化会改变自我适应外环境，也有改变自我适应内环境的能力。400年前，我国"天花"病流行。中医利用应变本能，把"天花"患者痘疮脱落的疮痂，干燥研制成粉末，让健康儿童搐入鼻内，进入呼吸道，使病毒在人体内引起人体的应变性反应，改变了自己，与病毒磨合成和谐共处。这个方法在100年后被英国医师琴纳学走，改为牛痘接种。400年后的今天，世界卫生组织宣布："天花"在世界绝迹。以后，用痘毒引起的应变反应，开创了病毒接种预防病毒性传染病的方法。

应变性本能反应在临床上有一个常见的普通现象，就是服用或注射化学药和生物药产生的抗药性。什么是抗药性呢？为什么会产生抗药性呢？

这是个很有意义的问题！

西方医学的大师们不能解释这个问题，当然也不可克服这个问题。这是西方医学的缺陷，或者说错误更正确些。

什么是抗药性？就是人体对这些药产生抗拒、不接受。为什么抗拒呢？人体本能知道，这些药对它是外来的伤害，于是便产生了应变反应：改变自己以适应有害物的伤害。人体本能产生对抗化学药物的物质，于是化学药、生物药的药理作用越来越低。这个医师便越来越提高加大用量，最后生命本能的极限败在大量的化学药下！为什么会出现这种反应呢？这涉及医学上的一个根本问题。简单地说，你这个医学是怎么对待生命的？你如果是尊重生命，顺应生命的本能规律、自然规律去帮助、利导生命本能，永远也不会发生抗药性。如果你违背着生命本能规律，你去改造、干预它，取代它，怎么会不对抗呢？生命能系统有改变自我适应环境的能力。比如：生命本能排汗，从汗腺通路排出有毒异物，于是提高体温，产生发汗。这个医师见发热，于是用物理降温、用化学药降体温，体温降低了，排异本能反应被镇压了。你说能不发生对抗吗？生命本能在对抗伤害它的药物！如果你生物药进入人体内去抗毒、制菌，生命本能同时受到抑制，能不对抗吗？为什么中医中药数千年使用到今天没有一个是对抗的呢？因为中医用药是以顺应生命本能趋向，因势利导的思维方法，所以永不对抗，永不产生抗药力。

"应变性本能"的内容极为丰富。它的改变自我适应生存环境的能力处处可见。上世纪初，剃头的师父因常年站立工作，用锋利的剃刀在人头皮飞动，只落头发不伤皮肤，须站得稳，十数年之后生成两只大脚。木工师父因手推大刨床，力量发于双手，十数年后生成两只大手。善于思考的学者，因常年常日的思维，都有一个发达的大脑。武术家常年锻炼拳击功夫，都有抗击打的能力，拳脚都有超人的力度！身体筋肉的坚实，动作反应的神速准确，都是长期在特定的环境中自我改变适应环境的本能变化。这个现象我们还可以在国内国际夺标的运动员们身上看得见。无一不是应变性本能活动的结果。

应变性本能，动物有，植物也有。越是高级动物，应变性本能越完善，生存能力越强，寿命也越长。

应变性本能在医学上的意义：一是可以预防疾病；二是可以培养人的特别能力或某种能力，如运动员及太空宇航人员，或适应某种特殊环境的能力；三是，化学药物对人不良后果的改变或改变对激素的依赖等。

我想，人类对自身本能的认识越来越深刻，一定会让生命越来越完美，后来的智者哲人会创造出更多的奇迹。

七、共生性本能系统

什么是共生性本能？无论是生理活动还是病理活动，都不可能没有共生性本能活动。从最简单的生理活动说，我们吃个烧饼，一口咬下来，在嘴咀嚼，舌头搅动，唾液分泌，味蕾兴奋，不断地用芝麻香、麦粉香、肉末香刺激食欲。嘴的开合，牙齿的嚼咀，唾液腺的分泌，舌的搅动配合默契，共同完成吃烧饼活动。多少器官、组织共同活动？这其中缺少了哪一个也吃不成烧饼，别的食物也吃不成。这是一个极简单的共生性活动。

隆冬时节，我们看见一个老人衣服单薄、双臂抱肩、蹲蜷地上、面色青白、全身发抖、牙齿相碰……我们知道这个人很寒冷，于是我们把大衣脱下给老人穿上。尽管寒风依然在吹，老人却面色泛红，颤抖停止了。从这个现象中我们看到了什么？看到人遇到寒冷，皮肤收缩以保存体温，肌组织颤抖以提高体温，血压升高以向身体周围血管增加供血。皮肤收缩、汗腺关闭、肌肉抖动、血压升高、增加供血等活动同时发生，共同御寒。皮肤、汗腺、血管、血压、循环……多器官组织的协同运动是为什么？为御寒。这个多器官、组织的协同活动便是共生性本能。

酷暑中，赤日烁金、火云流焰，渴欲饮水、汗流浃背、头汗如淋、气出如喘……这些现象也是共生性本能系统的杰作。当外界气温升高，体内产生的热量不能用温差散出时，本能系统必然要调节体温以适应外界环境，于是便提高血压、扩张外周血管、开张汗腺、加速排汗，以发散体温，喘气呼出也是肺利用呼吸散热，这是一个多器官组织的协调活动，这同样是共生性本能系统的应变性反应，也都是共生性本能的活动。

这是生命活动中的共生性，我们再看看病理性活动中的共生性。

我们不慎吃进有毒的食物，毒物入胃立即引起呕吐；如果胃中有毒物进入肠道又引起下痢、腹痛或发热。这个现象的本质原因是什么呢？是因为我们的生存本能系统中有排异本能，每当有毒物入胃入肠都会引起排异的反应，在排异反应中有共生性本能的活动。比如呕吐反应：胃在强力收缩的同时，膈肌发生剧烈收缩，而食管却为这个活动发生自下而上的张弛传递运动，于是胃中的食物立即涌出，毒物吐净，呕吐立止。毒物进入肠中，则肠腺分泌加强，蠕动加剧，直肠则发生自上而下的张弛传递，使大便喷射性地排出，在排便时也有膈肌收缩活动。这多器官组织不同的运动，有序地协调，共同完成一次排便，这就是共生性运动。

对这个共生性运动的认识，在临床中有极重要的意义。比如：在流行性感冒中，患者高热，体温在 39～40℃或以上，全身寒战，头疼、身疼、骨节疼、气喘……这是因为什么？这个现象的本质是什么？这是个感染后的排异反应。因为全身肌组织颤抖是在提高体温，为排汗提供条件；脉搏浮浅而脉率快，这是循环系统为排汗而对周围血管大量供血，这为排汗提供了两项必须的条件。只要排出汗来，将病理物排出体外，即病愈。但是，汗不出，这个排异反应就越强烈。因体温过高而喘气，中医在共生性本能系统活动中看到：汗腺不分泌汗液，汗孔不开张，没有参与共生性活动，所以出现这个现象。

中医因为有了对共生性本能的认识，就制订了麻黄汤。麻黄的作用是促进汗腺分泌，开张汗孔发汗，并促进泌尿利小便，桂枝通血脉，杏仁发汗定喘，甘草为和缓药。喝下麻黄汤便排汗。一排汗，病毒及病理物排出体外，病即愈。病愈是排异反应的结束。在排异反应中是共生性活动。

再举一个慢性病例，肿瘤。无论发生在任何部位，无论发生了几个，也无论是息肉、囊肿、脂肪瘤、肌瘤、腺体瘤……其原因都是排异系统发生障碍。排异系统会发生什么障碍呢？我们知道，人体排异通路是大便、小便、排汗，全身任何一个孔窍都有腺体，有腺体便有分泌，有分泌便有排出异物的机制。

全身任何器官组织间的异物（主要指生命代谢过程中的废弃物）都必须经由这些孔窍排出。分泌系统（全身所有内分泌与外分泌）、循环系统的职能，是把各种生化酶运输到各个需要的组织中去，同时把各组织细胞间的废物运出，再由代谢系统排出体外。在排异系统活动中，必须有这些功能系统共同的、自主的、和谐的、有序的良好关系。如有一个系统的职能器官组织不协调，便会发生障碍。

我们在肿瘤临床中，不论恶性、良性，一律采用自主性排异法治疗，一律着眼于本能系统的共生性活动，对不协调的系统、组织、器官，则使其恢复共生性关系。共生性关系恢复，便是本能系统的恢复。体内的肿物便会在内分泌生化酶的作用下溶解，时时在溶解。循环系统对内分泌组织充分供血，内分泌组织充分分泌。循环系统把生化酶带给肿瘤组织，再把溶解掉的异物带到外分泌腺泌出，再由代谢系统排出体外。这期间，肿物的发生、肿物的排出，任何一个环节都是依靠多系统、多器官组织的共生性活动实现的。如果我们不认识共生性本能，便不会认识排异系统，当然也不知道肿物的成因，也不知道肿物的治疗方法。

这是我对共生性本能的简略说明。

八、排异本能系统

"排异本能系统"发生在"自塑"与"自我更新"活动中。它就是排出身体器官组织中废物，保持机体组织的纯洁性的生存本能。如果没有排异本能，机体组织中的废物堆积得无处不有，而这些生命废弃物都会成为有毒有害物质。生命便不能生存。试想：如果七八天不排大便会是什么感觉？二十天不大便怎么样？不用说，不大便是不能生存的。

排异系统决不是一个结肠、一个肾的大小便，结肠与肾不过是体内异物向外排出的一个开口而已。排异本能是一个系统。肠内的肠腺、肾中的肾小球，联系全身的循环网络，循环网络联系着器官组织的每个细胞，每个细胞自膜到核儿都联系着微循环。每个细胞间的营养送来，废物排出，都是从循环输送到肠腺、肾、汗腺，以及全身各个外分泌腺体，经分泌排出体外。大便、小便、排汗、呕吐、出血等方式都是排异方式。这是一个排异系统，不是一个器官，一个组织的功能。而是多器官、多组织的有序的运动的结果。那么这个多器官、多组织协同在一个程序中完成一个系统活动，是什么力量进行这样一个复杂有序的活动呢？这就是生命的共生本能系统。

排异本能系统每日每时的工作就是身体器官、组织的更新活动，一时也不能停留的工作。所有组织细胞间的异物必须排出来，绝不可有留存的异物。这便是排异本能的职责。所以，凡是进入体内的东西，除去生命需要的物质以外，全部属于被排出去的异物。

例如：有毒有害的食物进入胃中，立刻引起呕吐，进入肠道引起腹泻。呕吐是怎么发生的？腹泻又是怎么发生的？有人说是胃黏膜与肠黏膜引起刺激。为什么凡是有毒、有害的东西便引起刺激，无毒无害的东西便不引起刺激呢？呕吐，胃的剧烈收缩，膈肌同时高度收缩，腹肌也同时强力收缩，唯有食管与咽受大力扩张，有毒物喷射而出，又同时额上汗出，眼泪涌出，口腔唾液流出，这些是同时发生的。试问：这是怎么组织得如此紧密配合的一次活动，这样有秩序！是哪一个器官组织的？心肝脾肺肾？大小肠膀胱胆？胃自己？显然都不是。没有这样一个器官！我们更要知道：无论是呕吐，是腹泻，都有腺体的剧烈分泌。这就是说：在呕吐、腹泻的同时，还有分泌系统、循环系统的参与。总之，一次呕吐或一次腹泻，不是简单的一个胃、一个肠的能力所及，而是一次多器官、多组织的排异活动。组织这次活动的是排异本能系统！如果没有排异本能系统，人是不能生存的，人会在不知不觉中痛苦地死去。我们的排异本能系统在排异过程中，是不是我们自己在给自己治病？我说是。西方医学之父，希腊人希波克拉底，早在 2400 年前便说："人的本能是患者的医师，而医师是帮助患者的本能的"。您看，今天的西方医学走到哪儿去了！

我举出这个小例，目的是要说明白：人的一切本能都是生命的一部分，最好的医学是生命本能最好的帮手。一切压制、破坏、取代生命本能的行为都是伤害生命的杀手！深望我的朋友们常常记在心中，不可或忘！

排异本能系统是一个系统，不是一两个通路。每一个孔窍都有腺体，每个腺体都联结循环，而循环网络联结着全身每一个细胞。每个细胞都通过这个网络与体外世界相通。我是想说，每个细胞间的异物都可以排到体外世界上来！而且，在身体中自己产生的异物与外界侵入的异物，都会通过对外通路由排异系统排出。有的东西，不能从孔窍中排出，便直接从循环末梢以出血的方式排出。如尘沙入目；竹木刺入肉；以及有的病毒；体内的败血，等等。这些问题由医师来观察，认识排异的能势趋向，提供因势利导的帮助。

感冒这个病有好多种，我们常见的有 5 种，是 5 种不同的致病物——病毒引起的不同的排异反应。为什么不说是病，而说排异反应呢？这个问题是个新问题。本能系统被认识以后，对从前一直称为病的人体现象：我们看到了凡是人体外部进入体内的有毒有害物质，都会被人体的排异系统排出来。在排出异物的过程中出现一些异常反应，我们何不称它为排异反应呢！不是比较更贴近事情的真实吗？

我们现在说这5种致病物质进入人体会引起5种不同的排异反应。我们一一说来，大家看为什么会是不同的反应，进一步认识排异本能系统。

流行性感冒病毒，这样一种病毒会引起这样一种反应。我们不需要认识病毒的编码，因我们并不想去杀死它。我们知道：病毒与我都是宇宙间的生物，谁都消灭不了谁。我们消灭不了它，正如它们消灭不了我们。我们有应变本能——改变自己适应生存环境。病毒也有应变性本能，它也能改变自己适应生存环境。所以，西方医学用化学药物消灭病毒、病菌，数十年的时间，抗生素用量增加了上百倍，而病毒病菌的抗药力增加得更多，人的中毒量也相应增加。不得不放弃这个药而另觅新药。我相信：这种征服自然的理念是错的！这种消灭、杀死的方法是不会成功的！但由对抗理念转到和谐理念不是件容易事。好在西方也在研究生命科学，祝他们早日成功！

我们不用杀死、抑制等对抗方法，是因为两个问题：一是对抗方法会使毒株、菌株产生应变性，变得越来越强大，结果适应药物环境。二是我们用化学药与毒株、菌株在我体内作战，即使我杀伤了敌人，但我自己也同时受害。这个方法不足取！而我们还有一个排异本能系统。这个系统的本身职能就是排出体内异物的。自生命开始，在自塑、更新自我中便是把体内异物排出，而且从未停止过。同时每当体外异物进入体内时便作出排异反应，我们看得清清楚楚。我们为什么不去顺应生命的自然规律，去顺势而为、因势利导，排出异物于体外呢？这就是中医对流感的方法，也是中医对一切外源性疾病的方法，更是中医区别于西方国家医学的重要特征之一。

排异本能是一个系统，是把体内异物自主性地排出体外的一个系统，不是一个方法，也不是任何外力的行为，完全是生命自主的。但是我能看得出来：异物在身体周围组织的，排异本能会在汗腺中排出来；有的病毒不能从汗腺排出，排异本能便在循环末梢微血管排出，我们可在皮肤上看出出血点或丘疹；有些异物在上部，排异本能便以呕吐形式排异；有害物在体内器官、组织，排异本能从大便排出；有的异物是液体的可以从尿排出。

有人提出：在体内器官、组织中的异物怎么排出来呢？我回答说：生命一开始便有自我更新的本能系统。身体内，器官组织中死亡的细胞是怎么样排出来的呢？我想，这些死亡的细胞以及有害废物会进入微循环中，再从大循环进入腺体，如肠腺、胃腺、汗腺……经腺体分泌在胃肠道、膀胱、汗液排出体外。这升降出入的本能，在这个内外开放的人体，自从生命发生开始的自我塑制、自我更新本能活动就是以排异系统通过这个路径向外排出异物。所以，排异系统对待一切进入体内的有害物都会以这个方式排出异物。

我们认识了生命的排异本能系统。我们再看中医是怎么治病的，我恍然大悟：原来中医早在 1800 年前已经认识了生命本能，而且顺应生命本能的趋势，用利导来帮助本能系统，排出异物。自《伤寒杂病论》问世以来，历代医家都非常重视"方法"。当然，任何一个科学理论都是通过"方法"来体现的，用"方法"来验证的。我们对排异系统中的一般方法和具体方法各举一二例与大家共识。

（一）发汗法

发汗法是排异系统中的一个一般性方法。发汗法是排异本能系统对侵入体内的有毒有害物的排异反应。当有毒物质侵入体内时，排异系统便提高体温，加强机体周围组织供血，增强汗腺分泌，经营一次排汗，把有害异物排出体外。但因为汗腺分泌出现障碍，虽然体温升到 38℃ 以上，全身肌组织继续颤抖制造体温，汗仍不能出。这种情况，中医看排异的趋向是向外排汗，但汗腺不分泌，于是顺应排异的趋向，用通血脉、促汗腺分泌的药物帮助排异本能发汗。汗出，异物排出体外，病愈了。仲景称为"发汗法"。

发汗法的代表方剂如下：

（1）麻黄汤：麻黄、桂枝、杏仁、甘草。麻黄发汗、利小便，佐以桂枝则发汗。桂枝通血脉。杏仁祛痰止喘咳。甘草缓急。

（2）葛根汤：葛根、麻黄、桂枝、芍药、甘草、生姜、大枣。

（3）大青龙汤：麻黄、桂枝、甘草、杏仁、石膏、大枣。

（4）小青龙汤：麻黄、桂枝、芍药、甘草、干姜、细辛、五味子、半夏。

（5）麻黄附子细辛汤：麻黄、附子（炮）、细辛。

（6）麻黄附子甘草汤：麻黄、附子、甘草。

以上是排异法系统的发汗法。

（二）解肌法

解肌法也是排异系统的一个一般性方法，与发汗法并列为解表方法。其共同处为都是从身体表面汗腺中排异。发汗法是在身体无汗的排异趋势中，用促进汗腺分泌的方法排异出表的。而解肌法是在排异反应排汗，汗出而又止，汗时有时无的趋势中用的方法。这是根据什么呢？发汗时有时无是身体的体液不足，不能持续排汗，因而异物不能排出。仲景用通血脉增体液的方法顺应排异本能趋势。为了区别于发汗法，称为解肌法。解肌法的代表方剂为桂枝汤。

（1）桂枝汤方：桂枝、芍药、甘草、生姜、大枣，热稀粥。（这个方剂中桂枝温通血脉，芍药舒缓血管，甘草缓急，生姜大枣热稀粥增加体液，充实体表供血，以顺应排异趋势）

（2）桂枝加葛根汤方：桂枝、芍药、葛根、甘草、生姜、大枣，热稀粥。

（3）桂枝加厚朴杏仁汤方：桂枝、甘草、芍药、生姜、大枣、厚朴、杏仁，热稀粥。

（4）桂枝加附子汤方：桂枝、芍药、甘草、生姜、大枣、附子（炮）。

（5）桂枝去芍药加附子汤方：桂枝、甘草、生姜、大枣、附子（炮）。

（6）桂枝去芍药汤方：桂枝、甘草、生姜、大枣。

（7）桂枝去芍药加茯苓白术汤方：桂枝、甘草、生姜、大枣、茯苓、白术。

（8）桂枝加芍药生姜人参汤方：桂枝、芍药（加倍）、生姜（加1/2）、人参、大枣。

（9）麻黄桂枝各半汤方：麻黄汤的二分之一，桂枝汤的二分之一，合为一方。

以上是解肌法，举例说明：解肌法与发汗法都是向体表通过汗腺排异的方法，但不尽相同。为什么不同呢？因为排异的趋势不同。我们看到了，知道了：不同的排异趋势就要采用不同的排异方法。方法是根据排异趋势而制定的。这个做法我们叫"因势利导"或"顺势利导"。在以后我们所说的许许多多的方法，都是"因势利导"的方法。

（三）透表法

透表法与发汗、解肌不同。发汗法、解肌法都是从汗腺分泌排异。透表不是通过汗腺分泌排出异物，而是从微循环出血排异。这是病毒本身特性决定的。我们是顺应自然规律的理念。我们知道：一切生命都有本能特性。我们没有必要去改变生命的特性。比如：有的毒株只在血里生活，不在液中生活；有的则不在血中只在液中。比如：麻疹、脑炎、带状疱疹……之类，只在血不在液。这些毒株也是要从体表向外排异，但是不能用发汗法。为什么透表不能用发汗呢？透表误用发汗会有什么结果呢？我们是因势利导，是根据排异趋势而决定用什么方法。透表法是根据排异反应从微循环出血排异的。如果用发汗法发汗，汗出则体液丧失，血液浓度升高，不利于循环，循环不利则给排异增加了障碍，会造成死亡。所以，透表与发汗不可稍有差错。透表法举例如下：

（1）银花连翘牛蒡牡丹汤方：金银花、连翘、牛蒡子、牡丹皮、桂枝、赤芍、桃仁、紫草、甘草。

上方适合流行性感冒有咽部充血肿疼者。有发热恶寒或无明显恶寒发热者均可服用。

（2）银翘汤方：金银花、连翘、牛蒡子、紫草、板蓝根、桔梗、牡丹皮、甘草、赤芍。

（四）吐法

所谓吐法，也是排异本能系统因势利导的方法之一。不是我们使人吐，是人的排异系统要吐出异物，而发生了障碍吐不出。我们看到了障碍在哪里，顺势利导，这个方法叫作吐法。

吐法排出的异物是在胃中、在膈以上的组织中的异物。膈以上的组织怎么会从胃中吐出来呢？这与体内组织的异物可以从结肠排出来一样。我想大家应该知道：人在自我更新中，身体任何一个组织，一个细胞都会从身体内排出异物。身体是内外开放体，升降出入自主。排异法是生命固有的本能。呕吐，是我们看到的本能排异活动。吐法，是我们因势利导的方法。

瓜蒂散方：瓜蒂、赤小豆。

（五）下法

下法是用通大便的方法实现排异目的的方法。下法是排异系统最丰富的方法。这是因为排异本能系统有把全身内部组织的异物排出来的能。比如：汗法的排异限于体表组织；吐法的排异限于膈以上组织，而下法排出的是全身内部组织的异物。因为下法涉及面广，而且在临床上又权衡轻重缓急，因此排异系统的下法方剂便产生了许多变化。下面我们由轻到重举例如下。

1. 清下法

清下法是清除内部还没有结成硬屎的异物，用通便的方法，排出异物。这是下法中的轻剂，习惯叫清法。清便是清除的意思。说清热是因为身热退去了。实际是清除了异物，高热才退去了。

（1）白虎汤方：知母、石膏、粳米、甘草。

（2）白虎加人参汤方：知母、石膏、粳米、甘草、人参。

（3）泻心汤方：大黄、黄芩、黄连。

（4）附子泻心汤方：附子、大黄、黄连、黄芩。

（5）生姜泻心汤方：生姜、黄连、黄芩、人参、半夏、干姜、甘草、大枣。

（6）甘草泻心汤方：甘草、黄芩、黄连、人参、半夏、干姜、大枣。

（7）半夏泻心汤方：半夏、黄芩、黄连、人参、干姜、甘草、大枣。

（8）栀子豉汤方：栀子、香豉。

（9）栀子甘草豉汤方：栀子、甘草、香豉。

（10）栀子生姜豉汤方：栀子、生姜、香豉。

（11）栀子厚朴枳实汤方：栀子、厚朴、枳实。

（12）栀子干姜汤方：栀子、干姜。

（13）茵陈蒿汤方：茵陈、栀子、大黄。

（14）栀子柏皮汤方：栀子、黄柏、甘草。

2. 泻下法

（1）调胃承气汤方：大黄、甘草、芒硝。

（2）小承气汤方：大黄、枳实、厚朴。

（3）大承气汤方：大黄、芒硝、枳实、厚朴。

（4）大陷胸汤方：大黄、芒硝、甘遂。

（5）小陷胸汤方：栝楼实、半夏、黄连。

（6）桃仁承气汤方：桃仁、大黄、芒硝、桂枝、甘草。

（7）抵当汤方：大黄、桃仁、水蛭、虻虫。

3. 和下法

（1）大柴胡汤方：柴胡、黄芩、半夏、生姜、白芍、枳实、甘草、大枣、大黄。

（2）柴胡加芒硝汤方：柴胡、黄芩、人参、半夏、甘草、生姜、大枣、芒硝。

4. 下瘀血法

（1）大黄牡丹皮汤方：大黄、芒硝、牡丹皮、桃仁、瓜子。

（2）下瘀血汤方：大黄、桃仁、地鳖虫。

5. 利尿法

利尿法是排异本能系统排异方式的一种。存在组织中的液体废物本来是通过肾而排出体外的，因泌尿系统出现了障碍，水液废物潴留在组织中不能排出而出现了种种反应。利尿法是顺应本能排液体异物的方法。在《伤寒杂病论》中利尿的代表方剂举例如下：

（1）苓桂术甘汤方：茯苓、桂枝、白术、甘草。

（2）猪苓汤方：猪苓、茯苓、泽泻、阿胶、滑石。

（3）苓桂甘枣汤方：茯苓、桂枝、甘草、大枣。

（4）五苓散方：猪苓、茯苓、泽泻、白术、桂枝。

（5）茯苓甘草汤方：茯苓、甘草。

以上所举是排异本能系统的排异方法与排异方剂的一部分。从这些方法中，我们要看到些什么呢？可以看到几个问题。

首先，我们看到了排异本能系统的真实性。举世皆知人体是由有生命的细胞组织构筑而成。细胞的生命更替保存了人的生命。生命的自我更新本能系统自然有一个出入程序：进入的是非生命物质；进入后改变为生命物质；排出的仍是非生命物质。所以我们称为异物，叫它排异。由于这个排异系统的存在，保持生命的常新与不受外物的伤害。无论是从体表面排汗，由胃分泌而涌吐，由肠分泌而排便，由肾泌出而利尿，由循环排出而出血……体内的异物各从其近便而排出体外，使生命恢复常态。这是我们看到排异系统对生命的保护性。

其次，排异本能的方向性是什么？排异本能是一个系统的排异程序。一身内外相通，上下相通，左右相通，有升有降，有出有入，以信息交互连结，自主性运动的能态。排异系统根据异己物质所在的部位，从近便的通路排出。所以，我们要根据排异本能趋势，向体表，向汗腺，向皮下微血管，向大便、小便，向吐，向出血……等方向而顺势利导，万万不可违背！

如果有人问：排异本能，谁看见了排异本能？你根据什么说排异本能是存在的生命系统？你怎么向我证明排异系统是实在、实有的东西呢？我看不见的东西，我不相信它存在行不行？我对他说：随便。信不信由你。看见的东西是存在的，我看不见的东西只要存在，看不见也是存在，我承认它存在。你看不见的东西，我能看得见。我们说排异本能是看不见的无形无质的能。您可以看见这个人发热，排出汗来，病没了。有的通一次大便，病好了。再加上我上面举出排异系统的方剂，都证明了排异系统的存在，与排异系统的神奇！这些方剂是实现排异本能的终端证明。我想每位朋友都会在方剂这个终端中认识到生命本能排异系统。这个排异过程便是排异系统可以看得见的能态。

我想说一个与排异本能系统相关的问题。我们怎么能知道排异本能的排异趋向呢？这是个很重要的问题，如果我们不能识别排异趋向，我们就不能用顺势利导的方法去帮助排异本能。

人体生命本能中有一个信息系统。这个信息系统就是我们常说的人体的"经络"系统。是这个系统把排异本能系统中一切的排异行为过程从内部传递出来许多的现象，如脉象、舌象、体象、声象、色象、意象、物象等。这些现象传递出来的信息，便是排异本能趋向的信息。生命信息是一个系统，不仅是传递排异信息。信息系统我们在下面有专题研究。

九、自主调节系统

"自主调节系统"，是生命本能中一个重要的系统。比如说，生命活动从自塑本能到自我修复、自我更新、排异、应变，这些系统活动是在一个大程序之中。这个大程序中各个系统与系统之间的活动，以及每个本能系统内部多器官、组织之间的活动上下、内外、左右、纵横、高低、消长、强弱、进退中的升降出入的均势平衡，都是自主调节系统所主宰的。自主调节系统就是这样一个系统。

我看到了这个自主调节系统，在中医的典籍中也有关于这个系统的文字表述。中医说："命门为相火之原，天地之始"，"三焦为相火之用，分布命门元气，主升降出入，游行天地之间。总领五脏、六腑、营卫、经络、内外、上下、左右之气。号中清之腑，上主纳、中主化、下主出。"这段话正好是对自主性调节本能系统的表述。不过千年前后的语言文字变化，使表述的语言文字也不同了而已。"命门"是什么？是第十四椎下，两肾中间处，中医称为"命门"。为什么要把此处称为"命门"呢？如果要给"生命能"找寻一个出处，证明"生命能"不是凭空掉下来的，就把此处作为了生命所来之门。生命是从这个门来的。为什么定为这儿而不是别处呢？我想应该是这个原因：当精子带着生命能进入卵子形成生命的时候，胎儿摄入母血来塑制自我。母血由胎盘吸收，从一条管子进入儿脐。儿脐有一管接十四椎下面，由一管与肝门相通，另一管与肾相通。母血由此入肝进行分解、变化、合成生命物质，所余异物储留在肠中。进入循环中的液体废物，由肾滤出由此处还出儿脐，从胎盘排出，母亲代为排出体外。由这个过程看，十四椎下是先天期中人在"自塑"过程中物质出入的门户，似乎生命的"能"是从这儿来的。因此，称此处为"命门"。这是中华民族先哲的意思，我们明白即可。这是"命门"一词的内涵。"相火"是什么？为什么说"命门"为"相火"之原？"命门元气"是什么？为什么说"相火为命门元气之用"？

"相火"是指推动生命活动的动力，就是推动生命活动的"生命能"。因为相火是源出于命门的"元气"的"用"。"用"是什么意思呢？"用"是与"体"相互对应的概念。比如，翅膀是体，飞翔是用。元气是"体"，"相火"是"用"。为什么把"用"称为"火"呢？"相"又是何意呢？中医把"能"称为"火"是因为二者有很多属性相同：首先，能与火都是无形体的；其次，能与火都发生热量的；第三，都是消耗物质的；第四，都是看见活动而来去无踪迹的。"能"与"火"有着这些共性，所以古代人称"能"为"火"未必不是智慧。至于"相火"的"相"字，是对"君火"而言。"君火"指先天的"生命能系统"。中医说："命门为相火之原，天地之始。"有天地之后而有"相火"的用事。"君火"是先天的生命能系统。"相火"是有了形体，有了器官组织之后的能系统。因为"相火"的功用是五脏、六腑、营卫、经络的总领。如果没有五脏、六腑、营卫、经络，当然也就没有其总领。总领是"相火"的功用，"相火"的用是"三焦"。我们换个表述方法，就是生命能在先天叫"元阳"，在后天叫"相火"，"相火"的功用是"三焦"。"焦"是什么意思？"焦"是"火"的功用产生的"象"。看一看：一个无形的"火"会不会把有形的物质"焦"化。我们看到了"焦"，就是看到"火"的"用"。这种命名用词只有汉文字才有可能这样美妙。太美妙了！

我们知道了"焦"的意义，那么为什么用"三"来说"焦"，"三"是什么意思？说这个问题必须从"相火"说起。"相火"即是生命本能，推动一身器官、组织生命活动的能。而一身上下左右的器官不同，功能不同，一切活动都是"相火"的功用。很复杂，而且又是一个调节系统，表述很困难。如果把"相火"这个生命能系统分为上中下三部分，就方便了很多。所以，把"焦"分为"上焦、中焦、下焦"——"三焦"。我们再看看"三焦"的表述："三焦为相火之用，分布命门元气。主升降出入，游行天地之间，总领五脏、六腑、营卫、经络、上下、内外、左右之气；上主纳，中主化，下主出。号中清之腑。"三焦分布命门元气，是三焦把生命能系统分布到全身各器官、组织、细胞。人体像一个天地，三焦无所不至，无所不在，游行在这个天地之间，主宰这个自然体的升降出入，在这个自然体中一切的器官、组织的上下、左右、内外功能的调节。上焦的摄入，中焦的运化，下焦的排出，都是三焦的主宰。但是三焦是一个中清的器官，没有形体，没有器质的。也就是说三焦是没有器质的生命能系统。什么能系统呢？一切器官、组织功能的升高、降低、排出、摄入，以及上下、内外、左右的调节功能。从中医经典的论述，我们可以说：这是中医对"自主性调节"本能系统的认识。

自主调节本能系统的临床意义

自主调节本能系统在临床上有非常重大的意义。人体生命过程中，一切器官、组织的功能障碍，程序紊乱，都会在自主调节本能的活动中恢复常态。我们怎么会知道自主调节系统有这个能力呢？我们都可以看得见。

我们的体温调节：当气温、室温，只要是身处的环境温度超过我们体温时，调节系统便会排汗散热平衡体温。当身处环境温度过低时，我们的调节系统便会收缩皮肤保存体温，或肌组织颤抖制造提高身体温度以平衡体温。这是自主调节本能系统时时在活动着。

我们的肢体、思维活动是需要营养来维持的。比如：葡萄糖、氧以及其他物质，供给这些物质的是血循环。我们在停止活动时，对这些营养物质的需要量少，供给相对降低，循环相应降低，心率降低；当我们剧烈活动时，如运动员竞技时、我们感情激动时，我们需要的营养物质量大大增多，循环量相应增强，心率提高，每分钟可达 130 ～ 180 次。这是自主调节系统对供血的调节。

我们在生活中常有饥饱劳逸。当我们饮食丰美而充足时我们会有较多的富营养食物摄入，我们除去活动消耗尚有大量的营养盈余，我们的调节系统会存储起来。这就是调节系统把大量葡萄糖变化成脂肪，贮存在脏器间与皮下脂肪库内。当我们摄入营养不足，又要大量活动、大量消耗时，调节系统又把贮存的脂肪游离出来变化为葡萄糖供给体能活动需要。这是调节系统对营养物质的调节。我们只举出葡萄糖与脂肪的调节。在这个营养调节系统应包括脂肪、葡萄糖、蛋白质，各种维生素，以及其他微量物质。这个本能调节系统调节着一切营养与活动消耗关系的均势平衡。这是非常重要的一个系统。如果这个系统发生了障碍，许多的生存问题都会发生。比如：生命物质合成利用发生了障碍，人体的"自我修复本能"降低，身体要发生溃疡不能愈合，伤损不能修复，许多疾病都会发生，而不能痊愈。如风湿、类风湿、红斑狼疮、硬皮病、过敏性疾病等。营养物质的合成利用发生障碍，必然活动能力低下，精神萎靡，出现衰老、短寿；又可发生高脂血症、高血压、冠心病、脑血管病、糖尿病、脂肪肝、肾小球硬化、前列腺肥大等。我只不过是举两个病例来说明"自主调节系统"中的一个代表性疾病，实际直接与间接发生的疾病会很多很多！为什么会是这样呢？我们来共同看一看：

脂肪摄入太多而利用太少，势必把脂肪储存起来。久而久之，脂肪会大量进入血液，造成高浓度脂肪血。脂肪便会黏附在血管壁上，渗透入血管组织，血管腔变狭窄，特别是微循环发生障碍，血管组织通透性降低，细胞组织供血不足，细胞饥饿，长期得不到营养便会饿死！"生命本能系统"中的"共生性本能"使心脏提高供血能力，保障细胞的生存。于是心脏提高血压，以满足供血的需要。这是高血压发生的原因。血压是因为保障细胞不会饿死而升高，组织不会产生缺血性坏死。高血压本身是病吗？吃降压药是有好处的吗？每一个人都会明白！扩张血管降压是错误，所以把一个简单的病搞成"终身病""终身服药"，这是个历史的悲哀！

糖尿病与高血压病同是营养物脂肪与葡萄糖的转化、利用发生障碍而致病。葡萄糖不能利用，大量葡萄糖进入血中。血中糖浓度超过标准便会从肾泌尿中排出。体内糖在紊乱的程序中又会变脂肪，因脂肪转化过程中进入血液又会造成高血压的机制，发生高血脂、高血压。由此，分泌功能疾病，代谢功能疾病，蛋白质降低又发生免疫功能疾病。一个循环系统中大血管病、周围血管病、微血管病，其并发性疾病蜂起。是多少个病？

这些病为什么都不能治愈？其实不是不能治愈，而是没有治愈的方法。生命是大自然赋予的，生命规律与自然规律一样是不可改造，不可对抗，不可取代的！要用顺其势而利导的方法，这些病都可治愈。而且是像中国的兵法一样"以不战而屈人之兵"，中医是"以不治而愈人之疾"。只要调节本能系统这样一个方剂，上面所有的原发、继发的疾病完全消失了。大自然是最真实的，我治的是系统的障碍，它还我的是系统的障碍恢复常态，就是系统的疾病全部消失！原来人类几千年追求的梦想，今天出现了。

自主调节系统对人体的稳定性是一个动态的调节稳定。比如，我们的器官、组织、五脏、六腑，都不是把一团肉放在胸腹腔内，而是用韧带组织系在脊柱间，以系膜相连，有次序地占据各自的位置。但这些器官、组织又必须不断地在自动、被动地活动中保持在一定的位置中稳定存在。例如：体操运动员的鞍马、空翻、跳高、舞蹈、拳击等剧烈运动，内脏肝、肠必然被动地在上下左右活动，但当运动停止，各脏器各就各位稳定在自己的位置，没有丝毫移位。再如：今天中午我吃下五大碗炸酱面，重量2千克，我的胃并不下垂。昨天我两餐没有吃东西，我的胃也并没上提。这是什么力量这样神奇？这是一个自主性稳定调节系统。这是我们医师在临床上看到的胃下垂、肝下垂、肾下垂、子宫下垂、脱肛、肠套叠、肠扭结，以及肌无力等疾病的致病原因。有人对这个问题说是神经衰弱所致。我说为什么会神经衰弱？当然这是回答不出的问题。因为不了解生命本能系统，不了解自主调节本能系统。这是我要说的"自主性调节本能系统"。

十、生命本能信息系统

生命本能系统中有一个信息系统，早已被中医所认识，而且应用了数千年。只可惜"无缘对面不相识"！

这个系统就是中医的"经络"。对于针灸，新中国成立以前，外国医师根本不承认。就如他们说人参没有药用价值一样。我们对此问题是什么看法？也许是人人不尽相同吧。

我本人是这样看：在西方人眼中，中国人是愚昧的，一根毫针能治病是不可能的。后来知道了针灸，又要找到经络这个东西，也就是找到这种物质。我以为：宇宙之中，并不是只有人看得见、摸得着、有形体的物质一种东西。"能"就是另类吗？"生命能"又是一类吗？有物质、没物质关系到存在与不存在吗？

中医"经络"，我们在本能系统中重新认识，便是信息。或者说实际是信息，古代人称呼为经络。我们共同看一看，这是什么？

"经"是什么？可以解释为"径"，路径；或者是"经过"。因为经与"络"相连，最好是作"路径"解释。"络"是相联系，像网络一样。再看中医《灵枢》怎么表述："手之三阴，从胸走至手；手之三阳，从手走至头。足之三阳，从头下走至足；足之三阴，从足上走入腹。"经脉专注，周流不息。这是什么？手六条路径从胸走到手，从手走到头。足六条路径与手经相接连，从手走至足，又从足走至腹。在经之间有络相连。这是个什么路？不是血循环，不是什么液体的通道。是什么呀？是信息网络。相通的东西是什么？物质吗？什么物质呢？我说是"感应"。"感应"是什么？是"能"，是"生命能"！

人是一个复杂的生命能系统，没有一个强大的精妙准确信息系统是不可能的。我们看到了植物的信息系统，动物，不论高低级动物都有一个信息系统。向日葵有没有信息能？捕虫花有没有信息能？鱼群在水中游，乌鸦、鸽群、蝙蝠群在空中飞。谁见过它们相碰撞过？最灵敏的信息能，我看是感应。

我们说说人的经络。

针刺合谷穴，可以止牙疼。而且是左合谷对右侧牙，右合谷对左侧牙。你说是神经，我说是感应。你用解剖给我看。我不敢说你把神经切掉会如何，因为医学可不能拿人做实验。我说：刺百会治脱肛。这也可以用神经解释吗？针刺可以发汗，也可以排大便，利小便，可以催吐，可以治口苦、耳聋，治心悸，可以治结膜炎，慢性胃炎，肠炎……许许多多的疾病，都是可以用神经来解释吗？我想：不是用什么物质传导的问题，而是不能否认信息系统的存在。

生命信息系统有两种信息传递方式：一种是神经传导，一种是感应。神经传导的一类都是受意志调控的，比如我们肢体活动与语言、饮食活动之类的信息。另一类是感应信息，如心率、喘息、食欲、性欲及血压、血糖、血脂的调节，本能系统活动中的器官、组织的共生性运动，应变性中的多器官、组织的和谐运动等，这些都是感应信息。我不可能把这两类信息一一列举出来，那是不可能的事，因为太复杂，太多了！如果有朋友只承认神经传导，否认感应信息，我要问：是什么东西传导给神经的呢？你不会说是神经传导神经吧！据我所知，长期生活在物质世界的人，只知道物质，不知道宇宙中还有非物质的"能"存在。这样的人非常忠于物质世界。谁说有非物质存在，谁就是他的敌人！就说是形而上学！是唯心论者！因为他是100%的唯物论者！我说这也不算毛病，很正常，与我们一样正常。我倒想起来一个小故事，与本题目看似无关，但也沾边儿。

我儿时有一个小伙伴，他先天性高度近视。秋夜晴空，只看得见月亮，看不见星。我们告诉他天上有星辰。他说："有月亮，我相信，说有星星我不信！谁说我也不信，你们骗我！"我们长到十几岁时，我问他："看见星星了吗？"他说："天上根本没有星星！我怎么会看见星星呢？"

回来继续我们的话题。

信息网络最早是从人的生命本能开始建立的，最早认识生命系统信息网络的是中医，就是"经络"。而且会用生命信息保护生命的也是中医，比如"针灸、推拿、按摩"治疗。我们共同看一看这个生命信息网络的完美。

经络手、足各有6条。双手各有6条，3条自胸通向手，另3条从手通向头。双足各有6条，3条自腹通向足，另3条自足上头。这是12条经。双手、双足共12条经，6条自双手经胸入头；6条自双足经腹入头。6条自足入头。十二经加任、督二脉，总汇合点："百会"。十四经脉形成一个相互交通的大环；经脉大环又由无数的孙络连通成一个相互交通的大网络。试看，这样一个精密细微的信息网络除了人的生命能系统中，哪里会有呢？这十四经脉为什么总汇在头呢？因为头是生命信息的中心枢要。头上有接收信息的器官。一切声、色、光、象、气、味……等信息会被头上的眼、耳、鼻、口、舌接收器捕捉到送达信息中枢去处理。信息中枢可传导到胸、腹、手、足，任何一个组织，再由本能系统作出指令。信息中枢有储存信息、记忆信息的能力，并有能力随时可以调出任何一条储存的信息听用。这个复杂的精密大信息系统一切能量消耗、软件、硬件都是生命自己用自制的生命物质自己制作的。因为这是生命能系统的一部分——生命信息处理系统。

中医用生命信息治疗许多疾病，这已经是中华民族几千年的事了。这就是针、灸、砭石、推、拿、按、摩、点、刮……等方法。尽人皆知，经络针灸在临床中创造了许多奇迹。但经络为什么能治病呢？

我们知道了生命信息系统，那自然就把经络针灸治病的神奇解释了。信息是什么？信息系统是什么？是传递生命过程中各个局部的活动情况到处理中心，处理中心根据各局部组织的情况发出指令，保持生命活动的和谐常态。如果信息系统中任何一条传导通路或感应通路阻滞或不畅，势必引起某一局部的活动失常或障碍，这便是疾病。上述针灸、砭石、推拿……等方法可以使信息通道恢复敏感，使下达指令上传信息，通而畅之，则障碍、阻滞消失，生命活动恢复和谐生态，便是经络针灸的治疗作用。总之，信息不过是上达下通，保持敏感性、通畅性而已。

临床中信息系统，是中医认识疾病的唯一根据。中医的脉象、舌象、色象、声象、体象、物象、意象，都是信息系统对疾病信息传递的由内及外。许多疾病都反应在循环系统，出现脉的不同现象：或浮、或沉、或迟、或数、或弦、或细、或滑、或涩……很多疾病反应在分泌系统，出现舌苔、津液的变象，或薄，或厚，或黄，或干，或腻……也有很多类出现。面色、肤色、语言声音、坐卧姿势、自我感觉、情绪的变化，这些都是内部信息的传递。这些都是中医望、闻、问、切的根据。比如，脉象"浮"，表现桡动脉浅出，循环向体周围组织供血增加，体温升高，头疼。我们知道：这是外源性疾病，是向体表排异的趋势。再如，舌苔薄白而干，脉象弦细。这个脉象显示动脉血管收缩，失去调节能力。舌苔显示唾液分泌黏稠唾液，很少分泌稀薄唾液，反应分泌调节失常，可以判断为内源性疾病。诸如此类，这些内部传导到外部的信息，成为中医认识疾病的唯一根据。中医用针刺左右对称的穴位，受针者左右感觉强弱不同的，是有病的信息。遇到左右穴位针感相同的，是病愈。如施针者刺患者穴位，"不得气"的（得气的针刺入穴位，如鱼吞钩，肌组织收缩把针紧缠住为得气），如针刺入豆腐的是病已严重至极的信息。

中医认识生命信息系统已久，上至几千年。中医利用生命信息治疗疾病也有几千年历史。今天提出一个生命信息系统，并不是突然的。如果感到突然，那是对中医的不了解。

十一、意念能

我想与诸位说说我们的意念可发生"能量"。我先声明一点：我说的"意念能"绝对与所谓"特异功能"毫无关系。如果是千万人没有、只你一人有的功能，那有什么普遍意义呢？大自然中有多少万种动物，为什么只给那么少的几个人生有这样、那样的非常奇特的功能呢？而且引起了许许多多的争议！对于这个问题，我不想议论，浪费大家的时间。我本人是敬而远之的。我说的"意念能"，是诸位可看见、感到，而且人人可以体验的。

意念可以看得到吗？意念怎样会发生能量呢？"意念能"可以看得见吗？这些问题都是很简单的问题。你想什么，人看不见。就是你的意念，别人看不见。你的意念能也看不见。"意念能"与其他能一样看不见。必定是能依附在物质上，我们看见了物质的能态，才看见了能。我们看见的是"能态"。我感到了、见到了"能"的存在。"意念能"这个东西，我们每个人天天都在体验着，不过我们自己没有意识到它的存在而已。我说一个大家有共同感觉的"意能态"。唐人杜牧的"清明时节雨纷纷，路上行人欲断魂"，为什么路上行人欲断魂呀？为什么清明雨纷纷会这样伤人的情绪呀？这是为什么呀？不用说，杜牧本人在想什么？清明时节正是扫墓时候，自然思念故去的父母亲人，又值阴冷雨湿的天气。意念所发生的是路上行人的极度伤情，使这么多人伤情的"能"！千余年来杜牧的一个意念发生的能量是如此悠久、深刻、普遍！我再说一个"意念能"。苏东坡悼亡词（《江城子》）："十年生死两茫茫，不思量，自难忘。千里孤坟，无处话凄凉。纵使相逢应不识：尘满面，鬓如霜。昨夜幽梦忽还乡，小轩窗，正梳妆，相对无语，唯有泪千行！料得年年断肠处：明月夜，短松岗。"苏东坡一个悼念亡妻的意念，产生了千年以来多少人一读一行泪的能量！难道我们还会不承认意念产生能量吗？明末爱国将军史可法与扬州共存亡，抗日英雄杨靖宇将军刚烈坚毅殉国，不是意念能做出这光照千古的事迹吗？明末洪承畴松山被俘绝食殉国的决心却在美色的诱惑下降清了。洪承畴百万雄兵统帅，是被什么力量击溃了？意念能！这一类的意念能所发生的影响，有很多是影响了历史的事例。诸葛亮的空城计，那诸葛先生制造了司马将军的一个意念，使司马退兵了。这与用美人使洪承畴产生了一个意念，洪大将军投降了一样！古往今来，在各个领域都有用意念能达成什么目的的智者，今天中医为什么不能用意念在临床上发挥作用呢？我有很多经验，证明意念在疾病治疗过程中发生过消极的和积极的影响。我见过许多患者，在检查确诊为癌后，立刻面色苍白，站立不稳，不能行走，吃不下，睡不安，惶惶不可终日。于是手术，化疗，死亡，前后不足 3 个月。另有一农民，检查确诊为癌后，坚决拒绝治疗，谈笑自若，如无其事。我问他："你怕吗？"他说："不怕！怕什么？人有生就有死！早晚是一死，心惊肉跳地怕着死，不如高高兴兴地死，活一天乐一天。"我问他："你为什么不治呢？"他说"哎呀！要几十万元我花不起。我不能为赌一条命倾家荡产，还要给儿子留下一辈子还不清的债。赌输了还是家破人亡！算了，我没那么大罪！该干什么，还干什么吧！活一天乐一天吧！"结果，这个农民至今还活着，已经 17 年了。对于这个问题，我可以用一句话说：害怕、恐惧、忧虑的，没有痊愈的癌症；放松、乐观、向上的，痊愈的是多数。这就是意念能的临床意义。

这有什么道理吗？**为什么恐惧、忧虑的癌症患者必死？为什么乐观放松的患者多愈呢？**有这个事实必有这个道理。

癌是怎么发生的？我说是我们在"更新自我"的过程中一些死亡的细胞、衰老或不健全的细胞与其他不健康的物质，因排异系统障碍，这些东西必会堆积在一个不通行的地方，形成一个肿物。一旦形成肿物，如果再排出去，必须由生物化学酶来溶解肿物，然后通畅了排异系统的通路。肿物的形成与肿物排除都在本能系统的活动中。

我们知道：生化酶的分泌与不分泌，受到情绪的影响。愤怒、忧虑、恐惧这些意念的刺激会使分泌停止或降低，会使生命的信息系统发生障碍。肿物的溶解与排出发生障碍，肿物是有增无减。反此，情绪放松，信息通畅，分泌活动增强，生化酶泌出（如水解酶、裂解酶……），肿物得到不断的溶解，不断地排出，而最后消失。在本能系统理论中就是这样一个过程。

情绪真的能影响分泌吗？我们还是讲人所共知的故事吧。记得民族英雄岳飞对士兵说："临敌有唾液可咽者是勇士！"有过恐惧经历的朋友知道：当恐惧时口腔是干燥的。忧虑的人、恐惧的人、愤怒的人，都没有食欲，为什么？唾液及许多消化液都极少分泌或无分泌。分泌腺不分泌是因为降低了运动。这怎么会有食欲呢？勉强吃下去，胃口也会胀闷难受。

恐惧、忧虑、愤怒这些意念都能成为刺激，导致病理变化。而平静、喜悦都对生命活动发生良性影响。这是"意念能"对器官、组织功能性的影响。我可以向大家说："意念能"是可以对人的生命活动发生积极和消极两种影响的。我见到过也调查过许多90岁以上的健康老龄人。无论是养尊处优或是饥饱劳碌，无论是高脂肪高营养或是粗粮素食都有一个好情绪，所以都是健康长寿的。我们能不能把"意念能"引进医疗与养生中来，列入药物疗养、饮食疗养、经络导引疗养、意念情绪疗养，疗与养合一, 四位一体的立体医疗体系？这是可行的，是必然要整合为21世纪的立体医疗的医院形式。这个模式的医院我一定在有生之年兴建。

结语

我们认识了本能，解决了人与自己的关系。我们认识了人与社会，解决了人与人的关系；我们认识了生命，是为了要解决人自己的问题，就是人怎样对待自己，怎样对待自己的生命。这就是养生与医疗的内容。当我们还不懂生命的时候，我们有很多事是自己做错了却还不觉得！当我们知道了生命是什么，我们也发觉了我们做错了什么，我们的亲人被无辜地夺去了生命！我写到这里，我在流泪！我相信有很多人读到这里也会与我一样流泪的。据2003年世界卫生组织调查，我们的同胞已经有95%是不健康的。这是我们的过错吗？这是谁的过错？试问：近百年为什么要三次消灭中医？奉告那些消灭中医的"好汉们"：昨天也许你不知道自己是干了什么事，今天也许还不懂，明天你会知道的！95%不健康的人，是什么原因导致增长到如此高的比例？人类不久便会明白！你也会明白！

第二章　认识疾病

一、什么是疾病

　　我们怎样看待疾病呢？这个问题很简单，但必须说清楚。过去，似乎是人人都知道的东西。认真说：并不是说得出来。那么什么是疾病呢？我们说的不是疾病的外在表现，比如说发热、头疼、高血压、高血糖、肿瘤……不是这些。我说的是疾病的内在本质，这就不是容易回答的了。可是，如果不了解这个本质的内容，你就不知道怎样治疗，怎样是正确的，怎样是错误的，这非常重要。

　　疾病是生命过程中一个非常态的现象。为什么说是非常态现象呢？因为生命的正常状态是没有疾病的状态。医学家们对疾病大多是从外在现象上认识，极少在本质上讲病。所以，就出现各种各样的认识方法。当然，见仁见智者有，而逞异标新者也有。于是就出现了 7 个辨证体系：最完美的应该说是"六经辨证"体系。这是辨证施治的奠基者，可称辨证之祖。其次，"八纲辨证""脏腑辨证""经络辨证""三焦辨证""卫气营血辨证""三因辨证"等。7 个辨证体系形成 7 个流派，7 家不同的理论，不同的治法。两千年来，中医在这 7 个流派、7 个辨证体系影响下，没有统一的方法、统一的理论。因而出现了 5 位医师看同一个病，会出现 5 种不同的说法，5 种不同的治法，5 个不同的方剂。这个问题常被人当作笑料说。我说这并不是错误，是历史造成的结果。早在 20 世纪 50 年代，已有学者要统一辨证法。谈何容易！至今半个世纪过去了，没听见有什么统一辨证法的动静！

　　统一辨证法是必然要统一！当初多个流派是因为没有统一的理论，学者们从多方面去探索的结果，是必然的过程。但统一的理论又谈何容易。理论的多元不是谁下一道命令便可统一，必须要在一个大的发展中，出现一个完美的、更容易明白、容易掌握、行之有效的、更准确的方法自然会取代那些有缺陷的、模糊难懂的、不好掌握、效果不确定的辨证体系，应该是一个自然而然的发展。这并非仅是一个美好的愿望可以实现的。

　　今天我们怎样看待这 7 个辨证体系呢？我不愿在这篇文字中评价它们，我只说怎样看待它们。过去我们不能认清它们，是因为我们站在了它们中间，只看到它们的不同。如今我们站在它们之外，它们上面，看明白了。正如诗人教我们的："横看成岭侧成峰，远近高低各不同，不识庐山真面目，只因身在此山中"！我站在了生命本能的高度再看，六经辨证体系是最完美的，但有一定的局限。其他的在各自的方面均是不完整的、各有所偏的。站在生命本能系统看人的疾病的来路和去路，我们自然知道怎样去认识疾病：从来路上看它如何来，这是辨证法；从去路上看它如何去，这是治疗法。你看到了吗？辨证治疗原来是这么简单！简单，"大道至简"！庄子告诉我们的，明白了——"大道至简"。

　　生命本能系统中有一个排异系统，这个系统是把一切外界进入的异己物排出体外，以保持生命的稳定性。另一个是自主调节本能系统，这个本能系统是对内部功能性活动发生障碍时自主地调节到恢复常态，以保持生命活动的正常秩序。整个生命过程中只是这一外一内两方面时刻在守卫着生命。这明显地告诉了我们，病就是从这两方面发生的：一是从体外来的，还需要由排异系统排出体外；一是从体内发生的，需要由自主调节系统自行恢复。这就明确了：一是外源性疾病，根源于外界，还出于外界，我们便称它为"外源性疾病"；一是根源于人体内部发生的，需要内部自行调节，我们称它为"内源性疾病"。这就是我根据生命本能，把一切大大小小的辨证体系为什么统一的原因。我们已经不是从疾病现象去认识疾病了，而是从生命本能系统来认识疾病了。

　　对疾病用本能系统来认识，用本能方法系统来治疗，收到的是系统效应。这是我们今天中医的发展，是对中医辨证方法体系的统一，中医对疾病的认识更精确、更简单、更有效、更容易懂、容易掌握，是中医上升到生命系统科学的认识方法。

二、外源性疾病

1. 什么是外源性疾病？

　　凡是人体外世界的致病物质，无论致病生物与非生物进入人体引起的排异反应，叫"外源性疾病"。

　　什么是排异反应呢？我在第一章的"自主排异本能系统"中说过，外界的一切致病物进入人体后，信息系统传导到排异系统，引起了排异系统把致病物排出体外的活动，这种活动是排异反应。这反应是什么样子呢？我们怎样才能认识它是排异反应呢？我们要有一个外源性疾病的界定，这个界定就是各种各样的排异反应的共性。共性是许许多多的排异反应，不论有多少差别，但它们有共同的表现。我们只要看到这个排异现象便知道它是排异反应，因为这个现象是所有的排异反应的本质。

2. 外源性疾病的界定

　　（1）发热、体温升高：这是外源性疾病最具有共同性质的体象。因为发热是人体功能活动超常的反应，是器官、组织功能亢进的表现。人体的功能、器官、组织活动，本来是在和谐稳定的状态下活动，这是一个基础代谢状况，为什么会突然亢进呢？这就是人体在对进入体内的异己物做出排除活动。这是个多器官、多组织的协同运动，是自主排异系统的反应。所以，凡是体温升高、身体发热的表现，就是外源性疾病的界定。

如果身体不发热，是不是外源性疾病呢？或者说，外源性疾病有没有身体不发热的呢？有，极少。一是没有明显的发热，但这人的基础体温是多少？如果略高于基础体温，至少不低于基础体温，仍要以外源性疾病界定，需要参看脉象、舌象、意象等其他指标而后界定。另外有辨别真假性质的标准。

（2）发热恶寒：发热是体温升高，恶寒是体温升高的同时畏寒，甚至是全身肌组织颤抖，牙齿抖动作响。这个热型是外源性疾病的一个最具典型性的热型。为什么体温升高，甚至高达40℃还会畏寒呢？肌组织颤抖是为什么呢？当我们处在低温寒冷的天气中，肌组织颤抖是制造热量提高体温以御寒，而今天体温高到40℃时反而肌组织颤抖，还要制造热量，为什么？这正是我们要了解的内容。

我们知道：体内温度升高，应变性本能系统要排汗调节体温，汗出后体温平衡了。热而畏寒，不正常。热而汗不出，仍要肌组织颤抖自我增高体温，为什么？是因排汗，汗不出，所以提高体温，制造一次排汗。目的是在用排汗来排异。凡是发热恶寒的体象，都必然脉象浮浅，这是循环器官向体周围组织供血增强的表现。发热恶寒是以汗排异的典型热型。

（3）发热恶热：体温升高而喜欢凉爽、厌恶温暖，叫发热恶热。这个热型是体内发生的排异反应。是排异系统提高代谢，对体内的异物以分解、代谢的形式或从大便，或涌吐，或以排尿，或以出血等通路排异。发热恶热本身只在说明是体内器官组织提高代谢排异的信息。在这个高代谢的反应中，我们要观察排异系统的趋向是什么？是哪一个代谢通路有障碍，给以利导。

（4）寒热往来：这个热型是先恶寒，感到寒冷，甚至颤抖，但体温不高。这样发冷一时，便逐渐冷感消失，继而体温逐渐升高，但体温升高时冷感消失而开始喜凉。这样寒热交替发作称为"寒热往来"。这个热型的发热是在排汗后才退热的。虽然汗排热退，但并不是病愈，"寒热往来"还会一次一次地重复发作。

这个热型是个什么排异过程呢？排异系统要从汗腺排异，体温不足以支持排汗，则先发冷颤抖提升体温。当体温提高以后，汗排了，异物排出了，热也结束了。

这个热型为什么会这样呢？排异反应发热汗出，异物排出，反应结束。但是，排异系统是个多器官、多组织的和谐活动。其间，共生性系统、信息系统，必须是和谐的生命状态。然而，这个排异反应却因为器官之间升降出入有所障碍，需要自主调节后才能完成排异。这就是寒热往来多次反复的原因。这是一个特殊的热型，有一个特殊的脉象，在说明着功能性障碍，就是脉弦细，而不是脉浮象。

（5）日晡潮热、昼热夜凉、夜热昼凉，长期低热，都有各自特殊的根据，我们在这里，暂不一一介绍。

热型（体象）、脉象、舌象、声象、物象、色象、意象都是本能系统传导的生命信息。我们必须七象合参，不可以偏概全。这样才能得到生命本能系统的活动趋向，而因势利导。

3. 外源性疾病经典案例

下面所举案例是我对《伤寒杂病论》中与清代吴鞠通《温病条辨》中的几个病例，用生命本能系统理法的诠释。希望能够帮助大家透彻理解外源性疾病排异法。

排异是一个系统。因为致病异物本身是不同的物质，所在的人体部位不同，引起的排异反应不同。也就是排异本能的趋向不同。当然利导的方法也不同。比如，发汗排异、解肌排异、透表排异、涌吐排异、清肠排异、下法排异、攻法排异、利水排异、逐饮排异、破血排异、泻心排异……等，都是排异，方式不同，形成一个排异系统。我们这是讲病与人体本能之间的交互关系：致病物是怎么来的；致病物进来之后，排异本能是怎么对待这些致病物的；信息系统是怎样把排异本能的意志告诉我们的；我们收到信息又是怎样帮助本能系统的。生病、治病，就是这样一个过程。我这样说，应该容易明白吧。生了病治好病，本来是个很简单的事，可以使人人明白。我不赞成弄得神神秘秘，玄玄虚虚，看来很深奥，实际似是而非，以未知来解释未知，以为是知，实则是糊涂。你明白了应该怎么治这个病，你便也明白了不应该怎么治。怎么治能好，怎么治是坏！这是我所希望的！

（1）排异出表法

1）流行性感冒：流行性感冒的症状表现是："发热恶寒（体温升高到39℃以上），全身颤抖，头疼，身疼，腰疼，骨节疼，无汗而喘，脉浮而紧。"

这是《伤寒论》表述的流行性感冒症状。

出现这些症状的原因是什么？我们知道，这是病毒感染。发热，体温高达39℃以上，全身肌组织颤抖畏寒，这是肌组织在制造热量提高体温。为什么要提高体温？要发汗，要从汗腺代谢出病理物与机体代谢物。这是排异系统对侵入机体的病毒发生的排异反应。头疼，是外周循环血流增强，血压相对增高，血气外趋上趋，出现的充血性头疼，这是因为不能排汗。身疼、腰疼、骨节疼痛，是病理代谢物质在组织中堆积，得不到代谢而发生的反应。又因为汗不出，体温升高，肺以急促呼吸向外散热，形成喘。脉浮紧，是外周血管因加强循环而浮出肌表。这一切都是为了排汗而发生，因为汗不出而持续不解。这个趋势应该是很明白了：欲排汗而汗腺不开。

排异系统"欲排汗而汗腺不开"。张仲景因势利导用发汗法。为什么用发汗法，而不用杀灭病毒的药？张仲景深深懂得生命科学。用杀毒杀菌的药到我们体内杀毒，杀死了病毒也杀死了我们自己。中国哲人讲"投鼠忌器"。而且，用杀的方法，不仅我们自己受害，在生命的应变性本能中，病菌会改变自己以适应毒药环境，那是更为可怕的结果。50

年前的青霉素，使用到今天，出现的结果可以证明。张仲景对生命科学是"天人合一"的理念，就是宇宙万物是相互依赖、相互制约的共生关系。人与自然是和谐共生，而不是你死我活。排异本能系统已明显趋向排汗，只要汗出来，病理物随之而排出，排异反应结束了，病便痊愈了。病的症状表现消失了。发热恶寒脉浮的本质是不是排异反应？

"因势利导"是张仲景治病的大法。为什么叫大法？法是法则，大法则，即指普遍应用的法则。医学用，军事用，治国用……大禹治水也是用"因势利导"而成功。张仲景治病一生都用"因势利导"，因为这是个大智慧。流行性感冒"因势利导"用发汗法，用麻黄汤主治。生命以发汗排异是不是人类的防病、愈病系统？

麻黄汤方：麻黄 15 克、桂枝 30 克、杏仁 15 克（研）、甘草 13 克，上药用水 500 毫升，浸 20 分钟，煮沸，微火煮 30 分钟，滤汁，渣再加水 200 毫升，煮沸，微火煮 30 分钟，滤汁。两次汁混合，温服二分之一。温覆取汗，要求全身有小汗，不可汗出如水流漓。汗出太多，病必不愈。要求微似有汗，保持 10 余小时，必热退、神清、身和而病愈，余药不必再吃。这个病只要汗出周身而不过分发汗，一服必愈。如汗出不如法，或汗未出，则病不愈。

麻黄汤主药麻黄的作用是"发汗"。桂枝的作用是温通血脉，开腠理，解肌发汗，助麻黄。杏仁祛痰，发汗，是肺组织的排异药。甘草和中缓急。总之，这个方剂是发汗剂，但必须用于没有汗的症状。如病势有汗出的症状，绝对不可用。谨记！

流行性感冒是病毒性感染病，为什么不用抗毒药而用发汗剂呢？这是我们要说明白的问题。因为，病毒侵入人体，生命本能的排异系统已经做出反应——欲发汗排异。所以用发汗的方剂，一次汗出，病理物质被汗腺分泌排出体外，病愈。如服麻黄汤不如法，汗不出，必不能愈，因为病理物质没被排出来。

这个治法简单明白，是按照生命规律，因势利导的方法治疗。麻黄汤是治流感的第一方剂。凡是流感身无汗的，都可以根据病势考虑用麻黄汤发汗排毒。这张方剂组织得非常严谨：麻黄开汗腺，促汗腺分泌；桂枝温通血脉开腠理，协助麻黄。因为汗是从血液中分泌出来的，没有周围血管的充足供血，汗是分泌不出来的。杏仁这个东西，我们单吃十数粒之后，吐痰很滑利，治咳喘很有疗效，显然有利于肺组织的排异作用，而且其本身也有发汗的作用。这 3 味药以麻黄为主，桂枝为辅，杏仁为佐，甘草和中缓急，不失为天下第一发汗剂。

流行性感冒发热恶寒、身疼、头疼、无汗而喘，医师用发汗药麻黄汤而治。服下药后，出汗或没出汗，鼻出血几十毫升，病愈了。这在临床上并不鲜见，然而这是什么道理呢？

张仲景对流行性感冒发热、衄血，区分了如下 3 种情况。

一种情况是"……脉浮紧，无汗，发热，身疼痛，八九日不解，表证仍在，此当发其汗，服药已，微除，其人发烦目瞑，剧者必衄，衄乃解。"这一条是说八九日以后发热恶寒身疼的表证仍在，这是当发汗的，用麻黄汤。服下麻黄汤后，仍发热心烦，目瞑，甚剧者，必衄血。出血了，病解除了。这个病例是吃了麻黄汤而衄血，病愈。为什么？鼻黏膜出血，也是排异反应的形式之一，同样有排异的效应。

第二种情况是"脉浮紧，发热，身疼，无汗，自衄者愈"。这是没经过吃药而自然出血的病例。没经过任何药物治疗，鼻出血数十毫升，病愈了。什么道理？排异系统促使鼻黏膜出血，病理物质排除了。

第三种情况是"脉浮紧，不发汗，因致衄者，麻黄汤主之"。这一例是因为当发汗而没有发汗，所以导致衄血。衄血以后，病没解，仍发热恶寒，无汗身疼，于是用麻黄汤发汗治疗。

以上这 3 种情况说明了一个问题，即流行性感冒用麻黄汤发汗而愈。如果没有发汗，衄血也可以病愈；吃过麻黄汤与没吃麻黄汤都可衄血而病愈；没吃麻黄汤衄血而病不愈的，仍要用麻黄汤。

麻黄汤是发汗剂，发汗是排异，衄血也是排异。流行性感冒必须排异才能痊愈，不排出异物则不能愈。衄血在流感病中，有医家称为"红汗"，意思是与发汗等同看待。

2）流行性感冒并发症：《伤寒论》："脉浮紧，发热身疼，项背强几几，无汗恶风，葛根汤主之。"所谓"项背强几几"，是指项背肌组织僵直，俯仰都疼痛。这种身体发热而畏寒畏风、不出汗的病例，简单地说，就是上述用麻黄汤的症状而并发项背肌僵直疼痛的病例，这在流感病中是常见的。怎么治呢？用麻黄汤加葛根、芍药，名叫"葛根汤"。

葛根汤方：葛根 40 克、芍药 20 克、麻黄 15 克、桂枝 30 克、甘草 20 克、生姜 30 克（切）、大枣 12 个（切），以水 1400 毫升，先煮麻黄、葛根 20 分钟，去白沫，入余药煮 30 分钟，滤汁，再加水 200 毫升，煮 20 分钟，滤汁。两次汁相合，温服二分之一。温覆取微汗，如同麻黄汤将息法。

麻黄汤是张仲景制的第一发汗排异方剂，是流感唯一的发汗剂。此证是流感用麻黄汤的病势，却合并了项背肌僵直疼痛，可以在发汗剂中加葛根 40 克、芍药 20 克和生姜、大枣。葛根行津液通诸痹，所以对项背肌组织而言是通行津液、解痉的第一药。芍药通血脉、解急，与甘草合用，缓急通血脉。生姜、大枣助津液。4 味与麻黄汤相合，在发汗排异中解除项背肌组织僵直症。概括为一句话：流行性感冒合并项背肌僵直，仍以发汗排异为主，兼解项背僵，用意仍在排异。

3）流感并发水气病："伤寒表不解，心下有水气，干呕发热而咳，或痢，或噎，或小便不利少腹满，或喘者，小青龙汤主之。"（《伤寒论》）

小青龙汤方：麻黄 42 克，芍药、桂枝、甘草、干姜各 40 克，细辛 20 克，五味子、半夏各 100 克。以上 8 味，以水 2000 毫升，先煮麻黄减 400 毫升，内诸药煮取 600 毫升，

去渣，温服 200 毫升。（不可模仿使用，关于上篇中的中药具体用量，请参考郭生白著的《伤寒六经求真》的相关说明，下同）

"水气"是什么病呢？中医有"水饮"病。水饮即是"水气"。在这个病例中，"心下有水气"是并发症，是这个患者的宿疾。这个人有水气病的宿疾，当感染了流行性感冒，引发了"水气"病宿疾。"水气"是组织中停潴的液体。这液体从组织中渗出来，发生很多症状，如干呕、干咳、下痢、噫、喘、小便不利、少腹满等症状，都是"水气"所导致的。比如，肺组织中有水气，时有渗出液，引起咳嗽。肺组织有水，呼吸因缺氧而急促喘息。食管组织有水，自感吞咽有噫的感觉。结肠有渗出液，当然有下痢、小便不利、少腹满的症状。这些都是因为水液得不到代谢，导致小便不利，水液下趋而少腹满。所以，干呕、喘、咳、噫、下痢、少腹满都是水气为病，这些症状不必都有，有一症便是有"水气"。

流感并发水气病，仍以麻黄汤发汗排异。并发的水气病用干姜、细辛、五味子、半夏散水气，用小青龙汤。小青龙汤仍以麻黄、桂枝发汗为主，细辛通九窍利百脉，散水气助麻黄发汗。干姜、五味子、半夏都是治心下水气的药。下痢是干姜、五味子所主的水气下流。呕、噫用半夏、干姜逐心下的水气。

流感发热身疼无汗，必须发汗排异方可痊愈。如其人有水气病，则很难发汗。凡有水气的人，水潴留于组织中，代谢有障碍，汗不易出，麻黄、桂枝难以发汗成功。加细辛、干姜，汗自可排出。细辛辛温通九窍利百脉，助麻黄、桂枝发汗，从汗液散发水气。后人议论说："大青龙行云布雨，小青龙倒海翻江。"

以上是流感并发水气病的典型案例。大法仍是排异——发汗是排异；从汗中散发水气也是排异。

4）流行性感冒并发里热：《伤寒论》："脉浮紧，发热恶寒，身疼痛，不汗出而烦躁者……大青龙汤主之。"这个例证也是麻黄汤发汗的病势。但这个人是"不汗出而烦躁"。"不汗出"与上例"无汗"不同。"无汗"是身上无汗。"不汗出"是发汗而汗不出，可见汗腺分泌障碍很深，所以用"大青龙汤"。大青龙汤用麻黄汤加麻黄一倍，生石膏100克，生姜、大枣。因为吃发汗药汗不出，所以倍用麻黄，加姜、枣以增加体液，加生石膏以清解烦躁。这一病例中的烦躁是因发汗不出，里热而致烦躁不安。大青龙汤是古今发汗最峻猛的方剂。总之，最重要、最急切的，还是发汗，排异出表。汗出则病愈，汗不出必致病情逆转。

大青龙汤方：麻黄30克、桂枝20克、杏仁20克（研）、甘草20克、生姜30克（切）、大枣12个（切）、生石膏150克（碎）。以上7味用水1500毫升，先煮麻黄20分钟，去沫，入余药煮30分钟，取汁500毫升，分温二服。服第一次药后，温覆取微似汗。如汗出多，用温粉扑身。一服汗出，停服第二次药。汗不可过多，如水流滴。汗出太多，烦躁不得睡眠。

大青龙汤是古今发汗的第一峻剂，是针对发汗而汗不出的，所以加倍用麻黄发汗。虽然是汗不出，用发汗峻剂，但仍要求"微似有汗"，而且叮嘱汗出不可多。万一汗出多了，需用温粉扑身。温粉相当于现今扑粉。扑粉全身，目的是遮汗孔避风的意思。

在这个例证中我们看出，发汗的意义在排异而不在发汗。所以我们必须掌握这个分寸——既要用发汗法排除病理物，又要不过发汗伤津液，防止病情逆转。方剂命名"大青龙"，意义是龙能行云布雨，发汗如天降雨水。"小青龙"意为龙能倒海翻江，亦是治水之意。

5）伤风感冒：这个感冒的症状是："脉浮缓，头疼，发热，汗出，恶风""涩涩恶寒，渐渐恶风，翕翕发热，鼻鸣，干呕者，桂枝汤主之。"（《伤寒论》）

这个感冒与流行性感冒不同。

其一，这个感冒发热比流感温度低些，一般不过38℃左右，畏寒的程度也轻。流感是全身颤抖，重衣重被仍寒冷颤抖。这个感冒是微寒，有风才感到寒冷，所以叫"恶风"。

其二，流感身无汗，这个感冒是时有汗时无汗。所以有人对这个病的症状表述为："涩涩恶寒，渐渐恶风，翕翕发热"。翕翕有一开一合的含义，渐渐、涩涩都是阵阵发作的意思。这种感冒不像流感那样持续在一个高端的体温，剧烈的畏寒，难耐的头疼、身痛。

其三，此感冒有"鼻鸣，干呕"。

其四，此感冒脉浮缓，而流感是脉浮紧。

以上这4项区别，是流行性感冒与伤风感冒的鉴别。因为二者的排异反应趋势不同，用药也不同，必须分别无误，才能药到病愈。

这个病的症状表现，也就是说排异反应的趋势，从以下症状中看得出来。脉浮是周围血管增加供血而桡动脉浅出，这是排异本能系统为排汗而必须提高体表供血的反应。发热是排汗的必要条件。因时有汗出，所以体温不会过高；又因时而无汗，排异本能系统仍有障碍，不能通畅地排汗，所以病不能痊愈。有汗的时候，体温接近正常，感觉也稍轻松，无汗时症状又开始明显。头疼为充血所致，鼻鸣是鼻黏膜充血，流鼻涕是排异的表现。干呕是胃的排异表现。概括地说，这个排异趋势是：欲排汗而汗腺已开，体液供应不能通畅。应温通血脉，助津液以排汗解表，用桂枝汤主治。

桂枝汤方：桂枝30克、芍药20克、甘草20克、生姜30克（切）、大枣12个（切）。以上5味，用水1200毫升，微火煮，取400毫升，温服200毫升。服药后10分钟左右，喝热稀粥以助药力。温覆二三小时，遍身漐漐有汗出为好。不可令如水流漓，否则病必不愈。若一服汗出病愈，不再服药；若一服汗不出，再服一次；又不出汗，再服一剂，汗出病愈为止。目的在取汗排异，病愈停药。如不能作汗，继续服用桂枝汤，两剂三剂，汗出病愈。

桂枝汤是伤风感冒有汗而病不愈的解肌剂。解肌的含义是解除肌腠发热、头疼、汗出、恶风的症状。因汗出是时有时无，所以排异不能顺利完成。需桂枝、芍药温通血脉，助津液，以利导排异，取汗发表。如感冒无汗出的症状，不可用桂枝汤，等同于有汗不许用麻黄汤一样。患者身有汗出，误用麻黄汤重发汗，必伤津液而使病情加剧。如患者身无汗，不可用桂枝汤。桂枝汤是温通血脉之剂，不是发汗剂，所以一定不能用于无汗的感冒之症。麻黄汤也不能用于汗出恶风的感冒。

桂枝汤方中，桂枝温经通脉，开腠解肌，能通津液，促进汗腺分泌。芍药除血痹，通血脉，散恶血。血痹是指血脉凝不通行。恶血是指含有害物质的血液。桂枝佐以芍药合以甘草，其效能在散恶血、破凝血、通百脉，温经开腠理，更以姜、枣补津液通汗窍。用于有汗的排异趋势中，自是十分完美的取汗的方剂。历代医家用桂枝汤治自汗、盗汗，甚验。

6）伤风感冒的并发症：感冒"脉浮，头疼，发热，汗出，恶风，项背僵几几，桂枝加葛根汤主之。"（《伤寒论》）

这个病是上证用桂枝汤的症状合并项背肌组织僵直疼痛不能俯仰的例证。脉浮、头疼、发热、汗出、恶风，是桂枝汤所主治；项背肌组织僵直疼痛，是项背肌组织痉挛。葛根通行津液，项背肌组织津液通行则痉挛缓解。在流行性感冒中也常发生项背僵直无汗，用葛根汤主治。这个证是有汗恶风，所以桂枝加葛根汤主治。

桂枝加葛根汤方：桂枝30克、芍药20克、葛根40克、甘草20克、生姜30克（切）、大枣12个。以上6味用水1500毫升，温服二分之一。服后将息如桂枝汤。葛根解释见葛根汤方。

7）伤风感冒并发喘咳症：因其人素有喘病，平时较轻微，感冒后喘咳加重，表现脉浮、发热、头疼、汗出、恶风而喘者，桂枝加厚朴杏仁汤主之。

桂枝加厚朴杏仁汤方：桂枝30克、芍药30克、甘草20克、厚朴20克、杏仁20克（去皮尖）。以上5味用水1000毫升，微火煮取400毫升，温服200毫升，温覆取微汗。

桂枝汤前面解释过。厚朴主治肺气胀满喘咳，杏仁主治咳嗽、上气、喘促。这个症状的喘满不用麻黄而用厚朴、杏仁，是因为有汗出而不可用麻黄重发汗。过分发汗亡津液，属误治。

8）感冒"发汗后，身疼痛，脉沉迟者，桂枝加芍药生姜各一两，人参三两新加汤主之。"（《伤寒论》）

桂枝加芍药生姜各一两人参三两新加汤方："桂枝30克、芍药40克、甘草20克、人参30克、生姜40克（切）、大枣12个（切），上6味用水1600毫升，煮取400毫升，温服200毫升。"

这个例证是无论流行性感冒或伤风感冒，凡是用发汗排异法的，汗出以后，发生了上述症状，都是因为汗出太过，体液伤损，动脉血管收缩而出现脉搏沉迟之象。体液丧失过多，脉管收缩，心搏减缓，供血相对减少。肌组织因失濡养而发生挛急疼痛。这个病势仍需以桂枝汤温通血脉，加生姜温表，加人参生津液，生脉气，补心气，肌组织得到津液濡养则身疼缓解，体液恢复则脉象平和。身疼与脉沉迟是同一个因果关系。血与汗同源，汗出过多则伤津液，伤津液则伤血。

脉沉迟是因伤血亡津。

共生性本能，必须维持有效循环而调整血压与心率，所以脉搏出现沉迟之象，肌组织同样因循环供血不足而失濡养，出现疼痛。

这个例证是因过发汗所导致。所以说，发汗法不在汗而在排异。如果"麻黄汤""桂枝汤""大青龙""小青龙""葛根汤"等方剂服后，汗不出，病能不能痊愈？不能！汗不出，病理物质不能排出，病必不愈。

9）感冒过发汗："太阳病，发汗，汗漏不止，其人恶风，小便难，四肢微寒，难以曲伸者，桂枝加附子汤主之。"（《伤寒论》）

张仲景在《伤寒论》中对生物病原体感染的疾病，排异趋势向体表的一类，称"太阳病"。这类病用发汗法，是正确的。但发汗的目的不是排汗，而是排除致病的异己物质。如果出汗太多，便会发生坏病，这是人为的不良后果。如果因出汗太多，造成"汗漏不止"（汗出如漏不能止），患者身畏寒，小便困难，四肢难以屈伸，出现拘急、痉挛，这是因为汗出太多，体液丧失。血汗同源，津液外越，血液损失，泌尿困难，肌肉组织与运动神经失去温煦与濡养，所以发生上述症状。

"桂枝汤"方中加附子一枚，炮，去皮，切。桂枝等药温通血脉，解除体表的排异障碍。加附子一枚，是为了恢复汗腺的张、弛功能。汗出太多，皮肤、汗腺、汗孔的功能虚损，加附子回阳固脱以止汗，温肌肤。附子炮用降低毒性而药力和缓。

这个病状是告诉后世学医者，一旦用发汗法不适当，而出现"汗漏不止"的不良后果怎么办。因为用排汗法的目的是排除致病物质，绝不是为了排汗，所以一再叮嘱："取微似有汗，不可令如水流滴。"一是病必不愈，二是汗多亡阳、伤津液。桂枝加附子汤证，就是亡阳伤津的不良后果。

10）发汗排异法结语：流感高热恶寒，身疼，无汗而喘，用发汗法。如上症并发项背僵疼，用葛根汤发汗。葛根汤中包含麻黄桂枝，也是发汗法。

这4个病症本质上是一个病。说是流行性感冒，应该分离出流感病毒，方合现代医学的规则。说是"伤寒病""太阳病"，是传统的命名，出于张仲景。说是"麻黄汤证"，也是传统的称谓，出于清代医学家柯韵伯先生。

总之，这4个病毒性感冒病，它们共同的本质特征是无汗，排异趋势是开张汗腺，用麻黄、桂枝发汗法。根据它们的个性，项背僵疼的，用葛根；有水气病并发的，用小青龙汤；有里热的，用大青龙汤。我们从中看到了什么？看到了病的共性与个性，看到了排异法的共性与个性，看到了方药的共性与个性，留给你的是多方面的思考！

中医用汗法排异的内容非常丰富。这里所举的 9 个病案都出自《伤寒论》，是中医生命本能用于临床的经典案例。案例告诉大家中医是怎样治病的，病是怎样痊愈的。

经典是传统的典范。把经典变为常识，把常识加以普及，使人人都明白，岂不是好事吗？我们不可能人人都是医师，但可以让人人都知道医事为何物。今天中医治病的道理，就可以使人人明白。

当年孙中山先生尝感叹："中医诚可以愈病，但不能以愈病之理喻人。"今天中医的愈病之理，可以人人知道，对于治病、对于养生都大有好处。

发汗法是治疗外源性疾病的方法之一。当用发汗法的病而不用发汗法，或发汗过多，都会导致病情逆转，造成人为的坏病，不可收拾。所以当汗不汗、发汗太过，都会造成病情逆转。比如流行性感冒或伤风感冒，不用汗法排异，而用激素退热、冰袋降温，或滥用抗生素，必会造成后遗症。后遗症很多，以下我们有专题说明。

（2）透表排异法（出自《温病条辨》）："透表排异法"，是清乾隆年代由叶天士倡于前、吴鞠通成于后的一种排异法。排异法是根据排异本能所表现的趋势而制定的利导方法。张仲景的发汗排异、解肌排异各适合两个病种的排异趋势。而到清乾隆年代所流行的传染病大不同于汉代，用发汗法治疗多不救。

医学家在长期的痛苦中寻找到透表排异法，到吴鞠通先生《温病条辨》已经成熟。吴鞠通先生在温病初期，主张用辛凉透表法，反对用辛温发汗，这是先生对温病的大感悟、大智慧。

透表排异与发汗排异是同一个目的，而方法用药却大有区别。因为感冒与温病是两个病种，两个病因。不同的病因规定了病理过程的特殊性质。比如流行性感冒的排异趋向体表，由汗腺分泌汗液排除病理物质，非发汗不能痊愈。温病的排异趋势尽管也是体表，但温病是从微循环透出病理物质，所以发汗不能排毒反而丧失体液。

汗出于血，汗多伤津液，血液相对黏稠，导致微循环不利，反而造成排毒障碍。所以吴鞠通先生说："温病忌汗，汗之不惟病不解，反生他患"应是这个道理。清代叶、吴为代表的温病学家的贡献，是中医史上第二次发展，是《伤寒杂病论》的继承与创新。

以下，是我对温病的典型案例剖析，以了解"透表排异法"的应用。

1）麻疹：麻疹是病毒性传染病，感染者多为少年儿童群体。这个毒株感染人体以后，有自己特殊的病理规律。从现象看，初始发热，有短暂的恶寒。发热是时高时低，常伴有咳嗽、喷嚏、眼泪或有下痢。发热 3 天后即开始发疹，先出现在两腮下、前胸部位。第四天、第五天，红色丘疹逐渐增多。到第六天，颜面及全身都出现了麻疹。最后，手心、足心见疹。第四、第五、第六天体温最高，是病情高峰期。第七天即开始稍稍退热。第八、第九天即可完全恢复，全身麻疹亦随即开始脱落，而病愈。这是麻疹的周期规律。

中医对麻疹的研究已达六七百年。到吴鞠通、叶天士、余师愚等温病学问世，如麻疹之类的温病，便已成熟。中医说"痘疹无死证"，便是成熟的证据。

"痘疹无死证"这个话怎样理解呢？是说这个病没有不可治愈的。当然，前提是不能治错，也不能在护理上犯错误。只有在这个前提下，才可以无死亡。

在麻疹流行期间，我们看到有些孩子在街上玩耍得很快乐，可是身上、脸上发出了稀疏的麻疹，好像自己全不理会一样。另有的孩子和发疹的孩子一同游戏，却始终没有发疹。这个现象怎样解释？

我想，没发疹的孩子不能说没感染，与发了疹的孩子未经治疗而疹出自愈的情况相同，是孩子的排异本能系统功能上的区别。没发疹的孩子，排异反应在不知不觉中完成了。发疹自愈的孩子，其排异被我们看见了，但他是在自己排异本能的保护中走出了麻疹病过程。

我们讨论麻疹的治疗，看麻疹的病势——咳嗽、发热、流泪、喷嚏都是向外的趋势。皮肤潮润者，容易发疹排毒；皮肤干燥者，疹不易外发。疹毒是从微循环透出皮肤，形成丘疹的。治愈要用辛凉发散透表的方剂，以"银翘透表汤"治疗。

银翘透表方：金银花 20 克、连翘 30 克、牛蒡子 20 克（研）、赤芍 20 克、牡丹皮 10 克、升麻 10 克、甘草 10 克、紫草 6 克。以上 8 味用水 1200 毫升浸 10 分钟，煮取 400 毫升，每服 100 毫升，日三服。如下痢，去紫草加黄连 10 克；如大便干燥，加紫草 10 克。服药后，喝开水，忌食腥荤、油炸、干燥、硬黏、臭味、不易消化等食品，宜吃流动性食物，如米汤、稀粥之类。

"银翘透表汤"是从吴鞠通"银翘散"变化而成。金银花、连翘、牛蒡子，是解毒透表发疹的首选药。赤芍、升麻、紫草，为活血通血通痹之药，有活血透表利导发疹排毒的功效。在发疹期间，最易并发肺炎。并发肺炎的原因，是排异障碍。防止并发症发生，惟有利导排异。只要不做不利排异的事，便不会有并发症发生。

早在 20 世纪 40 年代，青霉素出现在中国医药市场，当时被认为是救世圣药。患麻疹的孩子，一见发热便用青霉素消炎，有的体温始终降不下来，到第四天即出现"内闭"。"内闭"是中医术语，即体温突然低落，双目闭合，牙关紧闭，意识昏迷，四肢厥冷。若仍用青霉素，一个无辜的生命便结束了！

由于这样的用药，不知有多少孩子死于非命。但死者却无怨言，因为"盘尼西林"（青霉素）是进口的，已经用过好多了。多少年后，医师才知道麻疹不能用青霉素。至于为什么不能用抗生素，直到今天有多少人明白这个道理呢？

岂止是不可用抗生素，一切对抗性降低体温的药物与办法都是压制排异的！只要压制排异，病毒不能透表外出，必然内趋入里，使病情逆转。例如，发疹期间体温升高时，用激素和其他化学药退热，或用酒精擦身、冰袋降温……都是破坏排异反应的行为，必定会造成毒气内陷，或引发肺炎、胃炎、肠炎而死，或引发痈肿、败血症，或出现昏厥内闭……种种凶险都会发生。

一切过失，都在于压制排异反应。如今，麻疹这类病毒性传染病的治疗，除了依据排异本能趋向因势利导之外，还没有第二个方法。

2）感冒咽疼（急性咽炎）：这个病也属温病类，是病毒性传染病。症状表现有发热，畏寒，体温在 38℃ 左右，头重，身体疲软，咽疼，红肿，有分泌物。

这不同于感冒，不可发汗，宜采取清凉透表凉血法，用"银翘透表汤"（方见麻疹之中）。急性咽炎与麻疹相同，不可发汗。汗出多则伤体液，导致血液浓度增高，于微循环不利，造成透表排异障碍。

3）痄腮（腮腺炎）：这个病也是病毒性传染病。发病时往往有发热恶寒，体温不很高，一般在 37～38℃。一侧腮腺肿大，或左右同时肿大，或一侧肿消另一侧肿起来，如延误治疗，常可导致化脓。治疗此病，以透表排毒法，用"透表排毒汤"。

透表排毒汤方：金银花 25 克、连翘 30 克、牛蒡子 25 克、牡丹皮 16 克、赤芍 25 克、怀牛膝 20 克、栀子 15 克（研）、升麻 10 克、紫草 10 克、甘草 13 克。以上 10 味以水 1800 毫升浸 10 分钟，煮 30 分钟取汁，加水 300 毫升煮 20 分钟，取汁，两次汁相合，分 3 次服。每早午晚各服 1 次。服 1 剂，肿初消；继续服药，逐渐消肿，直至平复而愈。

以上 3 个病例（麻疹、咽炎、腮腺炎）是 3 种不同的毒株引起的 3 个各自不同的病种。这 3 种毒株对人的伤害性不同，但人的生命本能对它们的排异反应却是相同的：从微循环透出体表排除。这个规律是不变的。如果违背了透表的排异规律，必然会造成病情逆转。

我解析这三个例证，目的是说明"透表排异法"是治温病的大法之一。这类病包括"出血热""脑炎"，在初起时都需用透表排异法，不可发汗。医师应该谨守治病的本能大法。读者可以了解中医的愈病之理，又可以鉴证医师临床中的智慧。重要的是杜绝违背生命规律的行为发生，这是本文目的之所在！

（3）涌吐排异法：有人吃了有毒的饮食会引起呕吐，这在生活中是很多人见过的。这是为什么呢？这就是生命的排异本能系统的排异反应。我们发现有人服了毒药时，医师立即用涌吐法，把胃里的毒物排出来。这便是因势利导法。

当感冒或流行性感冒治疗不当，病情发生变化，会出现如下症状表现："病如桂枝证，头不疼，项不僵，寸脉微浮，胃中痞硬，气上冲咽喉，不得息，当吐之，宜瓜蒂散"，"饮食入口则吐，心中愠愠欲吐复不能吐，手足寒，脉沉迟，此胃中实，不可下也，当吐之"，"病人手足厥冷，脉乍紧者，邪结在胸中，心下满而烦，饥不能食者，病在胸中当吐之，宜瓜蒂散。"（《伤寒论》）

瓜蒂散方：瓜蒂1份（炒黄）、赤小豆1份。以上二味分别捣筛为散，合制之，取2克以香豉20毫升，同热汤煮作稀糜，去渣，取汁合散，温顿服之。不吐者，少少加，得快吐乃止。诸亡血家不可与瓜蒂散。

以上3条，是排异本能系统涌吐的排异反应。3条合成1条看，排异趋势是很明白的。"胸中痞硬，气上冲咽喉"，这不是要吐的表现吗？"饮食入口则吐"，心中恼怒欲吐，又吐不出，这是什么？心下满，想吃东西但不能吃，一吃便吐。无论从哪一种表现看，都是胃的排异本能想把病理物吐出来，而又吐不出来。

根据这个趋势，用"涌吐法"把胃中的病理物排出来。这其中要说明的，是所谓"胸中"，实指胃中。为什么张仲景说"胸中痞硬""胸中实""邪结在胸中"，连用3个胸字而不涉及一个胃字呢？这里须诠释一下。张仲景所指胸中，是病理物质在身体的胸部。胸在上部，器官组织中的病理物可以由胃排出。胃怎样排出胸中组织的东西呢？大家知道，胃腺分泌胃液于胃中。胃腺分泌的胃液是从上部的循环血液中泌别而来，上部组织中的异物从胃腺分泌进入胃中，涌吐排出体外。张仲景说胸中是有深层道理的。说胃中怎么能使我们想到这些深层意思呢？事实正是如此。

吐法，自从张仲景《伤寒论》问世以来，1800余年，在中医广泛应用，手到病除，效如桴鼓。如中医治疗癫痫有用吐法，以排出痰液的；有宿食在胃中痞硬胀满，吞酸疼痛，用吐法而愈的。因势利导排异方法已定，妙用在心，不必一一记载。

（4）攻下排异法："攻下排异法"，是根据病理趋势而制订的通利大便排除病理物质的治疗方法。我们知道人体的排异本能系统，对体内器官组织中的致病物与代谢废物由循环载入结肠，分泌于肠道，大便排出，以保持体内器官组织中没有异己物质潴留，保障生命过程的稳定。在病理过程中，若排异本能系统的排便功能发生障碍，不能顺利排除病理物，这便需要由其趋势而利导排出了。

在这个以通大便之法来排异的系统中，因病情轻重深浅不同和病理物质的差异，可分别论述。在方法中、方剂中、病理机制中，有许多的智慧和技巧的妙用，创造了许多的神奇效果，希望读者细细品味，以了解中医生命科学的内涵。

1）通下排异法：流行性感冒、伤风感冒，如果失治、误治，伤亡津液，病原物质不能排出体表，必向体内扩散。当体内器官、组织发生排异反应，排异趋向大便通路时，而结肠因体液丧失而干燥，使排便发生障碍，器官、组织中的病理物不能经肠腺分泌入结肠，代谢体外。同时，在结肠对水分的强吸收中，肠内有害物再度进入循环，排异反应表现出如下的症状："伤寒脉浮滑，发热不恶寒反恶热，汗出而渴，白虎汤主之"，"伤寒脉滑而厥，里有热也，白虎汤主之"。（《伤寒论》）

白虎汤方：知母84克、石膏224克、甘草28克（炙）、粳米120毫升。以上4味，以水2000毫升，煮米熟，汤成，去渣，温服200毫升，日三服。

上述两条，先说伤寒二字，是指此证从流行性感冒发展而来。脉浮为发热；滑为体液充实；不恶寒为在表组织的排异反应消失；渴为里有热；厥是手足冷；身发热不恶寒而手足冷是里热深。这是病原物扩散入里的初期，排异反应已转入下夺排异趋向。宜用白虎汤通下法，从大便排除病理物质。

方中知母治消渴，能通肠利便；石膏除肺胃之热，胃肠中结气，治大渴引饮；以粳米煮汁合药增加体液；甘草和中。这个方剂是通而不泄的排异剂，正适宜发热汗多伤津液的里热下夺病势，是通便排异益津液的良方。

2）益津通下排异法：本条症状比上条白虎汤的症状表现出汗更多，饮水更多，病情更重一筹，所以加人参。这个症状是："服桂枝汤，大汗出后，大烦渴不解，脉洪大者，白虎加人参汤主之。"（《伤寒论》）

与上条白虎汤症状相比，其伤津是相同的，更重一筹而已。都是排异反应向体表的趋势消失，转向体内，排异反应向下夺趋势，但尚未形成燥结的排便障碍，只用知母、石膏通肠即可；加人参以生津液，益胃气。

白虎加人参汤方：知母84克、石膏224克、人参42克、甘草28克、粳米200毫升。以上5味以水2000毫升，煮米熟去渣，温服200毫升，日三服。

方中的人参42克应该是现今的党参，不是吉林的野山参、朝鲜的高丽参，应是山西上党所产，故名党参。人参的效能是健胃气，生津液，益血脉。汗多伤津，血汗同源。"大汗出""大烦渴"，都是伤津亡血的症状。

3）泻下排异法：症状："伤寒不大便六七日，不恶寒反恶热，头疼身热者"、"发汗不解，头不疼，项不僵，不恶寒反恶热，蒸蒸发热者，调胃承气汤主之。""发热恶热，谵语者，少与调胃承气汤。"（《伤寒论》）

这一症状是白虎汤或白虎加人参汤证没有得到治疗，因体温高，汗多伤亡津液，造成结肠强吸收。排异系统把病理物质泌出于结肠，而结肠又吸收进入循环，导致中枢神经出现障碍而神志昏迷，谵言妄语。结肠干燥，结为硬屎，大便不通，造成排异障碍。故宜用"调胃承气汤"。

调胃承气汤方：大黄56克（酒洗）、甘草28克（炙）、芒硝100毫升。以上3味，以水600毫升，煮二物至200毫升，去渣，内芒硝，微火一二沸，少少温服之，以调胃气。

方中大黄苦寒，下瘀血、留饮、宿食，荡涤胃肠，推陈致新。大黄能刺激大肠壁引起收缩、增加分泌，而发生通便；芒硝内服，在肠中形成硫酸钠高渗溶液，不被吸收，所以有润燥软坚的作用；甘草缓急和中。这样一个方剂作结肠的排异，实在是妙出天成。

4）除满通便排异法：症状如下："阳明病，脉迟，微汗出不恶寒，身重，气短，腹满而喘，有潮热者。此外证解，可攻里也。手足濈然汗出者，此大便已硬也，大承气汤主之。若腹大满不通者，可与小承气汤，微和胃气，勿令大泄也。"（《伤寒论》）

"阳明病，其人多汗，以津液外出，胃中燥，大便必硬，硬则谵语，小承气汤主之。"（《伤寒论》）

5）峻攻排异法：症状："阳明病，谵语发潮热，脉滑而疾者，大承气汤主之。""伤寒吐下后不解，不大便五六日，上至十余日，日晡所发潮热，不恶寒，独语如见鬼状。若剧者，发则不识人，循衣摸床，惕而不安，微喘，直视，脉弦者生，涩者死；微者，但发潮热谵语，大承气汤主之。若一服利，止后服。"（《伤寒论》）

以上除满通便排异与峻攻排异，是一个症状的轻重缓急的排异法，用法有所区别。我们从小承气汤症状中看"汗出不恶寒"，表明排异反应已不在体表。"腹满而喘，有潮热。"知道结肠中已有硬屎，干燥的硬屎障碍了排大便。肠腺分泌入结肠的病理废物，存于结肠中不能代谢于体外，会在结肠被吸收进入循环，引起中枢神经中毒出现脑症状。如下条所说："独语如见鬼状，剧者，发则不识人，循衣摸床，惕而不安，微喘，直视。"这是十分危险的脑中枢中毒症状。微喘是呼吸衰竭的表现；两眼"直视"表明脑中枢已发生障碍；"谵语，不识人"为意识中枢障碍；"循衣摸床"也完全是无意识行为。

这个濒临死亡的状况，完全是由前面所说调胃承气汤证与小承气汤证发展而来。如果在"发热恶热，汗出而渴"的阶段中用调胃承气汤排出病理物，本来是可以治愈的。但是失去了这个病机，在结肠中的粪便留滞发酵，产生出化学气体，又不能排出，必然发生腹胀满，不大便，形成上述小承气汤症状，用小承气汤可治愈。

这个病如果再延迟，则发展成大承气汤的危急阶段。在大承气汤阶段中，干燥粪便由于强吸收，结成坚硬的算盘珠形物质，结肠中充满了有毒的气体，由于再吸收进入循环中的有毒物质已在侵害大脑中枢，已经发生了中枢神经障碍，这已是生死立判的时刻了。大承气汤是攻下排异法中最峻猛的方剂，小承气汤是除满消胀的通下法，大承气汤是攻坚除胀满疼的峻攻方剂。

小承气汤方：大黄56克、厚朴28克（去皮）、枳实3枚（约30克）。以上3味，以水800毫升，煮取140毫升，分温二服。初服当大便，不便者尽饮余药。若得大便，勿服余药。

小承气汤以大黄为主。大黄的功能见调胃承气汤的解释。厚朴苦温下气，消胸腹胀满。枳实苦寒利气，消胀满瘀疼逆气。枳实、厚朴合用，有促进胃肠节律性蠕动的功效。这3味合用，作为破瘀满通下排便的方剂，已达到极为神妙的境界。其中凝聚了多少代人的智慧，又经两千年的临床检验，是效如桴鼓的经典方剂。

大承气汤证的成因，是胃的运动减缓，食物在肠腔留滞时间过久，腐败发酵生成大量化学有害气体，又因结肠强吸收造成干燥硬屎，气体与硬屎都因为结肠的蠕动减缓而不能排除，所以发生腹大满不通、腹满而喘、短气、潮热等症状，这便是排异障碍。如果结肠腺分泌入肠道中的病理物，排异成功，则病愈。这便是大承气汤的功效。

　　大承气汤方：大黄 56 克、厚朴 112 克、枳实 5 枚、芒硝 60 毫升。以上 4 味，以水 2000 毫升，先煮二物取 1000 毫升，去滓，内大黄，煮取 400 毫升，去渣，内芒硝，微火一二沸，分温再服。得下，余药勿服。

　　大承气汤、小承气汤、调胃承气汤，3 个方剂大黄用量都是 56 克。调胃承气汤是"少少温服之"，小承气汤是"分温二服"，大承气汤是同芒硝 60 毫升"分温再服"。大黄的内服量是不同的，而且辅佐的药物也是不同的，所以三者的通便作用有轻重缓急的不同。调胃承气汤可谓"润燥通便"，小承气汤可谓"除满通便"，大承气汤可谓"攻坚通便"，都是以代谢病理物质为目的的排异法。

　　在外源性感冒病理过程中，一个"下法"的利导排异法中，除了上述白虎汤、白虎加人参汤、调胃承气汤、小承气汤、大承气汤之外，还有"桃核承气汤"（破瘀血排异法），"大柴胡汤"（和下排异法）。

　　在温病学中，吴鞠通先生又根据不同的病势，增制"增液承气汤""宣白承气汤""导赤承气汤""护胃承气汤""牛黄承气汤"等 5 个承气汤，以及"黄龙汤"。以下略加说明，愿读者对中医的利导排异法多一分了解。

　　6）和下排异法

　　和下法之一（出自《伤寒论》）：大柴胡汤方：柴胡 112 克、黄芩 42 克、芍药 42 克、半夏 99 毫升、生姜 70 克、枳实 4 枚、大枣 12 枚、大黄 28 克。以上 8 味，以水 2400 毫升，煮取 1200 毫升，去滓再煎，取 600 毫升，日三服。

　　和下法之二（出自《伤寒论》）：柴胡加芒硝汤方：柴胡 33 克、黄芩 12 克、人参 14 克、甘草 14 克、生姜 14 克、半夏 12 克、大枣 4 枚、芒硝 28 克。以上 8 味，以水 800 毫升，煮取 400 毫升，去滓，内芒硝，更煮微沸，分温再服。

　　大柴胡汤方治三焦气机失调而热结在里的病势，也就是结肠中有排异反应。症状是身热不大便，或下痢，用大黄通便，排除胃肠中的病理物质。因为柴胡汤是"和法"，加大黄通大便则为"和下法"。柴胡加芒硝汤是小柴胡汤证，合并结肠有硬屎而潮热谵语。潮热是每天下午三四点钟即开始发热，如潮汐有信一样。潮热谵语是结肠有硬屎的症状，加芒硝以软化硬屎，促进结肠运动通便，可谓和下排异法。

　　7）破血排异法（出自《伤寒论》）：桃核承气汤方：桃仁 50 枚（去皮尖）、大黄 56 克、桂枝 28 克、甘草 28 克、芒硝 28 克。以上 5 味，以水 1400 毫升，煮取 500 毫升，去滓，内芒硝，更上火微沸，下火先服 100 毫升，日三服，当微利。

　　这个症状是感冒、流感病过程中，由于治疗错误，没有利导病毒从体表排出，结于膀胱组织中发生瘀血。又因体温过高、瘀血腐败、有毒物质进入循环、脑意识中枢发生障碍，其人如狂，少腹结聚急迫的感觉。这时如有血从小便排出，则病自愈。如果小便没有出血，症状不解，须用桃仁破瘀血、桂枝通血脉（大黄、芒硝见承气汤的解释），组成通便破血的排异方剂，瘀血从大小便排出而愈。

经典案例中逐瘀血排异的方剂很多，如"抵当汤""抵当丸""下瘀血汤""大黄牡丹皮汤"等，都是根据不同病势而制定的破血逐瘀的排异法。关于活血、通血、破血、逐瘀血，这些对血的"利导排异法"内容很丰富。本书不是临床学专著，不能尽收血证于文中，只能举其一，读者三隅反可也。下面将举例诸方，作概略说明。

大黄牡丹皮汤方：大黄、牡丹皮、桃仁、冬瓜仁、芒硝。

大黄牡丹皮汤是破血逐瘀的方剂，主治盲肠炎、阑尾炎在化脓以前痈肿期，疗效十分确切快捷，而且可以治疗有菌或无菌的血肿。大便不干燥者，芒硝减量或减去不用；大便干燥者，芒硝不可去。用治盲肠炎（尚未化脓者），二三剂即愈。余用此方 50 年，从未失信。说到大黄牡丹皮汤，想起一段往事，颇有意味，故不能不赘在方后。

2001 年冬，我回原籍省亲。一日下午，用斧头剁木棍生炉火。斧下，木棍飞起，打在我的左睾上，当时我疼昏在地，10 分钟后我醒来时，左睾肿大如鹅卵，灼热如火，疼彻心肺。半小时后肿大如拳，体温升高，5 小时后体温达 39.5℃。家人恐慌异常，主张送医院治疗。我想，医院对此无可选择地先用大量抗生素与止痛药滴注，体温 39.5℃，难免用激素退热，对肿大的睾丸必然施行切除。

这个激素与抗生素的后果，不堪设想。于是我拒绝去医院，选择了"大黄牡丹皮汤"治疗。一剂服下，体温降至 38℃，肿块稍软；两剂服后，体温正常，肿块缩小；共服 5 剂，一切复常。

或问肿物到哪里去了呢？我自服药以后，每日大便四五次，而且稀薄。肿物日见缩小，疼痛日见缓解，5 天即复常。至今 6 年以上，无任何不适感觉。这样一例有惊有险的病，便如此平平淡淡地结束了。

（5）利导排异法结语：中医用利导排异法治病，已有两千年以上的历史，在临床中，也就是在人体内，实验了两千年的时间。到今天，与世界医学相比，没有任何医类可以相论短长！近半个世纪来，我国人皆知蒲辅周先生治乙型脑炎，邓铁涛先生治"非典"，疗效神奇。但神奇来于"利导排异法"却少有人知道。我相信，一旦《本能论》被医家广泛研究应用，定会有更加光辉灿烂的明天。

三、内源性疾病

1. 什么是内源性疾病？

内源性疾病是人体内部器官、组织发生的功能性障碍，或功能活动程序的紊乱，我们称为内源性疾病。内源性疾病与外源性疾病的病因不同，人体本能系统作出的反应不同，传导出来的信息不同，但都必须是根据本能趋向而因势利导。

2. 内源性疾病的界定

（1）体象：无发热而恶寒。就是体温不高，或体温低，同时畏寒。这是内源性疾病最具特征的一个标准。为什么无热畏寒是最具特征的标准？因为无热或体温低而畏寒是循环不足，没有任何的排异反应。心脏功能反而低落。这种体象不考虑排异反应。所以是内源性疾病的特征之一。

（2）脉象：沉，或微细。这是内源性疾病的脉象。因为脉沉是动脉血管深伏，或微细或迟缓，都是循环血液量的不足和功能的低落，不考虑排异反应。没有外源性疾病的代谢增高，反而是低于基础代谢水平，所以考虑内源性疾病。特别是体象的无热畏寒与脉象的沉微细弱两类信息同时显示，确定为内源性疾病则不会有失误了。

（3）在内源性与外源性疾病的界定中，经常遇到不容易界定的疑似情形。比如说，身体不发热，也不感到明显的畏寒。脉象也没有沉细与浮滑、浮数等明显的变化，怎样来界定内源性、外源性疾病呢？我们可以根据这个人的平时基础体温来鉴定。但此人没有体温记录，怎么办？对这种情况要体象、脉象合看，参考其他信息。比如：体温脉象不显示异常，看这个人大便、小便如何？有汗无汗，呕吐与否？腹胀痞满与否？有无充血性肿块、水肿，血压、血脂、血糖如何等。大便秘结、小便赤涩、腹胀满、痞塞、呕吐为外源性疾病。水肿、高血压、高血脂、高血糖、肝病、肾功能不全、前列腺肥大、甲状腺乳腺增生为内源性疾病。乳腺急性炎症、红肿热疼为外源性疾病……总之，凡外源性疾病都表现出功能亢进，代谢增高；内源性疾病都表现出功能减退，代谢降低。

（4）在发热的体象中，还有一种情况，真寒假热与真热假寒。

什么是真寒假热呢？

真寒假热：在内源性疾病中，患者体温低落畏寒，脉沉细，这是典型的器官功能衰落，代谢降低的表现。这个患者常是因循环衰弱脑组织缺血、缺氧而神志不清。又因胃肠缺血而食不下，谷不化，下利腹疼。但是，突然面赤，体温升高。看来是发热、功能亢进，但这个人虽体温升高反而愿加衣被保温。只这一个欲加衣被的信息已经足够证明发热是假，真正的器官功能衰弱才是真象。为什么呢？这是因为心功能衰竭之前，自主调节本能在超常运动自救中出现的反应，民间称为"回光返照"，中医称为"阴极似阳"。哲学上称为"物极必反"。

另一现象是"真热假寒"。这个例子是出现在外源性疾病，体温升高到40℃以上时，突然体温下降到36℃以下，出现手足肘膝以下冰冷，皮肤寒凉。但虽四肢一身寒凉，体温低落，而患者反不愿衣被覆盖身体。这与上一例真假寒热一样是物极必反。但这一例是因高热使自主调节本能系统发生障碍，不能使体内的热量向外调节放散，导致里热外寒，外寒是假，里为真热。这是体象寒热真假的辨认之一。

1）内源性疾病自主调节能力来自哪里？来自生命本能的自主性运动。生命能系统有能力用非生命物质变化为生命物质，自塑了自己的形体。自主设置了一套完美的，复杂而严格有度的生命活动程序。这是我们每个人都可以清楚地自视自觉的。当这个生命程序因故发生了障碍，这个程序的设置、编造者当然也有能力来调节恢复其原来的秩序。也就是说，自主建设者，当然也是自主调节者。什么叫调节？升、降、出、入，便是调节。宇宙万物，一切生命的运动，都是升降出入活动，概莫能外！在外源性疾病中排异本能活动，是升降出入。在内源性疾病中，自主性调节仍是升降出入！当然，升降出入是哲学方法，排异法与调节法是一般方法，还有具体方法。我们在临床中用的是具体的方法，如发汗法、解肌法、吐法、下法……等。

说到这里，还有一句话要说：人的一切疾病都能自己治愈吗？是的，一切疾病人本能不生。人可以无病，人的病都可以自愈。但有时人的本能系统发生了障碍，这时才需要医师顺应本能趋向，因势利导一下，病便痊愈了。说到根本，还是依靠人自己去除掉疾病，千万不可居于生命之上看疾病。人是自然物，自然是不可征服，不可改变，不可干预，不可取代的。谁违背了自然规律必遭报应！

3. 内源性疾病的灾难性治疗

灾难性治疗是什么意思？我在前面说过：外源性疾病用排异法，是顺应其排异趋向而因势利导；内源性疾病用自主调节法，同样是顺势利导。这是按照生命法则来保护生命的不可动摇的法则。如果不尊重生命本能规律，违背着生命法则逆向治疗，或自我膨胀，凌驾于生命法则之上，用征服自然、改造自然、干预、取代自然的治疗方法，必将对生命造成灾难。这种灾难性治疗并不是今天才有，早在两千年前便有。张仲景《伤寒杂病论》记载的"坏病""逆治"都属此类治法，如："发汗后重发汗"，发热恶寒"医以冷水潠之"的物理降温法；医以火法、温针"逼汗法"；误吐、误下等造成的"心下痞硬""结胸""厥逆""惊厥"等。这些灾难性后果现在已很少见到，原因是这种治法已无人采用了。

但是，往昔的火法、水潠不用了，往昔的坏病没有了。而今天酒精擦身、冰袋、激素等退热方法治传染病发热，造成了更大的灾难！最可怕的是对半个世纪以来造成的灾难至今不悟！这是什么原因？ 2003年的流感（"非典"）竟理直气壮地把害人的激素作为合理合法的治疗方法，使多少无辜的生命死于误治、逆治！另一方面又喊出消灭中医！这是为什么？我想，只好交给人民自己来思考吧！为什么不许中医治疗？是不是害怕有了对比就有了真假？

误治、逆治，第一是使亚健康人数逐年上升。而亚健康又是高血压、心脑血管病、糖尿病、肿瘤、肝病、肾病许许多多慢性疾病发生的原因。这是谁制造的灾难！有没有人出来辩解一下？

外源性疾病发热，特别是病毒、病菌传染病发热最忌物理、激素降温。因为体温升高是排异反应，只能顺势利导，把病理物排出体外，体温自然恢复正常。如强迫降低体温，排异反应被压制，病毒不能排出，会造成死亡。例如，麻疹、脑炎在退热的误治下多少儿童死亡了！至今并没有觉悟！再如非典退热的后果。

在内源性疾病中的误治逆治更为可怕。比如：化学药与物理降温造成了亚健康。亚健康只会制造不会治疗，而亚健康又在发生着各种慢性疾病，如高血压、糖尿病、肿瘤之类。高血压、糖尿病又在终身服药，在服药的长期过程中，病情的自然发展加化学药的毒理作用，多种并发症先后出现。可怕的对症用药，常常一个人要吃十几种药。吃药越多，中毒越快，其结果，当然是抢救！抢救成功，继续加码吃药，等待下次抢救！这是一。

二是什么？二是手术治疗。心脏手术、"搭桥""支架"1个、2个、3个……多的有五六个的。几万、十几万的医疗费，个人与国家都承受不起。可是我们只能默默忍受。这样把一个功能性疾病推到刀子下，这半个世纪治愈过一个吗？没有。既然半个世纪都不能治愈一个人的方法，我们还去用它呢！这是谁的责任？我要仰天发问！说到这里，我禁不住为天下患者一哭！

高血压降压，糖尿病降糖，这种治疗本身是个错误。我相信，这个话会遭到许多人的反对，尤其是医学界。我提出两点：第一，这个降压、降糖的治法，至少用了 60 年有没有？这 60 年中有没有降糖、降压治愈的病例？有千分之一吗？万分之一有吗？如果是这样，这个方法我们能说它是对的、是正确的吗？第二，血压升高的原因是什么？高血压是本质，还是现象？为什么不治本质而治 60 年现象？这是正确的吗？是正确的为什么治不好病？是错误的为什么不承认！我还想问一问：那些口口声声谈科学的先生，能不能把消灭中医的事儿放一放，谈谈我们国家人民的健康问题怎么办！我郑重地告诉你一句：杀一群人容易，救治一个人不容易！只会消灭人，不会保护人的不算好汉！

我想：如果高血压、糖尿病、肿瘤及其各种慢性病，用非常简单的方法治愈了，而费用只用到同比的二十分之一，三十分之一，五十分之一，治愈的人恢复了完全的健康，我们回首再看一看，前 60 年的治疗是不是灾难性的治疗！

4. 内源性疾病典型病例

我想说说内源性疾病应该是怎样的治法。在上面提到，人体生命本能中有一个自主调节系统。这个系统是生命自己不断地在调节着自己生命程序的升降出入活动，比如说，运动员万米长跑时，能量大量消耗，自主调节系统要提高血压、心脏收缩加强、加速；体内能量转化、代谢加速；代谢增强所产生的废物的排出，体温放散……都是自主调节系统的自主性活动。

举一反三，我们人人都有这样一个自主调节系统，这个调节系统的活动保障我们体内外的生态平衡。比如，我们吃下的碳水化合物、糖类太多了，调节系统便把这些糖转化成肝糖原、脂肪，贮存起来，以调节血中葡萄糖浓度平衡。当我们摄入的量减少，葡萄糖浓度不能支持生命活动时，调节系统又会使肝糖原及脂肪转化为葡萄糖以支持生命活动需要。这个调节活动之中关联到分泌许多生命激素、许多生物化学酶，以及共生系统、应变系统、排异系统等共生活动。这个自主调节本能系统是我们治疗内源性疾病的最根本的依据！

一个健康的人，发生高血压、高血脂，无论吃不吃化学药，多几年少几年以后，发生了心脑血管病，先是供血不足，再进一步发展为心血管梗死。即使做"支架"或"搭桥"术成功了，仍要继续吃药，等待下一次抢救；抢救成功，再吃药；最后等到抢救不成功而结束这个痛苦的生命。

试问，天下有没有一个是例外的结果？冠心病这个人类的杀手，肆虐了多少年？有多少可敬爱的长者、有贡献的大家、我们的亲友，被它夺去了生命！为了治愈这个病，只能在生命本能中找方法。

高血压是怎样发生的？近些年有许多说法：

一是，空气污染与化学肥料污染的谷菜食物；二是，不合理的饮食与缺乏运动；三是，社会节奏太快与工作压力太重，等等。

这些导致高血压发病的原因，听起来都似乎有道理，但都无法验证，事实上也不可能彻底解决上述那些问题。我以为，上述三方面并不是导致高血压的主要原因。

导致高血压的主要原因是什么呢？我认为，不合理的饮食习惯与不良的嗜好不会直接造成高血压，主要的是化学药物造成的"亚健康"。根据 50 年的观察，许多大病，包括高血压（属于心脑血管病）、糖尿病、肿瘤三大疾病都是发生在"亚健康"基础之上。上述的不合理饮食习惯与不良嗜好，有可能造成亚健康，而化学药物则是造成亚健康的头等重要原因。可以说，亚健康者绝大多数是来自化学药物，而亚健康是发生三大疾病的基础。这是可以验证的，我提出一个方法，大家可以公开验证，看是或者不是。

如你发生了感冒，特别是流行性感冒，请你对如下两种办法作出选择：①先用激素退热，再用抗生素预防感染，或抗过敏药，不论多少天，你很可能留下亚健康，虽不一定是百分之百，但概率很高。②如果你不用化学药，不是以对抗的理念先退热，而是用因势利导的方法，用中药发汗，汗出之后一切症状消失，不会有亚健康。

试看 2003 年的"非典"，用激素治疗的死亡率很高，而且活下来的有五分之二股骨头坏死，其余的都是处于亚健康状态！中医邓铁涛先生治的 50 余例，全部治愈，没一例有后遗症（亚健康）。这是为什么？化学药造成的药源性疾病，全世界都在为此"头疼"！

"亚健康"是不是病？怎样预防？发生了亚健康有办法治愈没有？ "亚健康"这个名称是 20 世纪 80 年代一个美国医师面对一群人症状检查不出任何病理指标，不知道是什么原因，也不知道是什么病，姑且名为"亚健康"。其实，中国早在两千年前，中医便发现了这个病，而且百分之百治愈了这个病。

一说"亚健康"，中国人几乎人人知道，而中医的病名反而不为中国人所知。我们相约俗成，称"亚健康"倒也方便。实际上，这个病用现代语言表达，就是分泌系统、代谢系统、免疫系统都不正常，只是不够西医规定的数据指标而已。

"亚健康"是上述3个系统的功能性病变，没有任何器质的改变，按中医的术语表达，是"三焦气机调节失常"。预防很容易，按上述"亚健康"发生的原因预防便可以了。发生了"亚健康"也不要紧张，治疗即愈，可以说百分之百能够治愈。

"亚健康"是中医的三焦气机失常。说明白这个病，必须说清什么是"三焦"。中医经典对"三焦"是这样表述的："三焦为相火之用，分布命门元气，主升降出入，游行天地之间，总领五脏六腑、营卫、经络、内外、上下、左右之气，号中清之腑，上主纳，中主化，下主出。"

"三焦为相火之用"，这是说"三焦"是相火的功能。什么是"相火"呢？"相火"就是"命门元气"。"命门元气"是什么呢？"命门"这个词简单地说便是生命之门。"命门"在十四椎下两肾中间。

这个部位为什么叫"命门"呢？因为自从精子与卵子相遇，"阴阳合德"形成生命，开始"阴阳互根"运动，胎儿依赖母血营养成长。胎胞吸收了母血，由一根从儿脐进入与脐相连的管带通向肾中间的命门，再由命门入肝门脉，进入肝脏加工为胎儿营养物质。胎儿体内的生长代谢废物，由循环带至肠，经肠腺体分泌储存于结肠。胎儿的液体废物由肾泌出，由一根管带通向命门，还流入胎胞，由母体代谢。由于一个"阴阳互根"的自主性动力由此进出，因而称之为生命之门——"命门"。

"命门"是生命原动力发生的部位，而"相火"则是"命门"推动生命活动的原动力。"三焦"是相火之用，说得明白一些，即"三焦"是推动生命活动的动力，故为"中清之腑"。

"中清之腑"，即是说"三焦"只有功能而没有器质。"三焦"分布命门的原动力，主宰升、降、出、入，游行天地之间。这个原动力主宰一身升降出入，无所不到，无所不有，总领五脏六腑、营卫、经络，以及全身所有器官组织间的一切功能。上焦主纳，指饮食呼吸；中焦主化，指消化、吸收、分解、合成、转化、利用、贮存等生物化学过程；下焦主出，指一切排出。

至此，我们明白，"三焦"便是生命自主性运动的原动能力，一身器官组织的升降出入，上下内外左右无处不在。我们可以说，人体各器官组织的功能性障碍都可以用三焦的自主性运动来调节，或升或降，或内或外，或出或入，或上下内外，因为都是三焦所主宰。我们将三焦这种功能的机括，称为"三焦气机"。

我们的先辈早已认识到，"三焦气机"从生命开始即存在于"阴阳互根"的原动力之中。因而"阴阳互根"运动本来就是一个生命运动的大程序，这个大程序也像宇宙大自然一样，存在"五行运动"——阴阳离合而生杀、相互依赖而生存、相互制约而均势、相互变化而常新、终始嗣续而永恒。这也是中医"天人合一"的基本理念。

"阴阳互根"本身便是一个大自然的生命程序，"阴阳互根"的原动力称为"三焦气机"，人体的生命程序就是"三焦气机"的功能程序。如果这一点是正确的，我们对功能性疾病便可以用自主性运动调节来治愈；否则，这个理论就是假的。真理论是可以验证的，实践是验证理论的唯一标准。

上面我们提到，高血压、心脑血管病、糖尿病、肿瘤等大病来自亚健康；亚健康来自不合理饮食与不良生活习惯以及化学药物。我们切断亚健康，杜绝大病发生之源，治愈高血压、心脑血管病、糖尿病、肿瘤等功能性疾病的根据、方法都发生在上述"三焦气机"自主性调节功能之中。

我们看高血压。高血压发生于循环障碍，特别是微循环障碍；微循环障碍发生于高脂血——脂肪微粒黏附、沉着、渗入血管壁，致使血管腔变狭窄，血管弹性变低，血液流动发生阻力，全身组织供血量降低；生命程序中的共生性运动，本能地提高心脏收缩压力，以保障细胞的有效供血，这便是血压升高的原因。

要解决这个问题，当然是要扫除循环障碍。扫除循环障碍，当然是把血液中的脂肪溶解，将血管清除干净，恢复管腔容量与弹性，血压自然恢复原有的生态状况，高血压病才能痊愈。

为什么会出现高脂血？这是人体生物化学程序紊乱而发生的。人所不可缺乏的三大营养物质——葡萄糖、脂肪、蛋白质，在人体内分解、合成、转化、利用、贮存的化学程序，是受分泌系统制约的。分泌系统的生化酶及其他激素，制约着营养物质的代谢过程。所以，代谢程序的紊乱，首先考虑分泌功能的障碍。而分泌系统又受到自主性运动的调节，比如说，分泌腺体的分泌与不分泌，分泌多少，都是自主性运动调节的结果。

自主性运动的活动本来便是一个生命的完美程序，自主性运动的量度是生命的常量。这个常量，是阴物质与阳物质动态平衡的量。自主性运动也会因为阴物质与阳物质失衡而发生变量。无论阴物质不足还是阳物质不足，都会导致自主性运动的失常。

生化程序紊乱而出现高血脂、高血糖、低蛋白，进而导致高血压、糖尿病、肿瘤及亚健康。我们追本求源，知道深层原因在于分泌系统功能障碍和自主性运动量度改变。到此为止，我们以阴阳互根的生命基本原理，用平衡阴阳的方法，启动自主性运动调节来治疗上述这些功能性疾病，因而是可以治愈的。

请看具体病例：

病例1："少阴病，脉微细，但欲寐也。""少阴病四肢厥逆，恶寒，身体疼，骨节疼痛，脉沉者，附子汤主之。"（《伤寒论》）

附子汤方：附子2枚（炮）、茯苓42克、人参28克、白术56克、芍药42克。以上

5 味，以水 1600 毫升，煮取 600 毫升，去渣，温服 200 毫升，日三服。

这是一个经典的病例。"少阴病" 3 个字是指人体器官功能低落，体液缺乏的功能性疾病。脉微细，是桡动脉的脉体变得细如丝而弹力甚微小，表明心功能极低，循环趋于衰竭的边缘。所以 "但欲寐"，想睡觉而不能入睡，只闭着双目，一点精神也没有，这是脑组织缺血的表现。"四肢厥逆" 是手足冰冷过肘膝，体温不过 35℃ 左右，患者感到全身寒冷，身体、骨节因缺血而疼痛。脉沉，是桡动脉因循环不足而深伏，这是外周循环极度衰弱的表现。这个病例是严重的心功能衰弱，循环衰竭，需用 "附子汤" 治疗。

附子汤是自主性调节的经典第一方剂。附子助阳，能启动心脏的自主运动，所以说它有强心作用。人参补气生脉，补气是提高器官的自主性动力，生脉是指增大循环量，为运动提供能量物质，动力与能量相互作用。也就是附子、人参相辅相成，推动了一个 "阴阳互根" 的生命运动。茯苓、白术通阳利水，因为心衰后必然组织间有水潴留，茯苓、白术通阳利水以利循环。芍药通血脉，治身体骨节疼痛。所以这个病例是典型的心功能衰弱、循环衰竭的内源性疾病，附子汤是自主性调节的方剂。

病例 2："少阴病，下利清谷，里寒外热，手足厥逆，脉微欲绝……或腹痛，或干呕，或咽疼，或利止脉不出者，通脉四逆汤主之。"（《伤寒论》）

上条少阴病附子汤证，是心功能衰弱，身体周围组织循环缺乏，本条少阴病是心功能衰竭已延及肠胃。下利清谷，是腹腔胃肠严重缺血，食物不能消化吸收便排出，所以排出的饭菜是没消化的。手足肘膝以下冰冷，脉搏微细到几乎没有的程度，可见其循环濒临衰竭界限。这种缺血状况，使胃肠没有足量供血而发生痉挛，所以腹疼，所以干呕。如果下利已止，脉也没有了，这是肠中内容物已排空，体液因下痢更为空虚，所以脉搏也没有了，这已到了循环衰竭的境地，但仍可以用 "通脉四逆汤" 治疗。

通脉四逆汤方：附子（大者）1 枚（生用）、干姜 42 克、甘草 28 克。以上 3 味，以水 600 毫升，煮取 240 毫升，去滓，分温再服，脉出者愈。

附子助阳，是启动自主性运动的第一良药。"附子汤" 中是炮用，"通脉四逆汤" 中是生用。炮用则力缓，生用则峻烈快捷。四肢厥逆而脉绝，下痢清谷，腹疼，干呕，病情十分危急。为求救急速效，所以生用附子，急速启动自主运动。张仲景说 "脉出者愈"。所谓脉出，是心功能恢复，身体周围组织供血趋于常态，所以说病愈。

病例 3："脉结代，心动悸，炙甘草汤主之。"（《伤寒论》）

炙甘草汤方：炙甘草 56 克、地黄 224 克、麦冬 100 毫升、人参 28 克、桂枝 42 克、麻仁 100 毫升、阿胶 28 克、生姜 42 克、大枣 3 0 枚。以上 9 味以清酒 1400 毫升、水 1600 毫升，先煮 8 味，取 600 毫升，去渣，内阿胶烊消尽，温服 200 毫升，日三服。

脉结代，是说脉象，结脉是搏动缓慢时一止复来。在心电图中，为房性或室性早期收缩，排血量较少，在桡动脉搏上不能明显表达，因而有一止复来之感。代脉的停搏是有一定规律的停搏。代脉有两动一止、三动一止、四动一止，相当于现代医学中的二联律或三联律。此条"结"与"代"相提并论，也就是说无论停搏有无规律，总是气虚血亏的病机。

心动悸是症状，在功能虚弱、血液亏损的病机中，心动是房性或室性颤动，悸为心悸，这是一个典型的心脏病的症状表现。心悸与房颤都是因缺血而发生的。炙甘草汤中的地黄、麦冬、阿胶、麻仁都是滋补药品，用桂枝通血脉，人参补元气、益血脉，姜枣和胃气、生津液。以炙甘草为主通利血脉，以缓和经络的急迫，改善微循环。这样，心脏将充足供血，功能增强，动悸与结代自然缓解。

心脏因供血不足而出现的脉结代、心动悸，以改善供血使自主调节运动恢复常态，这与附子汤治心衰有异曲同工之妙——一个是提升动力，一个是补充能源。动力提升以后会产生能量，能源补充以后会发生动力，这便是"阴阳互根"的自主性运动过程。

只要是"阴阳互根"的自主性运动恢复常态，生命程序中一切障碍自会清除，一切紊乱自会理顺。生命程序中的障碍与紊乱，只能由生命运动自己来整理，任何外力是不可能干预、取代的！

病例4：高血压、冠心病（郭生白医案）

陈某，男，71岁，退休干部。2001年患冠心病，经鞍山市医院抢救，暂时缓解，但身体非常虚弱，有不稳定心绞痛。来北京后，经北京西苑医院检查为冠状动脉硬化性心脏病。心脏4支段阻塞：99%、80%、70%、65%，建议搭桥手术，需交手术费15万元。

陈某因术后不能保证存活5年（只有20%的概率）而拒绝手术，改用化学药维持。血压在降压药控制下为160/100mmHg。有早搏、房颤、胸闷、不能走路、失眠、头晕、心绞痛等症状。

2003年3月，经自主性调节法治疗，服用"生白化脂合剂汤"中药方剂。4个月后停服化学药，血压降到140/80mmHg，诸症均缓解，精力体力复常，面色红润，老年斑变淡。治疗7个月，全部药物停用。经检查，血压、心电、脑电、肝、肾指标均为正常，生化各项均出现正常指标而痊愈。自2003年10月至今（2008年11月1日），陈某体力精力很好，每天骑车30公里，爬香山300米高，下午游泳两小时，脸上老年斑淡化，白发变黑。

病例5：高血压、冠心病（郭生白医案）

郁某，男，64岁，退休干部，患高血压、冠心病。2003年经北京复兴医院、安贞医院检查，专家建议搭桥。由于血试验严重过敏，不能接受手术。而且化学药过敏，不能注射，不能吃化学药，行动十分艰难，心脏早搏、房颤严重，胸闷、心绞痛时时发作，依靠"氧立得"度日。

2003年8月，经自主性调节法治疗，服"生白化脂合剂汤"方剂，5个月后一切症状消失，精力体力恢复。上下楼、料理家务、参加老年社会活动，均不感疲劳。2004 年体检，各项指标正常，而且原来肾多发性囊肿与前列腺肥大都不见了。当时要求其检查的医师再次注意查看肾囊肿与前列腺，仍不见病变。这个现象便是我所说的系统效应。

病例 6：高血压、冠心病（郭生白医案）

刘某，男，72 岁，退休工人。心慌，气短，胸闷，心绞痛，失眠，不能上下楼。经北京阜外医院检查，专家建议搭桥，因无力支付数万元医疗费用而出院，用化学药维持生命。

后经自主性调节中药治疗，服用"生白化脂合剂汤"方剂，5 个月后化学药完全停用，检查各项指标正常，症状完全消失，体力精力复常。上下楼、做家务活儿不觉累。原来所患前列腺肥大也痊愈，一头白发变黑了。白发变黑也是系统效应。

病例 7：高血压、冠心病（郭生白医案）

刘某，女，72 岁，退休教师。患高血压病，每日用降压药、降脂药。2003 年 2 月发生早搏、房颤、心绞痛。经北京阜外医院检查为冠心病、冠状血管阻塞，建议做支架或搭桥。因"非典"而不敢住院。

接受自主性调节法治疗，服用"生白化脂合剂汤"方剂，3 个月停服所有化学药，6 个月经医院检查各项生化指标均正常。心电、脑电、肝、肾指标完全正常，白发变黑。

病例 8：糖尿病（郭生白医案）

孙某，女，55 岁，退休工人。2004 年患多发性子宫肌瘤住院。手术时因查出患有严重糖尿病而放弃手术，改服降糖药治糖尿病。体重严重超标，心慌气短，多汗，多饮，多食，全身无力。

经自主性调节法治疗，服用"生白化脂合剂汤"方剂，4 个月停服降糖药，血糖稳定在正常值，体重减轻 10 千克，接近正常值，症状消失。经检查，子宫多发性肌瘤最大者缩小到三分之一，较小者已部分消失。

病例 9：糖尿病（郭生白医案）

蔡某，女，70 岁，退休干部，病例 4 陈某的夫人。患糖尿病已数年之久，靠降糖药控制病情。丈夫陈某所患的严重冠心病经自主性调节法治愈后，蔡某开始接受自主性调节法，服用"生白化脂合剂汤"方剂。5 个月后检查，各项生化指标均正常，体力精力恢复，各症状消失。而且，20 年之久的慢性肠胃炎同时痊愈。

病例 10：肿瘤（郭生白医案）

刘某，男，58 岁，退休干部。2004 年 5 月咽疼，经湖南省岳阳市人民医院检查为咽腺体瘤中晚期，建议手术切除。因其夫人为医师，对切除的后果了解甚深，故放弃手术，采用"自主性排异法"中药治疗。经服用"生白化瘤合剂汤"方剂，5 个月肿物消失。同时，素有的高血压、高血脂也都变为正常值。5 个月停药至今，3 年随访，身体健康，无任何不良反应。

病例 11：肿瘤（郭生白医案）

王某，男，58 岁，农民。2005 年 10 月发现身体急剧消瘦、无力、面色土黄、腹疼难忍、不能仰卧、没食欲、心烦、大便干燥困难。哈利逊医院检查为结肠腺体瘤晚期，肿瘤为 9.7cm×7.4cm，肝脏多发性囊肿。专家认为瘤体与膀胱结肠多处粘连，手术成功率很低，建议选择保守治疗。

王某出院回家，接受自主性排异法治疗，服用"生白化瘤合剂汤"方剂，1 个月大便通畅，食欲增进。继续服用到 9 个月，感觉精力体力体重均已恢复正常，无任何不适的感觉。2006 年 7 月到哈利逊医院做"CT"检查，发现结肠腺体瘤消失，肝多发囊肿消失。王某及其家人惊喜中不敢相信，再次做"CT"检查，结果相同。2007 年 4 月随访，身体健康，从事农业劳动。

第三章　系统医学的系统思维

高血压心脑病、糖尿病、肿瘤三大疾病与亚健康的系统性认识。

传统中医不论是经典派或温病派，还是脏腑、八纲、经络辨证都不曾对上述这几个病有过系统的论述。现代医学更是对这些病没有过系统思维，而是线性思维与治疗：心病在心脏，脑病在脑，肝病在肝，肾病在肾，糖尿病在胰岛。而亚健康在哪儿？不知道。不知道病在哪儿，所以就连病是什么也不知道了。这些认识已经是医师与患者共同的观念，而且是天经地义的，叫作科学。

中医系统医学体系今天要对这些凝固的东西提出不同的看法。这并不是系统医学没事儿找事儿，而是非找这事说说清楚不可！只有这个凝固的观念被打破了，生命本能系统才能被认识，这些病由死亡走向生存，由终身服药变成简单易治、易愈，由家破人亡成为普通临床过程，您说这件事该不该做！我说，这不做才是有罪的！

系统医学认为，冠心病，病不在心；脑中风、脑血管栓塞，病不在脑；脂肪肝，病不在肝。我这个说法可能会使医学界感到惊讶，古今中外没这个说法。没有这个说法是因为没有系统医学；没有系统医学是因为没有系统思维；没有系统思维是因为对生命本能的自然过程没有认识。这是个对疾病认识的大问题。认识过程也是思维过程。

系统医学的核心是系统思维。中医的系统思维，不是今天才有，也不是从西方的一般系统理论学来的。中医的系统思维开始于 2600 年以前。此前不称为系统思维，称为五行思维。因为在中医《黄帝内经》中谈到"阴阳五行"时说："五行者，万物之纲纪"。纲纪的概念是什么？纲纪的直观意义是渔网的纲缲与网目。纲纪思维就是系统思维，我认为比系统思维更完美。比如"五行"，宇宙万物可分为 5 个系统，5 个运动形式，5 种思维形式……所以说，五行为万物的 5 个系统。系统思维是什么呢？我们以生命的自然过程来说：动能与物质的聚变为生，裂变为杀；万物之间相互依赖而生存，相互制约而均势，相互变化而常新，终始嗣续而永恒。这是对生命的系统思维。这个思维形式是中国文化传统的系统思维。中医是在这个思维形式中认识了疾病，当然也是用这个思维形式对待疾病的。这个思维形式是有普遍意义的，军事家以不战而屈人之兵者，正是来自于这种思维；

政治家以无为而治也是来自这个思维。我说，中医的以"不治而愈人之疾"的大医，也是来自于这个思维形式。什么是"不治而愈人之疾"呢？我可以用两个系统医学的实例来说明"不治而愈人之疾"的含义。

系统思维对人的疾病观察，可以见于未萌，而避于无形。这就是在大病萌芽之前便已发现，于是便设法避免了大病发生。在临床中便是我们在"亚健康"中看到了高血脂、动脉硬化、心脑血管病的发生，或糖尿病，或肿瘤的发生，或其他慢性功能性疾病发生的前期，于是我用很少的药疗食疗，恢复亚健康者的健康，这便是"以不治而愈人之疾"。再举一例：高血压病、冠心病、脑栓塞、脂肪肝、肾功能不全、前列腺肥大、高脂血、肢体麻木……这些系统性疾病，在系统医学临床中，不降压、不降脂、不治心、不治脑、不治肾、不治前列腺、不治肝、不治肢麻……什么症状也不对应治疗。而只用自主性调节本能，自己恢复自我的生化程序，上述因脂肪代谢障碍造成的血管系统疾病，完全消失。这也是"以不治而愈人之疾"的含义吧！系统医学对这个现象名之为"系统效应"。我这种"以不战而屈人之兵"与"以不治而愈人之疾"，本出一个系统思维，不过一个是将军，一个是医师而已。

系统思维把"亚健康"与高血压病、糖尿病、肿瘤怎么会看成是系统关系？这个问题简单，它们本来是系统关系，就应该认识它们在本能系统中的关系。这是线性思维所不可理解的。疾病的本质联系只有系统思维才能认识。线性思维只能看到疾病的现象。无论你是在宏观世界，或是微观世界，线性思维都只是看到现象。比如：你看到身体发热，或看到白细胞升高，都是现象。因为简单的、没有变化的思维，绝不可能认识到生命的运动过程是什么！

我可以具体地说一说"亚健康"与高血压病、糖尿病、肿瘤三大疾病的系统关系。

"亚健康"是什么病？是出于何人之口？内涵是什么？是从哪儿来的？应该从哪儿去？它的内部联系是什么？先把这些问题弄清楚，然后才可以谈"亚健康"。

"亚健康"是一种病。"亚健康"3个字是翻译来的词语。20世纪80年代一位美国医师说的，他对一群症状，不知道是什么病，而且用现代一切检测手段看，也看不出什么病来，于是就命名为"亚健康"。中医在一千七八百年前便认识了这个病，也会治这个病。但中医在50年用西方医学的线性思维，与分割模式的改造中，思维被偷换了，医学体系被肢解了，因此也不懂"亚健康"是什么病了！

系统思维是怎样看亚健康的呢？我们先看亚健康的症状表现是什么。我对亚健康有一个脉象、舌象与症状界定。中医是宏观医学，是在宏观世界看万物，看疾病也是从宏观中看待。脉象、舌象、症状表现，都是疾病的宏观表现。正是因为中医不在微观世界看疾病，今天才有亚健康的界定。请看：

亚健康的脉象——弦细；舌苔——薄白。

①神疲体倦。②头昏目眩。③口舌干燥。④胃疼胁闷。⑤心烦易怒。⑥大便秘结。⑦寒热交替。⑧口苦厌食。⑨心悸水肿。⑩阳痿阴冷。⑪自汗盗汗。⑫乳房胀疼。⑬肥胖无力。⑭消瘦无力。⑮器官下垂。⑯乳腺增生。⑰健忘失忆。⑱过敏反应。⑲嗜睡失眠。⑳易患感冒。

以上症状并不是亚健康的全部证状。因为每个人的个体差异，不可能全部记录下来，而是这20项中有一项便可界定为亚健康。其原因是20项中每一项都可以作为人体生命中自主性调节失常的证据。可以换一句话说：每一项都可以证明人体内部分泌系统、代谢系统，或免疫系统的功能性障碍。所以，都没有病理的物质量变指标，只是功能性障碍。

我们从头说，"脉弦细"说明什么？血管处于收缩状态。为什么总处于收缩状态？失去了收缩与舒张相对平衡的调节能力。这个脉象说明了这个人的自主性调节功能障碍。"舌苔薄白"说明了分泌功能失调。因为口腔两对腺体，一对分泌稀薄唾液，一对分泌黏稠唾液，两种分泌液有不同的功能。黏稠唾液中含黏蛋白，附在舌上形成白苔。正常的舌苔很淡不明显，舌上汪汪有稀薄的唾液，很滋润。舌苔薄白无津液，表明这个人的分泌功能调节不正常。

"口舌干燥"，是津液分泌障碍。"口苦、厌食"，口苦是胆汁代谢障碍，肝脏合成的胆汁，进入胆囊，胆囊不能顺畅泌入十二指肠中而溢入肝组织，再进入大循环，进入舌循环，舌上味觉有苦味。"口苦、口咽干燥"表明分泌代谢的调节失常。"神疲体倦"，是因营养代谢与利用功能障碍。"头昏目眩"，是因血管收缩，血液供应脑组织相对减少。脑组织缺血缺氧而出现头昏目眩。"心烦易怒"，凡内分泌有障碍的人都没有好情绪。"大便秘结"，是因结肠蠕动与分泌降低。"心悸水肿"是因水代谢障碍。"胃疼胁胀"是因胃蠕动降低，胃中食物留在胃中过久造成。"阳痿阴冷"，是性激素分泌过少。"肥胖无力"与"消瘦无力"，是脂肪代谢、利用障碍，不能转化为能量。"乳腺增生"与"乳房胀疼"都是内分泌障碍所致。"器官下垂"，是器官韧带的升降调节障碍。"自汗、盗汗"是汗腺分泌调节障碍。"健忘、失忆"是脑组织反应能力降低。"嗜睡"与"失眠"，虽看现象是相反的表现，实际都是脑组织缺血的原因。至于"过敏反应"与"易患感冒"都是免疫能力降低的表现。

我们从以上症状表现的透视看，这所有的症状都可以归纳在分泌、代谢与营养物质的转化、利用、贮存的功能性障碍。也可以总而言之，说是自主性调节本能系统的问题。既然"亚健康"是自主性调节的问题，那么，这个问题的退一步，当然是健康恢复。如果这个问题进一步，发展是什么？很简单，向哪儿发展？向哪一部分发展？

在这个亚健康的过程中，也就是在这个自主性调节本能系统出现失调的过程中，由于各种原因会发生各种疾病。我们也可以说"亚健康"是各种严重疾病的先期症状表现，退而是健康，进而是大病。我们可以通过几个具体的病看看是不是"亚健康"的进一步发展。

"亚健康"既然是分泌、代谢两个功能性障碍，身体肥胖无力。这直接关系到脂肪的合成、转化、利用与贮存的生化过程。这一部分功能性障碍，又因体倦无力而运动更加减少，饮食高脂肪、糖类食物，造成功能性障碍进一步发展，因血中脂肪浓度长期居高，必然出现血管网络因脂肪黏附、沉积而导致循环障碍。特别是微循环障碍，细胞缺乏营养的状况出现。生命系统的共生性本能自主地提高心脏收缩供血，全身血管收缩提高循环压力，以保障细胞的生命活力。高血压病发生了。在高血压病的发展过程中，血中脂肪不断地在血管腔内黏附、沉积，形成斑块、栓子，大血管病发生了——冠状动脉栓塞的冠心病；脑血管栓塞的脑血管病；微血管、周围血管病都可以发生。这种发病形式是系统性的疾病。我们在临床中常常看到的心血管、脑血管病，脂肪肝，肾小球硬化，前列腺肥大，以及眼底血管病等，病症一大群，元凶只一个——脂肪代谢障碍。这一大群病的元凶来自哪里？来自"亚健康"。"亚健康"来自哪里？我将在后面谈。

在亚健康的发展进程中，如果胰腺、胰岛组织分泌出现调节失常，血中葡萄糖的浓度出现升高，降糖激素不能分泌调节，致血糖稳定地居高，同样会出现糖的利用障碍、转化障碍、贮存障碍。糖尿病出现了。"亚健康"分泌障碍发生了糖尿病。高血压病因血脂代谢障碍，极容易导致血糖升高；糖尿病高血糖也会导致高血脂发生高血压病。这两个病，一个是脂肪代谢障碍，一个是葡萄糖的调节利用障碍。虽在临床上分成为两个病，在系统思维中实为一个系统。这两个病都来自"亚健康"。应该没什么异议吧！

肿瘤与亚健康的关系与高血压病、糖尿病一样，只是肿瘤的形成原因有所不同。肿瘤，我们不讲肿物的质是什么，我们讲肿物的形成原因。比如息肉、囊肿、肌纤维瘤、脂肪瘤、腺体瘤、细胞瘤……这些肿物有一个共同的原因。我们为什么重视成因，而不研究肿物的质物呢？因为我们知道了它的来路，才能知道它的去路。我们知道人体有一个排异本能系统，排异系统会把人体中的异己物排出来。所以我们注意肿物的去路。肿物的成因是什么呢？我们的生命在自然过程中，每一个器官、组织，都是在自我更新过程中，需要的物质都由循环网络运进来，产生的生化代谢废物又由循环网络运出去。从循环送到胃肠腺、肾腺、汗腺，通过腺体的分泌而从大便、小便、汗液排出体外。这个生命自然过程就是排异本能系统的排异活动。我们要说的是"亚健康"过程中，因循环网络障碍，或分泌，或代谢障碍，器官、组织间在更新过程中产生的生化废物，不能排出体外，在身体不通畅部位的组织中堆积起来，便是肿物形成的原因。"亚健康"的过程中，本身即有代谢障碍、分泌障碍，循环系统血管处于收缩状态，同时脂肪造成血管的通透性降低。亚健康为肿物产生提供了三个重要的条件。我们说"亚健康"过程是高血压、心脑血管病、糖尿病、肿瘤发生的基础。我们是从系统思维认识到，"亚健康"为高血压、糖尿病、肿瘤造成了发生的条件。我换个说法更直截了当：亚健康是高血压、糖尿病、肿瘤的前期症状。

上面我说的似乎简单了许多。但我可以有大量的临床观察证明亚健康过程中发生了这三个大病的例子数不胜数，而且没有一例高血压、糖尿病、肿瘤不经过亚健康过程而发生！同时，在这三个大病过程中每一例都同时伴有亚健康症状。

目前，只有系统医学的系统思维才能认识到疾病在系统中的关系，认识到疾病在系统中的关系才能有治疗系统的方剂，有系统的方剂才能有系统的效应。终端是系统效应。

对亚健康、高血压、心脑血管病、糖尿病、肿瘤的系统思维是什么？亚健康表现的几十个症状，只根据脉弦细的脉象，与舌苔薄白的舌象，口苦咽干、头昏目眩的意象，便可以知道分泌、代谢、自主性调节系统的障碍。知道了这个系统的功能性障碍，也便知道了这些障碍的进一步发展便会发生高血压、糖尿病、肿瘤及其他重大疾病。这些功能性障碍的退一步转化为健康。而亚健康是从哪儿来的？如何切断其来路，不再有亚健康？没有了亚健康，便没有了这些大病发生的基础。也可以说是使高血压、糖尿病、肿瘤在发病前期便被消灭了。这是"明者见于未萌，智者避于无形"的系统医学。

系统思维怎样看高血压病呢？

系统思维认为血压升高不是病。为什么血压升高？人体的本能自主调节系统，时时在调节着血压。当人体加大运动量需要供血量增加时，调节系统会提高血压以加大供血量。所以血压升高是调节现象，不是病。当血压持续升高、舒张压高出平常血压10mmHg以上；收缩压升到140mmHg以上，我们应该考虑血压升高的原因。如果我们发现血脂升高，身体肥胖、无力，则考虑血管因脂肪黏附、渗入而管腔狭窄，发生粥样硬化时，应该知道脂肪代谢障碍，动员自主调节本能系统恢复生化程序的生态活动。不可降压，因为血压升高是保证全身组织细胞供血的本能机制。如果仅是线性思维：血压高便降压，常因血压下降而血流动降低造成脑栓塞。我们要系统考虑：动员自主性调节本能系统恢复生化程序生态活动。血管内脂肪转化为能量而消耗掉，循环网络通畅，血压自然平衡而病愈。所以"化脂汤"治疗的结果是系统效应。比如心脑血管病、脂肪肝、肾小球硬化、前列腺肥大，以及所有周围血管、微血管病都先后痊愈。

系统思维对糖尿病。

糖尿病是血糖升高。血中葡萄糖浓度超过肾糖阈值，尿液中出现糖尿。这是为什么呢？原来是葡萄糖代谢出现障碍。因为血中葡萄糖含量有一个动态平衡。调节这个动态平衡的能力在自主性调节系统。当我们摄入的碳水化合物多了，葡萄糖一部分进入细胞被利用，多余的会合成糖原贮存起来；也会转化为脂肪贮存起来。当人体需要能量时，糖原会酵解为葡萄糖，脂肪也会转化为能量。这个病的基本原因是葡萄糖进入细胞困难，得不到调节。而调节葡萄糖的本能是胰岛的升糖素与降糖素根据身体能量需要而升降的动态平衡。治疗这个病是恢复这种调节平衡。如一味用线性思维而降糖，不仅化学药物的毒性损害肝肾，而且长期取代生命本能的调节机制，久而久之会造成本能系统的应变性改变，丧失了生化程序的调节能力，导致并发症迭出而死亡。从系统思维看降糖药（包括胰岛素）是个不可商量的错误。糖尿病被定为终身病，是线性思维的产物。

系统思维看肿瘤。

肿瘤是什么？肿瘤是身体内脏器、组织间堆积的异物。所谓异物包括身体的自我更新过程中产生的废物，如坏死的细胞以及其他应该排出来的东西。

这些异物本来是由排异本能排出体外，但因为循环障碍，或分泌障碍、代谢障碍，排出通路被阻而留在体内一个或几个不通行处，形成肿物。如果是脂肪，或肌纤维，或液体，不容易腐败的物质一类，不产生毒素，现代医学称为"良性"。如果是别类物质，在发展到一定程度便腐败，产生毒素。所产生的毒素进入循环，这种毒素不断产生入血，而排出困难，会发生中毒，这便很危险了，现代医学称为"恶性"。现代医学把这个病推在手术刀下，切除掉。眼看着把一个肿瘤切掉了，过一些时间，又会长出来，不一定是原处，可以是处处都会生出来，有人称为"转移"或"扩散"。这是为什么？我说：切掉了形成的瘤，切不掉形成瘤的原因。像割草一样，割一次长一次，因为没有解除长草的原因。即使一再"化疗、放疗"，仍不能免除一死。高昂的医疗成本，动辄是 6 位数，有的到 7 位数！倾家荡产而死！着实可悲！最可悲的是这个世界上至少 60 年以上是无数次地重复着这个家败人亡的方法不改变！这是谁的过失？当然这一切都是合法的。

系统思维意识到肿瘤的来路是阻塞了去路，通畅了去路正是断绝了来路。肿瘤是可以溶解的，生化酶中自有它的溶解物。自我更新系统中会把一切的异物溶解，用幼小鲜活的生命物更替，并由排异系统将异物排除到体外去。这是本能系统医学的系统思维。一个数十年的难题原来是如此简单！我相信：我的话一定会有很多人听了大笑，也有人听了心中欢喜。我再说一句：这个方法使息肉、脂肪瘤、肌纤维瘤、腺体瘤、细胞瘤不分质、不分发生在任何部位，不论数量多少，只需一剂排异汤，都会溶解排出。

第四章　升降出入之能与内外开放之器

　　我讲到了生命本能的 11 个能系统。11 个能系统各自是一个有特殊本能的系统。但是，我们怎样才能看到这 11 个本能系统是不同的能呢？这要先说明"非生命能"与"生命能"都是在一个器物的活动上看出来的"能态"。即器物的动态。生命十一大本能在一个什么样的器物中，我们才能看到它的能态呢？生命本能依附的器物就是人体。如再问：人体是个什么样的器物呢？什么样的器物才能涵入生命本能呢？我们今天要研究的，一个是涵入生命能的这个"器"，另一个是生命能。

　　你看到了一个"精子"在游动，这个精子的游动就是生命能附在了精子器物上表现出来的能态。当生命能离开了精子时，精子不动了；因生命能离开了精子，而精子只是失去了生命的物质。因为精子失去生命，所以很快就腐败了。如果生命能附在精子器物中，精子是有生命的，不会腐败的。为什么有生命就不会腐败呢？因为生命本能在不断地用生命物质来更新自己的形器，并不断地把自己活动中产生的废物排出体外，永远保持自身生命能的存在。生命能是一代接续一代地复制自己依附的形体，并且一代接一代地传递着生命个性。这时精子与卵子涵附在母亲的子宫内，生命能系统在用母亲给的非生命物质，在塑造着自己的形体。生命能系统的生命活动是怎样的活动方式呢？诸如五脏、六腑、营卫、经络、筋、骨、皮、毛……各个组织，各有各自不同的功能，心脏的活动是舒张与收缩，肺脏的活动是开阖，胆囊的活动是舒缩，胃、肠的活动是蠕动，肝、脾、肾……各有自己不同的活动形式。这是因为什么？因为它们的功用不同；才有不同的活动；因为活动不同，必然有它们不同的形器。不同的形器，不同的组织，不同的功用，不同的活动形式，而处在同一个形体中，同一个生命能系统活动中，这些器官、组织的活动形式不同是因为他们的形器不同，形器不同是因为它们为生命生存提供的物质不同。但同一的生命能系统活动一定在生命的微观世界是不同的活动，而在生命的宏观世界是相同的活动。这是宇宙万物、万事的道。换句话说，这是自然万物的运动规律。中华民族的祖先说："升、降、出、入，无器不有。无出入无以生、长、壮、老、已；无升降无以生、长、化、收、藏。"（《素问·六微旨大论》）我们的祖先已经知道宇宙间一切有生命的物，一切自然气象变化，都是升降出入的运动。宇宙间没有任何一个有生命活动的形器不是在升降出入的运动之中。如果没有升降出入的运动，就没有生命存在，也没有春夏秋冬的气候变化，也没有动植物的生长。从《黄帝内经》到 21 世纪初，约 2600 年来我们知道了，微观世界中的运动，与宏观世界中的运动完全是一致的。我们看我们身体中一个细胞的运动，和大海的运动是一样的：没有一分一秒的停止，没有不是一张一缩的动态。这就是说人体的一个最小有生命的个体，与大自然的一个大的自然体的运动都是一样。这是宏观与微观，生命与自然之间的共性：运动的共性，生命的共性，能态的共性。但是，为什么人体内的五脏六腑、营卫、经络，各个组织的运动又有不同的能态呢？这是它们的组织结构不同的原因，我们看到的组织形器的活动，为什么一个人要这么多的，这么复杂的组织器官呢？这是生命本能系统的活动需要不同的生命物质，为了获取这些复杂的生命物质，就必须自己来把非生命物质造化成自己需要的生命物质。要制造这些东西，就需要有个场地，有许多工具，而且还自己发生动力。这是一个非常复杂的生命工程，当然就需要一个适合自己工作的场地，适合自己生产的环境。重要的是这个场地、这些工具、设施、动力，都是生命按照自己生命活动自己塑制的。

我们知道了：生命本能的运动是升、降、出、入的运动形式。生命本能要自己塑制一个适合自己生命活动的形器，这个形器应该是个什么样子的呢？当然升降出入的生命能活动，必然是自塑一个符合升降出入活动的器物。这个自塑的器物就是人体。

人体是一个生命本能系统升、降、出、入的器，是生命本能系统自己塑造的最符合自己活动的器。那么这个器本身并不能有升降出入的活动，而是符合生命本能升降出入活动的器物。这个器物是怎样的器物呢？是一个上、下，左、右，表、里相通，内外开放的体器；如果不是这样一个体器，怎么会有升、降、出、入的活动呢？

我想与大家一同看一看人体。人体是怎样上下左右表里相通的。人体之内，五脏六腑——心、肝、脾、肺、肾、胆、胃、肠、膀胱，以及各处腺体，肌组织……上至百会穴，下至涌泉穴，从皮肤到骨髓，每一个组织，每一个细胞都是相通的。因为每个组织、细胞都是有生命的物体，它们都需要营养物质，也需要把生命代谢过程中的废物排出来。这一入一出是怎么活动的？自然是在一个上下、左右、表里相通的一个器中进行的。这个器就是人体。这一入一出是通过一个开放的循环网络和一个信息网络组成。开放的循环网络是心脏与大大小小的血液管道完成的。这个循环网络把脾、肝、肾、肺、腺体……各个组织需要的物质送来，并把废物带到外分泌腺，泌出去，排出体外。这样，保证了生命不断更新自我的需要。但这并不是一个开放的循环网络就能完成的活动。人体或者说循环网络，只是一个器，器是物质。循环网络也是器的部分。它不会运动。器是不会运动的物，只有"能"附在器中，才可以看见器的"能态"运动。所以，自我更新，或排异，或物质传递、物质交流，都在循环网络进行。但动能在网络器官、组织主宰着升降出入的活动。

什么样的升降出入呀？我们看：心脏的收缩与舒张是升降不是？全身的动脉与心脏同步升、降运动是不是？血管网络无论在器官内，在组织内无时无处不在升降出入活动之中。这个循环器的运动一旦停止，在短时间内生命因得不到升降出入而死亡。比如一个城市，断绝一切交通，一切的生活物质，包括水与空气，都不得出入，同样用不了几个小时，一切生物都会死亡。所以说："升降出入无器不有。非出入无以生长壮老已；非升降无以生长化收藏。"

人体的上下、左右、表里、内外怎样分别，有什么意义？

上下之分不是随意性的行为。没有上下，就没有升降；没有升降就没有出入！宇宙万物都是如此。人的上下以胸腹之间，膈为上下之分界。何以为证？我们以经络系统看，凡阳经由手足走头，由胸走头入"百会穴"，凡阴经由头入腹。胸在膈上，腹在膈下，以胸腹分阴阳。阴为下，为降；阳为升，为上。以循环网络说，循环血液从胸上行升到头部；下到腹腔至四肢是降。从心脏开始上行与下行血液的升降分开，而上行与下行的血管结构都与升降相应而不同。这是生命本能按照生命的需要而塑造的器。这个器是为了本能的升降出入设计塑造的。体液循环网络中的心脏，出而向上供给是升，出而向下供应是降。血液还流入心，在下的是升，在上的是降。在肺的循环血液出入与心脏的出入相对应。肝、脾、肾与肺的出入基本相同。再如：生化系统中，分泌系统的生化酶的分泌增减，生化代谢系统的分解、合成，物质的转化、利用与贮存，从运动到分泌、分解、转化、合成、利用、存储等程序中的升、降、出、入，是一个十分复杂、有序的生化过程，一切多少、强弱、高低、快慢，物质平衡，动力的均势，完全是升降出入活动所调节的。比如：我们吃的碳水化合物太多，葡萄糖水平升高，胰岛素分泌升高，血糖水平下降。在生命化学系统活动程序中，葡萄糖、脂肪、蛋白任何一项的升高或降低，都会引起整个系统的酶、激素等类的升降出入活动变化。这些升降出入的活动，是本能系统的活动。这种升降出入的有序活动是生命本能固有的，是不可改变、不可取代的。但是，升降出入的活动与不活动，活动的升高与降低，哪部分活动与不活动，哪部分活动的频率与强度如何，完全由经络系统，或更准确地说是信息系统所调节。

上面我说的是人体是个上下、左右、表里、内外开放的器。这个器是生命能系统自己塑造的。我们举例说了这个器的上下。我再说这个体器的左右。

人体的左右之分不是任何人的随意性行为。在宇宙之中万物都合二为一。一切生命都是如此。人是左右对称的物体。动物与人相同。植物的种子也是左右对称的物体。以人体看：脑是两个半球，眼、耳、鼻、舌、食道、胃、肠、肾、睾、上肢、下肢……都是左右两半合而为一的。这是为什么？我想，生命中一切都是为生命的存在，为生命的完美而构塑的形器。因为生命需要上下、左右、表里、内外活动，为了活动的需要而有上下左右表里内外。在临床中我常常见到左侧与右侧单独的功能障碍。有左半边有汗而右半边不出汗。脑偏瘫，上、下肢偏瘫更是常见。其他器官、组织的功能性障碍也时常发生。这是什么原因？我们从中医的两千年实践中，看到的是人体的本能即生命能是不可改变、不可干预、不可取代的。但是生命能是器官、组织的活动实现的，器官、组织的活动是信息系统传递而发生的。信息系统就是人体的经络。在经络系统中是左右分开，上下分开，表里分开的。我想这和升降出入活动一样是非常必要的。比如：心脏要收缩、舒张，一整个圆球与两个半球相合比较，哪一个合适？要上百年不停地活动，必须是一动一静的工作，否则，能量不会长久，器质不易更新，则寿命不会长久。知道一动一静的自然运动之道，那就容易理解左右肢体，左右信息接收器官构塑的最佳排列。现在我们已经明白，左右合二而一的结构是因一张一缩，一动一静的升降出入运动而存在的。

表、里这个概念出现在中医的典籍至少在2500年以前。但对表里的解释很多，却没有一个能令人信服的理论。今天我们在"表里"这个概念上需要讨论一个究竟：表里到底是什么部位？为什么要分表里？分表里的意义是什么呀？

对人体来说，表、里首先是两个不同的部位。人体如果从脑到胸、到腹，把脑髓与五脏六腑各腺体组织除外，从脑膜、胸膜、腹膜以外为"表"，脏腑器官组织为"里"，我想这应该是表、里的部位。这个区分表里的根据是什么呢？从心脏出来的血液，在主动脉分成升主动脉与降主动脉两个，升主动脉一股供应胸腔与左右上肢，另一股供应心脑肺。降主动脉一股供应肝胆胃肠肾及膀胱组织。降主动脉另一股供应左右下肢。胸腹腔及上下肢只有向外的通路，即循环通向汗腺外出之路。而胸腹内的器官组织通向体外的通路是胃、肠、肾的腺体分泌入大小便及胃液中排出体外。这个升降出入关系有区别，所以把它们分为表里两个部分，是有根据的，也是有生命意义的。

表里区分的生命意义是什么呢？我们从升降出入的生命活动来说，在生命自我更新活动中，胸腹腔四肢所产生的生命废物，要从汗腺排出去，汗腺完全在人体的表面。人体对自然环境温度的调节，对自身体温的调节，一是皮肤，二是汗腺，这都是体表的活动。总之，对外致病生物体入侵的防卫，以及对身体异物的排除，都是以体表汗腺为对外通路。从血液循环供血到排除异物的方式，表与里的特性不同，到治疗的因势利导各异，表与里出入内外的区别，这便是表里区分的生命意义，也是表里区分的本能依据。

在《伤寒论》中，仲景先师说邪在表者以汗解；邪在里者以下法，膈以上者用吐法。膈以上为什么用吐法呢？异物在胃中用吐法人人理解。膈以上有肺、心、脑、心包等组织，这些器官组织中的异物也可以吐出来吗？是的。我们重提一下，心脏的主动脉分出升主动脉，供脑、心、胃及上肢循环。这些概括为膈以上，吐法使胃腺急剧分泌而涌吐，在升主动脉循环的膈以上器官组织中的异物，通过胃腺分泌入胃中，由胃中涌出体外。这是因为膈以上在组织上、循环中的共同性而决定的。表里可以作为生命本能活动升降出入的两个不同通路而存在，是有生命意义的。

升降出入运动是自然万物的生命运动。原来我们生存的宇宙，动植物不知有多少千百万种，大自然的气象变化风风雨雨、地震山摇、春夏秋冬、寒暑交变，无穷无尽的变幻却是升降出入，如此简单。

升降出入不是生命本能本身，是本能的态。生命本能的活动的能态，是宏观生命能态。一切的生命能与自然能的宏观能态。我说的生命不仅是指人，是指一切生物，包括大到宇宙，小到一个细胞，都是在升降出入运动。如果说是一张一弛，而一张一弛本身便是一升一降，也是一出一入。这不必一一例举。你只需看一看，或想一想即会明白：哪一个生命不是一张一弛；哪一个张弛不是出入！生命如此，大自然气候如此，治国之道同样如此！不过，我要说：一张一弛，或说升降出入，这个活动，一定是在内外开放的器中实现。没有内外开放的器就不可能有升降出入的活动。上下左右表里内外开放之器是升降出入本能系统自己塑造的。每一个生命物都有自塑自我的本能。

我们今天说明白，人的生命是生命能系统自己塑造了一个上下左右表里内外开放的器，并与之涵附而成。生命能在这个器中不断地修复着自己，更新着自己，排除着异物，改变着自己适应着环境，复制着自己……这一切的本能活动，在升降出入的复杂而有秩序地相互配合，各司其职而又配合默契，又是一种什么能力如此神奇地组织着、调节着这一切呢？这是一个生命自主信息处理系统。这个系统无论是对体外世界，或体内世界，或者说体外环境、体内环境，都遍布着信息接收器与传感器。根据信息而处理着生命活动。这个系统在 2600 年前就被中医认识。这个信息处理系统就是中医学中的经络、孔穴。经络与孔穴是遍布全身上下左右表里的传导与感知的自主处理系统。这个信息系统是中医开始认识的。一部《灵枢》所讲的经络孔穴，我们又经历了两千多年的再认识，看出了一个信息处理系统。这与西方医学的神经系统不同。西方医学对神经的认识前提是物质的存在与刺激反射。中医的信息系统是信息传导、感知的自主处理系统。我想中医的信息处理系统与现代医学的神经系统有本质的区别。

人体从"百会"到"涌泉"，到"劳宫"，胸腹腔中一切的器官、组织的升降出入的活动是谁主宰的？我们十几个小时没有进食，是谁叫我们感到饥饿？我们 20 个小时没喝水，是谁叫我们燥渴？我们感到饥渴时，很自然地找水喝，找食物吃。我们的腿脚在走，眼睛在寻找，耳朵在听着，鼻子在嗅着，关于饮食的信息。直到我们得到饮食，从饥渴的信息传导到信息处理中枢，到眼、耳、鼻收到饮食的信息，再到得到饮食，这一切是谁主宰的？我说是信息处理系统。当我们看到有人失足落水时，耳目把这个信息传到信息处理中枢，我们将去怎样行动？是断然入水相救，还是待而呼救，还是以智相救，或以力相救，每人或有不尽相同的救法。这是信息处理中心所决定执行的行动。我们内部器官、组织的活动，同样是在这个信息处理中心所主宰着。比如胃的运动，胃的升降出入，与小肠的升降出入，大肠的升降出入，是不同的，但是这些器官的活动又受到分泌腺的制约。这就是说这么多器官、组织的协调活动，是谁主宰的？如果没有一个信息系统传导、感应，精密地处理着多元活动的和谐运动，是不可能的。信息感受对体外而言，是耳、目、口、鼻、皮肤、毛发，时时在接受着外界的信息，信息传导、感应到信息处理中心。信息中心做出相应的活动。在身体器官、组织内部也遍布着信息受体与传导系统。比如：胃下垂、肝下垂、肾下垂……是为什么？是信息不能传导。又如偏瘫，同样是信息不能传导。为什么针灸推拿能解除功能障碍？是信息传导恢复。为什么中医认识疾病根据脉象、舌象、声象、色象、体象、意象？这些都是体内信息系统向外的传导。无论是药疗、食疗、针灸、推拿等方法都是对信息处理系统的联通。在胃肠中的信息感受与体表面相同。例如，毒物进入胃，胃中感受毒物的信息传导到信息处理中心，立即会发出呕吐的指令。直至毒物排出为止。如毒物入肠，肠便以疼痛为信号传导到处理中心。处理中心便指令肠剧烈蠕动，大量分泌而不吸收，以排便方式排出毒物。涌吐与排便都是多器官联合协调活动才能完成的活动结果。这个信息处理中心如果不是拥有调配、组织、指令全身上下左右表里一切器官、组织活动的中枢系统，这是不可能的。

中医的经络正好是这个系统。中医的十二经络是作为环来认识的。十二经脉自头的百会，到上下左右四肢，从头到胸，自胸走手，又自百会走足，足入腹，又走头。一身上下内外表里经络无处不通，又任脉自百会到会阴，督脉由百会到长强。这样一个信息传导、感应网络同时又是各种活动调节处理中枢，非生命自塑，没有这样完美。我们对这个信息处理系统的认识古今中外都是不够的。重要的是：它不仅是一个信息传导系统，它更是个处理指令中枢系统。生命的本能，是通过信息系统来完成的。

信息处理系统与现代医学的神经系统有本质的区别。一是现代医学的神经系统是个器官组织的功能系统，不是独立的信息处理系统。二是信息传导、感应、分析，处理系统主宰着一身上下、左右、表里的运动。三是，信息处理系统对疾病的预防与治疗有着特别重要的作用。信息处理系统对人的疾病可以不用任何药物，以低廉的代价可以保健，可以愈病。这与现代医学的神经系统是不可同日而语的。

第五章　论汗、吐、下、和的生命依据

　　从张仲景《伤寒杂病论》开始，中医治病有了汗法、吐法、下法、和法的大法。仲景先师名为"辨证法"。所谓辨证法，是辨别疾病的证据，而不是辨别症状。但自从有了《伤寒杂病论》辨证法以后，中医发生了巨大的变化。中医从医方走出，进入了临床的一套科学的方法系统——六经辨证系统。中医得到第一次飞跃的发展。临床疗效提高到神奇的境地。中医六经辨证的创立者被尊为了"医圣"。1800 年以前，六经辨证被中医奉为至神至圣的神奇之术，但终是没有说清楚其中的原因，致使中医蒙受许多的误解和责难！

　　"中医是怎样治病的？""中医是怎样治愈病的？""中医理论的模糊性、随意性，是以未知解释未知的伪科学！""中医是封建医，应该退出历史！"善意的指责，恶意的打杀，一应俱全。这是为什么？有人说这是西方医学的碰撞。有人说这是中国一部分人不了解自己民族的文化，对西方文化盲目地崇拜。其中并不是没有不良存心者。

　　六经辨证法是个什么东西呢？是个方法系统，或者说是个一般性方法系统。这个方法系统属于生命本能升降出入顺势利导的哲学方法之下的汗、吐、下、和一般性方法。在这个一般性方法下是具体的发汗法、解肌法、透表法；涌吐法、下法调胃通便，小承气通便，大承气通便，破血通下，宣白通下，导赤通下……具体的汗法，具体的吐法，具体的下法。当然，实施这些方法，必然要有实施的根据。这些实施的根据就是六经辨证法。但是，六经辨证又是因为什么衍生出来的呢？为什么出汗能治病呢？吐与通大便又为什么能愈病呢？而且又好又快又彻底，神奇地病愈了。说不清楚这个问题，就说不清中医。这是中医的核心问题。因为这联系着个大问题。这个问题是人类最早思考的，至今尚未解决的一个大问题：生命是什么？生命是怎样生存的。如果不知道生命是什么，不知道生命是怎么生存的，就不知道汗吐下为什么能愈病！

　　我在上面说到生命本能系统的升降出入活动，说到生命本能塑造了一个上下左右表里内外开放的自体。生命本能为什么要塑造这样一个个体呢？当然是为了自己升降出入活动而塑造的。对这个上下、左右、表里内外开放的人体，我们知道了为什么有上与下的分别，上与下的分别是什么？人体上与下是以胸与腹之间一层膜，叫膈，把上与下分开了。

我们为什么说分开呢？因为从心脏有一根主动脉，分为升主动脉与降主动脉。升主动脉上行一支向心肺脑供血，一支向胸、头及左右上肢供血。降主动脉下行一支向胃、肠、肝、肾、脾、膀胱等器官组织供血，另一支向腹及左右下肢供血。是循环把人体分成了上下、表里部位；是自我更新把人体分成了上下表里。自我更新系统中的排异系统、修复系统都是经过循环血液完成的。这就是生命系统自塑自我的人体设计：上下、表里、左右的结构，是符合升降出入生命运动的。而中医对病的哲学方法——就是治病的大法是顺应自然规律，因势利导。这当然要对人体这个上下、表里内外开放的器物必须有个清楚的认识。比如：病毒感染了人体，先进入了人体的"表"部，生命本能的排异性就要把这些外来的有害异物排出去。排异本能系统怎样排出去呢？"表"是身体的外壳，有单独的循环网络，有单独的排异通路——汗腺，所以，当异物侵入人体进入"表"域，会引起发热恶寒。发热是为了发汗而提高体温。恶寒是肌组织颤抖升高体温，脉浮是提升体表供血量，一切都是为了制造一次发汗，发汗是为了排除有害异物。这是生命本能自己的活动。中医要帮助本能排除异物，必须认识生命本能，认识人体这个上下表里左右内外开放系统，认识本能系统的排异活动的规律，认识排异活动的趋向，才能提供因势利导的发汗方法：是适宜发汗呢？解肌呢？透表呢？

　　如果是发热不恶寒而恶热，大便硬结的，是"里"病域，"里"是体内器官组织间结肠为排异通路的病域。中医的因势利导要根据这个病域的排异趋势用通便法。通便法很丰富，以承气汤系列、泻心汤系列为主要方法。

　　如果排异反应在膈以上身体区域，即胃以上胸及头脑部分的排异反应，主要特征为"欲吐"。因为这个身体区域由于循环供血对脑、心、肺、胸为同一回路，排异出路以胃腺为通路，所以用涌吐为排异方式。

　　中医的汗、吐、下是《伤寒论》对医学的无古无今的伟大贡献。汗、吐、下的方法是个方法系统，是治外源性疾病的普遍性的方法系统。这个方法系统是根据生命本能升降出入的运动规律和上下、左右、表里内外开放的体用，而顺应生命活动来完善生命的方法系统。了解了这一切，我们怎样看汗吐下的治疗方法呢？

　　汗、吐、下是生命本能对外源性疾病的因势利导。排异不是生命本能活动的全部。生命本能对内源性疾病——就是身体内部器官、组织功能性疾病，或换个说法是"信息处理系统"发生障碍（这一类的疾病称为内源性疾病），可由生命本能系统的自主性调节系统，如物的平衡、能的均势使之活动程序和谐。仲景称为"和法"。

　　汗、吐、下、和，是方法的一般性方法，完全可以概括本能系统中的外源性疾病和内源性疾病的普遍意义的方法。在中医数之不尽，或不断发展、不断创新的方法中都不可能超越它。因为它是一般性方法。

　　我们说的升降出入的本能活动，在这个上下表里内外开放的生命体中，是怎样地活动着呢？病是什么呢？为什么用发汗、涌吐、通大便及平衡均势的和谐能叫本能系统自己调节自己来治病呢？什么是上下左右表里？根据什么而有汗吐下和？中医是怎么治病的？怎么把病治愈的？中医是不是科学？是什么科学？用还原论、用线性思维的简单玩意儿能不能理解中医的大道宏法？

朋友们，昨天已经逝去，今天刚刚开始，明天尚属未来，中医将首先使自己的民族实现全民健康，将把一个生命科学本能医学体系献给人类，也献给谩骂、鞭打过它的不懂民族文化的人！

第六章　阴阳五行新解

　　"阴阳五行"，两千年来，许多哲人大家多有解释，见仁见智之言论载诸典籍。本人不敢妄加臆断。

　　自"五四"新文化运动以来，近百年间不断有人将"阴阳五行"贬斥为"迷信""封建""落后""不科学""没有推演""阻碍现代科学发展"的东西，而且每每都是与中医捆绑在一起来贬斥的。远的如1917年余云岫要废止中医，近的如新中国成立之初王斌要把中医同封建社会一同消灭。此后，中医一直处于"被改造"的命运。时至今日，主张"废医存药"的尚大有人在。

　　另一方面，许多有识之士把中医看作中华民族的第五大发明。我记得钱学森先生曾说过，中医的奥秘一旦被破解，将引起一场（医学）革命。2002年中医正处在艰难时刻，邓铁涛先生说："（中医）这个第五大发明，将在21世纪发出耀眼的光辉。"（《中医复兴论》序言）毛泽东也说过中医药是一个宝库。

　　为什么同对一个中医，竟然有如此天上地下的褒贬呢？

　　记得十年动乱时期，我目击一群"造反"者焚烧、砸烂文物的场景。他们也是把迷信、封建、反动这些字眼加给文物。可怜他们并不知道自己毁灭掉的是自己民族的文化！试问：余云岫、王斌二位知道阴阳五行与中医吗？知道中医是怎样愈病的吗？我敢断言，他们根本不懂为什么中医以阴阳五行作核心理念。

　　20世纪初，孙中山、梁启超、陈独秀、鲁迅诸位先生认为：中医诚可以愈病，却不能以愈病之理喻人。这个问题，似乎至今还没有人回答过。但是，钱学森先生预言了中医对世界医学未来的影响；而邓铁涛先生2003年降服"非典"的实践，向世界展示了中医的实力。

　　中医为什么会从冷落中复兴？中医为什么会影响世界医学？中医是怎样愈病的？"阴阳五行"是什么？为什么中医与"阴阳五行"灵肉交融？对这些问题，我陋不自揣，试图以现代人的思维、以现代人的观念、以现代语言表述一通，索性也把"阴阳五行"与中医捆绑起来一同理论。若海内外师友不吝赐教，则为幸甚！

一、阴阳五行是什么?

阴阳五行是哲学,是人文哲学?是思维哲学?是生命哲学?且不必讨论,先看清内涵再说。它具有哲学的一切特征,即无定论性、宏观性、普遍性、抽象性,古今中外哪一个学者也不可能说出阴阳五行属于哪一个领域。军事家研究它用于制胜强敌,中国的兵法崇尚"以不战而屈人之兵者为上"(如墨子之"非攻"篇);以"一战而胜者为中"(如"围魏救赵")。这种军事思想是从哪儿来的?阴阳五行!墨子与孙子不过是用了五行中"依赖"与"制约"关系发生的"变化"而已。诸葛亮在隆中与刘备论天下三分之策,同样是阴阳五行中的依赖与制约构成的三角关系。赤壁战败,曹操逃命华容道,诸葛亮深知关羽不会杀曹操而特令关羽赴华容;诸葛亮为推卸不杀曹之责而命关羽立军令状。为什么?如杀曹则破坏了相互依赖相互制约的鼎足形势,蜀国便无存在的依托,这是在政治上运用阴阳五行。此外,经济学家研究阴阳五行可有富民强国之策;厨艺家研究阴阳五行可以调和众口。今天我重新解释阴阳五行,是为了中医用以疗疾养生。阴阳五行是无定论性的,可以从任何方向解释。

古人从金木水火土五行衍生出五方、五色、五气、五味、五谷、五果、五蔬、五畜、五藏……配以生、克、制、化,形成一个有秩序的"五"的关系。近代学者郭沫若先生认为"五行金木水火土"是古代先民不满于神权统治,提出这个原始的"原子说",认为宇宙万物是由5种物质组成,以反对神权统治(《十批判书》)。对于几千年以来的文化遗存,人们有不同的认知,这是很自然的事。一切解释都是仁者见仁,智者见智。至于读者,择其善者而从之可也。

我对阴阳五行的解释,是从什么方向去认识的呢?《素问·天元纪大论》有一段讲阴阳五行的话:"五运阴阳者,天地之道也,万物之纲纪,生杀之本始,变化之父母,神明之府也。可不通乎!"这段话说得好极了,指出了研究阴阳五行的方向,说明了阴阳五行的内容,而且断言为医不通晓阴阳五行是不可以的。

所谓"五运",便是五行。古代五运与五行同指五项运动。运字不用说,"军"(说明:从繁体字"運"中解释)在走动这不是运动吗?行字为彳亍组成,彳读音 chì,在甲骨文为脚、胫、股相连之象,意为向前迈步;亍读音"chù",意为止步。一迈一止即向前移动。所以说运与行都作运动解。

"阴阳"在这里的意义很明确,阴为静态,为具象有形质的东西;阳为动能,是无形质、无象的东西;而阴阳是普遍对立而又统一的。阴阳这个东西在运动,5项运动(五行)。

"天地之道也,万物之纲纪。"这是说阴阳五行运动乃大自然的运动规律,这个运动规律是万物的纲纪,而用金水木火土代表万物。如把金水木火土看作是5种物质,无论如何你也说不通生杀变化的深邃内涵，只有金水木火土代表万物才能说通。

金水木火土不是 5 种物质，而是 5 项运动，所以称"五运""五行"。金不是金银铜铁，水不是氢二氧一，木不是松柏杨柳，而是宇宙万物的五行运动。什么运动呢？自然之规律的运动、万物之纲纪的运动、生杀之本始的运动、变化之父母的运动，你说什么运动符合这些条件呢？

我们先认知一下什么是道？《说文解字》解作：行走的道；那么宇宙万物行走的道又是什么呢？用现代语言说，在无限的时间与空间里，自然万物生、死、盛、衰变化的运动规律，就是天地之道。

什么是纲纪呢？ "纲"是一个大网的纲绳，提起纲，不论网有多大，就一目不少地举了起来；"纪"是制丝人把丝的每一端都归于一纪之中，只要握住纪，丝无论多少，便被提了起来。

"万物之纲纪"，这里是指五行阴阳运动把宇宙间纷繁复杂万万千千的事物归纳在五行运动之中，万物的生死盛衰一切变化的发生，一切发生的根据，一切变化的原因，尽在五行阴阳运动之中。反过来说，我们掌握了五行阴阳运动的规律，便了解了万物生死盛衰变化的由来与根据。我们看到，阴阳五行运动的规律，是生命由生到死的变化规律。

这是《素问·天元纪大论》告诉我们的。《天元纪大论》的作者是谁，不可知，但说的这话，是有根据的，是对五行阴阳深邃的概括论断。这是阴阳五行的研究方向，是可信的。从先秦至今，研究阴阳五行的学者很多，说法也不尽相同。古人的研究是古代人的智慧。我们今天不能亦步亦趋按古人的足印走，而要继承、发扬。继承，不是复古；发扬，则要有新内容，起码要用现代人的思维、现代人的语言去表述，用现代人的观念去认识生命与生命过程。我想，阴阳五行应该是大众可以理解的阴阳五行，应该是现代人的阴阳五行。

阴阳五行是大自然的运动规律，是万物的纲纪，是生命的根本，是一切生命生死盛衰变化的原因。这不是生命科学吗？宇宙万物的生死盛衰变化的根据既然归纳为五大运动，那么这五大运动是什么呢？我们在研究了前人的见解之后，认识到阴阳五行运动是宇宙万物之间的普遍规律——阴阳离合而生杀、相互依赖而生存、相互制约而均势、相互变化而常新、终始嗣续而永恒，是五大运动的均势平衡状态。

天地之常道，即生命的常态，可称生态。在生命的常态之中，也即生态之中，表现出生命的自主性、共生性、排异性、应变性、守个性五大生命能力。这是阴阳五行运动在生命过程中形成的保障生命的本能，是医学家研究阴阳五行所追求的目标。作为医师，必须通晓阴阳五行与生命五大本能，因为这是生命生死盛衰变化的根本；掌握了这个根本，你便掌握了生命生死盛衰变化的权衡，这其中有取之不尽的认识生命的智慧，所以《天元纪大论》说："可不通乎！"

二、五行运动中的"天人合一"

阴阳五行是把天（大自然）与人合二为一来看的"天人合一"观。什么是天人合一呢？天人一体，大自然中有我，我中有大自然，我中有你，你中有我，你便是我，我也是你。有了"天人合一"观，才可以研究阴阳五行。

1. 阴阳离合而生杀

在五行运动中，阴阳离合而生杀是什么？无形无象的动能为阳，有形有质的静物质为阴，阴与阳合，便是生命的形成。一个有形的质，含入了无形的动能，或者说无形的动能附在了有形的物质，一个生命物生出来了。你看，一个精子附在一个卵子中，一个生命物便生出来了。

一切动植物，凡是有生命的东西，无不是阴涵阳附，即"阴阳合德"而生；"阴阳离决"而死。什么是阴阳离决呢？一个动物生命存在时，身体器官每个细胞都是在运动的，如果这个动能离开了身体、器官与细胞，也就是动能与形质分离决裂了，这个动物便死亡了。所以说阴阳离合而生杀——阴阳离合便是生与杀的根本。

2. 相互依赖而生存

阴阳合德，开始有了生命，但生命要持续下去，必须要依赖他物。也就是说，宇宙万物的生命必须是在相互依赖中才能生存。想想看，阳光、空气、水与大地是万物所依赖；牛羊及其他食草动物要依赖草木；食肉动物要依赖食草动物；食肉动物之间也有食与被食的关系。昆虫依赖草木，鸟类又依赖昆虫……这个相互依赖而生存的关系很复杂，不是一条链，而是横竖曲直多维交织的立体网络。

这里说的相互依赖，不是单指营养，还有多种共生关系。如天麻与密环菌、蚂蚁与蚜虫、白蚁与体内的鞭毛虫、寄生虫、寄生植物、菌类等，包括生存的多方面。总之，宇宙间没有一个生物是可以单独生存下来的。而且每个物种都不可少，因为缺了一个会使另外一个或几个失去依赖，造成另外物种的灭绝或灾难。这就是天地之道——万物相互依赖而共生共存。

3. 相互制约而均势

生物在相互依赖中，必然会发生制约。我们只说昆虫与草木之间、鸟类与昆虫之间、牛羊麋兔与草木之间、食肉动物与食草动物之间的关系。凡食草动物皆依赖草木，草木生长多少，制约着食草动物多少；食草动物多少，制约着食肉动物多少。而草木生长又受到天地风晴雨露的制约。因而，草木生长、食草动物、食肉动物都是受天气的制约，食者与被食者相互制约；总之，制约是依赖中产生的，没有依赖便没有制约，没有制约的生命会走向灭亡，依赖与制约都是生存必不可少的，如果有一物种失去制约，必会因自我膨胀而灭亡。

20 世纪 50 年代，在中国发动"除四害"，麻雀被列为四害之一，遭到被消灭的命运。如果麻雀被大量杀死，农田的害虫便不受制约地大量繁殖。农田被迫施用农药，害虫被毒死，鸟类也因吃了被毒死的害虫中毒而死，导致麻雀、喜鹊、乌鸦很多鸟类急剧减少，造成一个恶性循环。至今农田仍旧依靠农药，因而鸟类繁殖困难。

50 年来，每日三餐之中，粮食、蔬菜、水果，哪一样不含农药？谁知道我们的子孙到哪一代才能不吃农药！这是人为地破坏了生态平衡，使昆虫失去制约而导致的恶果。宇宙万物在相互制约、相互依赖中相互磨合，形成均势平衡，是大自然的生态，一旦人为破坏，决不是人可以重建的，一定要等到大自然重新磨合，才能再一次出现生态的均势平衡。

4. 相互变化而常新

宇宙万物在相互依赖、相互制约中生存，这是天地之道，是大自然的运动规律。蕴含在依赖与制约中的，是变化。草原变成了牛群、羊群；牛羊一部分变成了食肉的猛禽、猛兽……这是变化，宏观的变化。

宏观变化是从微观变化而来的，说宏观变化自应概括地看微观变化，如动物体内营养代谢、基础代谢……这些都是概括在生命过程之中的，"宇宙万物之间与万物自身"这个提法，自然是宏观和微观都在其中。一个人的生命，一株草的生命，一个细菌的生命，一个细胞的生命，是平等的、并列的，大自然中没有大小尊卑，都处在"阴阳五行"之中。

人的生命在哪里？在人自己的生命过程之中。而生命过程就是阴阳五行的运动过程，相互变化，无时无处不在。只有相互变化，才能保持生命的常新。器官、组织、细胞、DNA 之中，不是人的生命，而是组织、细胞、DNA 的生命。

5. 终始嗣续而永恒

宇宙万物在阴阳离合运动中生死，在相互依赖中生存，在相互制约运动中均势，在相互变化运动中常新。宇宙是永恒的，万物也是永恒的。万物的永恒，是在终始嗣续运动中永恒的存在。这就是宇宙万物父生子、子生孙、孙又生孙……以保持万物的永恒存在。

三、生命在五行运动中的五大本能

阴阳五行运动——阴阳离合而生杀、相互依赖而生存、相互制约而均势、相互变化而常新、终始嗣续而永恒，这五行运动存在于宇宙万物自身以及万物之间，凡是有生命的物，无分大小尊卑，都共生共存于五行运动之中。不知多少千百万年，在生命运动的悠悠过程中，生命日益完美，衍生出生命的五大本能：自主性、共生性、排异性、应变性、守个性。这五大本能特性，是排除生命运动过程中外源性与内源性伤害的职能系统，没有这五个本能，生命很难存在下去。一个生命的健康水平，便是这个职能系统的健全水平。这个职能系统不是某一个器官、组织的功能，而是各器官组织的生态运动所产生的宏观效能。这五大本能，只有在生命活动过程中才能存在。

1. 自主性

自主性是自"阴阳合德"之一瞬间开始的一动一静的运动。这个运动直到阴阳离决时才停止，自主性运动就是生命运动。为什么叫自主性呢？请问，是谁命令他运动的呢？没有。所谓"夫莫之命而常自然"（《老子》），是它自己在运动。这个自主性运动与生命同步，一个人，心脏的张缩、胃肠的蠕动、肺的开合、细胞的运动……器官组织不同，运动形式有别，但它们的运动都是自主的。有人说：是神经主宰的。我问是谁主宰神经的？还是自主性运动。而且，在一个生命体中，各器官、组织虽有运动形式的区别，但它们是协调地共同完成同一个生命程序。一切根据生命运动的需要，快慢、大小、高低、上下、内外、左右地调节着，总是和谐而精当地运动着，这是生命巨系统中一个自主性运动系统程序。

自主性运动系统中一个重要的问题，就是自从阴阳合德生命运动开始之后，这个生命的自主运动便是阴阳互根、阳生阴长的过程。阴是物质，比如营养物质；阳是动力，营养物质进入体内，经过消化、吸收、代谢，变化成能量，发生了动能，这个动能便是阳；从食物入口，咀嚼入胃，胃的蠕动分泌，胆汁的泌出，小肠的运动分泌、消化吸收，肝、脾的代谢，一系列的运动，都属于动能的阳；而最后变化为具能量的物质，是动能的阳所生出来的，但这生出来的能量物质属阴；正是这属阴的能量物质又会发生出运动能力的阳；这个过程便是一个阴阳互根、阳生阴长的过程。这个生命过程很重要，一个生命自阴阳合德形成开始有自主性运动以后，始终是在阴阳互根中生活，直到生命终结。

我想进一步说明阴阳互根发生自主性运动这一现象。例如：动脉粥样硬化性心脏病，出现心前区压迫感、早搏、房颤、心律失常、心绞痛、心肌坏死，所有这些症状只是一个原因，即心肌缺血造成的。一旦供血充足，所有症状都会消失。例如，心脏移植、肾脏移植，一个心脏从胸腔取出，已停止了跳动，但在植入另一个胸腔、吻合了血管之后，血液流入心脏，心脏立即跳动起来。上述两例都是阴阳互根的例子，自主性运动存在于阴阳互根之中。

中医自张仲景以来，便根据自主性运动法则，以及阴阳互根的原理，以助阳、回阳、补气、滋阴、育阴、养血等理法，治疗内源性功能性疾病，使千千万万人走出死亡，得到健康。但自主性运动是不可取代的，激素类药物长期使用导致的严重后果，便是取代自主性运动的恶果，违背自主性，便是违背生态规律。

2. 共生性

宇宙万物之间相互依赖、相互制约的共生关系，决定了万物之中不能有一个被消灭，也不可能有一个单独生存，单独一个生命不可能生存下去。哪有一个不吃东西而能生存的生物呢？而且，消灭其中任何一种生物，必会造成另一种或另几种失去依赖而不能生存，也会使某一种生物因失去制约而自我膨胀。无论是失去依赖还是失去制约，都会引起"多米诺骨牌效应"，造成生命的灾难性结果。

　　前面提到的"除四害"，消灭麻雀而导致的灾难，就是因为破坏了依赖与制约关系，打破了共生性结构，这是一个万物之间共生性关系的例子，人体也是如此。人体各器官、组织，包括五脏六腑、营卫、气血、四肢百骸，它们之间在生理关系中同样是共生性关系。

　　在病理关系中也是如此。例如，营养代谢系统功能，依赖内分泌系统功能；内分泌系统功能，又依赖自主性调节系统功能；而自主性调节系统功能，又依赖营养代谢系统的能量供应。三个系统在相互依赖中又必然相互制约，形成一个共生关系。

　　生理上的共生性，又导致病理中的共生性质。例如：糖尿病为什么总出现三高——高血糖、高血脂、高血压？而高血压、高血脂又常常导致高血糖，以及免疫功能低落。这是一个常见的代谢、分泌、免疫三系统的共生关系。所以在治病中，无论治糖尿病还是治高血压、高血脂，总是治一病而三病同时痊愈。

　　共生性现象在中医的案例中是不胜枚举的。众所周知，中医有内病外治而愈的，如针灸、按摩、敷药、药浴等；有外病内治而愈的，如溃疡不愈合、疱疹、疮疡、多发性脂肪瘤等。这些都是以生命的共生性关系为基础的。

　　顺便说一下，不了解生命的共生性，是当不好医师的。例如糖尿病、高血糖、高血脂、高血压、动脉粥样硬化、大血管病、心脑血管病、周围血管病、肢痛、肢麻、溃疡不愈合、脂肪肝、肾小球硬化、前列腺肥大、白内障、眼底病……许多的合并症都会发生。怎么办？不知道生命的共生性，便只能心病治心、肝病治肝、血糖高降糖、血压高降压、血脂高降脂、眼病治眼、脚病治脚……一对一地对抗治疗。结果，病不能治愈而药害日增，这就是为什么有些人终身服药的原因。而通晓阴阳五行、掌握生命共生性法则的医师，对上述糖尿病无论并发症有多少，只一方一剂，所有症状悉数解除而痊愈。你相信吗？今天不信其有，明天相信不迟。而我不能不说，真善美尽在大自然中！

　　共生性法则是中医临床中对药物选择时必须考虑的问题。比如我们用降糖药或其他化学药，只考虑某一疗效而忽视药物的毒副作用，往往要治的病没治好，却伤害了肝肾，其后果不问可知。有时我们切去脾脏，结果造成了"无脾综合征"。诸如此类，都因为不知生命共生性法则。

3. 排异性

　　生命过程中的排异性，是生命本体保护自己生存的本能。以人为喻，人饮食、呼吸、视听、汗腺、大小便等全身孔窍，都是外界通向内部的通路，也都是内部通向外部的通路。外界的有毒有害物可能经这些通路侵入内部造成对人的伤害，甚至死亡。而人体在任何一个通向内部的路径都有防御，间或防之不力时，有毒有害物侵入了，人体的排异职能系统便动员相关体能将有毒有害物通过相应的通路排出体外，以保障生命过程的稳定。同时，对自身内部在生理过程中产生的有害物、废弃物，也由排异职能系统经由体外通路排出体外。一般说来，固体废弃物经由大便、呕吐排除；液体由小便与排汗排除。全身的孔窍，甚至微血管都可以作排异的通路。在人的生命运动过程中，排异系统时时刻刻都在清除体内的异己物质，送到各方便适宜通路代谢于体外，以保障生命的稳定。

排异系统在人的生命活动中非常重要，中医早在两千年前已经非常成功地利用排异本能治病了，到《伤寒论》问世，已经成为一个临床治疗体系。今天，我要对天下说，《伤寒论》与清代吴鞠通《温病条辨》的临床疗效是超现代的！为什么一个医学成就能够超越两千年呢？这完全是阴阳五行的生态理念对生命运动的智慧认识。我愿对此作简单的介绍。

张仲景对"伤寒"这个外源性疾病（致病生物体感染），在明确认识人体生态中的排异职能后，用因势利导的方法，把致病物排出体外而愈，请看《伤寒论》的阳性病理系统的临床案例。

阳性病是指自主性运动处于常态，机体的排异职能有能力对致病生物体做出有效排异反应。如果自主性运动不足，机体排异职能无力做出排异反应，则为阴性病病理过程。在阳性病过程中，由于病理的器官组织部位不同，排异的代谢通路不同，也可称为病位不同，而区分为"表""里""气机"三个病区。以阴阳消长为经界，称为太阳经、阳明经、少阳经，是三个经界不同的阶段。

太阳经病理反应在"表"。表，是个病区，就是排异反应的区阈。表的排异通路在汗腺。凡是在表的排异反应，都有共同的特征：脉浮、发热恶寒、头疼、身疼。其治疗原则是因势利导，方法是汗解。汗解法，又根据病理趋势不同而分别有解肌法、发汗法、助阳解表法、清热发汗法、逐饮发汗法等。其方剂有：桂枝汤、麻黄汤、葛根汤、小青龙汤、大青龙汤、桂枝加葛根汤等。汗解法的目的不在发汗，而是以排除病理物质为目的之方法。

清乾隆年代，急性传染病流行，如麻疹、猩红热、脑炎、斑疹伤寒等，又有吴鞠通、叶天士等人在《伤寒论》的影响下著有《温病条辨》《温热经纬》等书，以"辛凉透表法"丰富了《伤寒论》汗解法的排异方法。自东汉张仲景到清乾隆吴、叶大师们的临床贡献，使中医对外源性疾病达到超现代的临床疗效，这也是中医为什么不用灭菌消毒的药能治致病生物体所引起的传染病的原因。

说超现代，这个话的分量并不轻松。1956年河北省流行乙型脑炎，用抗生素治疗，死亡率甚高而多有后遗症；而蒲辅周先生用中医药治疗167例，全部治愈，且无一例有后遗症。2003年的"SARS"，广州中医药大学邓铁涛医师院内治疗60例、院外会诊几十例，均无一例死亡。这在世界医学中是不是超现代的临床水平？当然，中医学的超现代水平，并不止于此，这只是中医利用排异性本能的一部分。

再举一个阳明病。阳明病的排异反应在"里"。里，也是个排异反应的病区，这个病区的代谢通路是胃与肠，所以有吐法、下法两个，其实质都是依据病理排异反应的趋势而因势利导，把病理产物排出体外。若病理物在胃中，因其欲吐之势而用"瓜蒂散"涌吐而病愈；如病理物在肠内，肠的排异职能反应是大便，其病势表现为"发热恶热，不大便三五日或六七日，神昏谵语，不识人，腹满胀痛，日哺潮热，"等等；这种趋势欲排异于大便，但结肠干燥而不通，为下夺之势，可因其势而用下法。下法中可根据病情缓急而因势用"白虎汤"通便，或"调胃承气汤""小承气汤""大承气汤"通便，排除病理物质而愈。

张仲景的因势利导而用的下法很巧妙、变化多端。如对腹中瘀血，有"桃核承气汤"；对腹中肿块发热者，有"大黄牡丹皮汤""下瘀血汤""大黄䗪虫丸、汤"；对腹中有水饮的，有"五苓散""猪苓汤""十枣汤""茵陈蒿汤""茵陈栀子汤"等。到清代吴鞠通，排异法又创作了"增液承气汤""宣白承气汤"等，使下法排异更加丰富。

中医对人体生态中的排异性能力的理解，使两千年来的医学临床治疗达到出神入化的境界，在许多疾病中出现了奇迹。可以预料，当今许多被现代医学认定为"终身服药"的病，以及癌症、艾滋病，都会在人体排异性本能中得到治疗。

机体生命中的排异性，被认识的比《伤寒论》更早，其成就也更完美，有不少奇迹。但是，违背排异性法则的治疗也很普遍，比如我们感冒了常是用药退热、止痛、抗过敏等对抗方法与药物，这些行为正是违背了排异性反应，使致病物质得不到代谢排出体外，结果造成并发症或后遗症，常见的是肺炎、肺感染、鼻炎、咽炎、心肌炎、膀胱炎等。所以世俗中有"感冒生百病"的说法，其实是病理物质没排出体外造成的。顺便说一句，为什么机体对一些化学药产生抗药反应？这也是排异性做出的结果。

4. 应变性

应变性是人体在生态中改变自我以适应环境的本能。当人体内、外环境突然或逐渐发生变化时，应变性本能会做出相应的反应。如寒、热、缺氧、饥、饱、劳、逸等，应变性系统会改变自我的皮肤、汗腺、血压、心率、血管……以调节自我适应环境。生活在西藏高原的人们，适应缺氧的环境；生活在高寒地区的人，习惯于寒冷的环境；这是生命过程中人人常见的应变性现象。在50年前，剃头的师傅都长有一双大脚，因为他需长年站着工作，又须站得稳，应变性本能改变了它；木工师傅常年吃力地用手推刨，应变性本能改变了他的双手，生得粗大有力。任何一个生物，都有应变性的本能。

中医很早以前便在阴阳五行中发现了应变性本能。有记载证明，在16世纪，中医以"人痘接种天花"。中医把天花病毒接种到人体，使人在生命过程中与天花病毒共处，结果，人体生态中的应变性本能，改变了自我，适应了病毒环境，这是人体应变性改变自我适应自然的另一表现。中医这个对生命认知的智慧，一百多年后，被英国医师琴纳学去，改用"牛痘接种"。

艾滋病毒与猴子的和平共处，也是"应变性"的结果。蟑螂吃灭蟑毒剂，只需6代便可以得到自身"应变性"带来的免疫。艾滋病毒与猴子、蟑螂与毒剂的和谐共处，是自然生态使然。牛痘接种是阴阳五行的智慧，人引牛痘病毒进入自身，用自身的应变性本能改变自我适应自然的理念，用于"牛痘接种"，至今四百余年，在世界上消灭了天花！

这是一个值得人深思的问题。中医把痘毒引入自身，艾滋病毒与猴子的共处，与之磨合，用自身应变性本能，改变自我来适应有毒环境。这是个什么理念？"天人合一"自然和谐理念。为什么改变自我适应自然400年而消灭了天花（应该是天花在世界绝迹）？西方人20世纪40年代发现了青霉素，举世为之欢呼，以为杀灭病菌的药造出来了，人类有救了！然而，杀菌、抗菌不过50年，结果是病菌越杀越强，传染病越来越多。什么原因？最根本的原因是生态理念——一个是按照生命运动规律来对待生命，改变自我或者说完善自己来适应自然；一个是战胜自然、改变自然，以适应自我，这是东方文化与西方文化的差异。这个问题，到此为止，不作更多的讨论。东方文化中天人合一、生态平衡的理念已经过至少四五千年的考验证明：自然和谐、社会和谐、生命和谐，是来自阴阳五行运动的生态平衡理念。

应变性是一切生物共有的，动物、植物有，病菌、病毒也有。植物从热带迁移寒带，或从寒带迁移热带，都可以逐渐改变自身而适应新气候环境而生存。蟑螂对于毒饵只需6代即可得到免疫，这是蟑螂的应变性本能；中医引种天花病毒进入自身，改变自我适应自然，到"牛痘接种"400年，使天花病在世界绝迹；青霉素进入人体制菌50年，用药量增大了上百倍，而传染病却逐年增多、副作用逐年加剧。其间值得我们深思的是：同是一个应变性，顺之与违之有如此不同的结果。今天许多疫苗的应用，正是中医"天人合一"、人体"应变性"本能的临床应用，前途必定广阔而光明。

5. 守个性

生物的守个性是物种保持其生物个性的生态法则。如果生物没有守个性，万物便失去了区别。这是不可想象的灾难。因为有了生命的守个性，万物才成为万物。物与物之间、类与类之间、个体与个体之间，出现万万千千同中之异、异中之异，以致万顷森林无相同之树木，天下之树木无相同之树叶，世界60亿人无相同之面孔，无论动物、植物，子孙万代各有差异。由于生物的守个性法则，在保持自身纯度的同时，保持了物种的多样化。

生物的守个性法则，在优生学的研究中有丰富的内容。

阴阳五行运动衍生出五大生态法则，是生命赖以生存、发展的能力，是生命自始至终的全过程，是生死盛衰的根据。医学家临床治病，以及养生，顺之则昌，逆之则危，实所谓天地之道不可违也。

四、阴阳五行的启示与推演

1. 阴阳五行：系统性之推演

中医在《伤寒论》问世前，临床医疗是"医方"（如同时代的《肘后方》、马王堆汉墓出土的帛书《五十二病方》、唐孙思邈的《备急千金要方》《千金翼方》……）。唯张仲景在阴阳五行的启示中推演，建立了理、法、方、药一体的临床医疗系统。在这个大系统中，张仲景融入了信息系统、控制系统，把《伤寒论》打造成无古无今、超现代的临床医学体系！如今，中医于本世纪初便创立了《伤寒论》临床医疗系统，使用了信息处理与控制程序。这是在中医内容中得到验证的，决无邀宠之意。

《伤寒论》临床医疗系统的构建，完全是在阴阳五行的启示中推演而来的。阴阳五行本身就是一个包罗宇宙万物的巨系统。这个巨系统把宇宙万物分为5种属性，发生着五行运动。这就是把宇宙万物以阴阳属性构建为一个巨系统，又以5种不同属性分为五个大系统。每个大系统中还可以根据需要以不同个性分别为若干子系统，甚至无限可分。

五行阴阳这个巨系统，恰恰是把宇宙万物整合为一的巨系统。这是一个无限整合，没有这样的无限整合，我们不可能得到对宏观世界的正确认识，因为，生命规律只有在宏观世界中才能得到。在认识了生命规律之后，再对宏观世界用分割的方法，进入微观世界。在对微观世界的认识过程中，你会把在宏观世界中得来的生命生死存亡盛衰认识加以更深刻、更真切的升华！如果不了解宏观世界的大道理，而对个体进行无限分割，进入微观世界去寻求生命规律，那你正是"不识庐山真面目，只缘身在此山中"。我这里，是讲系统的意义。系统是对事物整合的宏观认识，宏观认识即普遍性、共同性的认识，也即是普遍规律的认识。系统的功能，就是我们以共同性为指导去认识个别性，去更好地解决问题。

"系统"这个词，是外来语还是本土语，我没考证，在汉墓出土的简书中是没有的，也就是说，在汉代尚没有这个表述。那么我根据什么说阴阳五行是宇宙万物的巨系统？说伤寒六经是临床治疗系统呢？很简单，阴阳五行本身便是同类事物以内部联系组成的整体，伤寒六经也同样如此。汉代前没有"系统"这个表述，《天元纪大论》称阴阳五行为万物之"纲纪"，张仲景命名伤寒治疗体系为"六经"，而"纲纪""经""系统"这三个词都是从"糸"字与谐音字组成。"纲"是网的纲绳，千万个目系于一纲；"纪"是治丝，把散丝的头绪整理出来为"纪"；"经"是织物的纵线，可引申为道路、规范；"系"为丝所连缀的同类事物，以及内部联系组成的整体，与"系统"没有区别。我们的老子说："道可道非常道，名可名非常名。"两千年之隔，纲纪、经、系统，名称虽有不同，而实质则一。我们可不可以确认伤寒六经系统，是受阴阳五行的启示而推演出来的呢？

我再以阴阳五行与伤寒六经系统的内在联系展现给大家看：张仲景开宗明义，首先把伤寒中风同类疾病分为阴、阳两个系统："病有发热恶寒者，发于阳也；无热恶寒者，发于阴也。"无形的动力是阳；有形的器质是阴。阴阳合德，一动一静，是生命过程。阴阳离决，有静无动，是生命灭亡。这是生命生死中的阴阳。那么生命过程中的阴阳是怎样的呢？生命过程中阴阳是均势平衡，也就是动态平衡。

我们可以设定一个阴阳正（+）、负（-）值。"+"为阳性值，表示机体的自主性运动在正常值。自主性运动是一切生命功能的动力，自主性运动在正常值中，共生性、排异性、应变性等都在正常运动之中；如果自主性运动在"－"值状态，那么共生性、排异性、应变性运动都会出现动力不足，整体处于阴性状态。所谓"病发于阳"，便是病发生在"＋"阳性值中，机体的自主性、共生性、排异性、应变性能力处于正常状态；如果病发生在"－"阴性值中，机体自主性运动量不足，共生性、排异性、应变性能力都处于低落。同样一个病，发生于这两种机体状态中，病理、治法与方药都是截然不同的。而确认病发于阴性值与阳性值的根据，是发于机体内部的一条信息，即发热恶寒与无热恶寒。这个信息证明了什么？为什么是病发于阳或发于阴的根据呢？

2. 阴阳五行：排异性之推演

这要从病理说起，伤寒、中风是生物病原体侵入机体引起的排异性反应。在排异性反应中，无论是排汗、排便、排脓、排血，任何一个排异通路，都必须是有关的器官、组织自主性运动做出超常量的运动，才能把致病物排出体外。例如排异反应趋势向体表排汗，必须提高体温、提高血压、提高周围血管供血量，让微血管充血，以开放汗腺。在这个排异过程中，最集中的表现就是"发热"，发热恶寒是在提高体温中肌组织颤抖而发生的感觉，但体温是超常的发热。

"发热恶寒"这条病理信息，最能表现人体的自主性运动与排异性能力在正常值，病是发于阳性病理过程中，因而"发热恶寒"是阳性病理的定性标准。

在《伤寒论》中，阳性病是一个系统，又根据排异反应出现的病理部位不同而分为太阳、阳明、少阳 3 个子系统。太阳经排异反应趋势向"表"；阳明经排异反应趋势在"里"，或向上越，或向下夺；少阳经病在"气机"部位排异反应发生障碍。

在太阳经系统，分有汗与无汗两种病势。有汗病势 21 例，无汗病势 4 例，共 25 例。太阳经系统中有汗病势类与无汗病势类所有个例，都具有太阳经自主运动处于正常值，排异反应向"表"的共同病理特征，而又各具独有的个性病理特征。但都是以脉、症、病情等病理信息所表明的，都因其排异趋向而用汗法。

阳明经病理系统排异反应在胃肠，张仲景称"里"。排异反应趋向上越（吐）与下夺（排大便）两种。对上越者，因其趋向用涌吐法；对下夺者，因其势而用攻下法。吐法、下法是对阳明病的一般病势而言，又根据各自不同的个性病症而有不同的下法，在下法中有"白虎汤""调胃承气汤""小承气汤""大承气汤" 4 个不同等级。阳明病所有个例，也都是以脉、症、病情，与自觉、他觉的病理信息表明的。张仲景所谓"辨脉症"，实际便是病理信息的处理程序。

少阳经病理系统在"气机"，排异反应因气机调节失常而受到障碍。少阳系统病势有四类：气机调节失常是其一；因调节失常而障碍排异反应排汗是其二；因气机失调而障碍排异反应排除胃肠热结是其三；因气机失调大便燥结障碍排异反应排便是其四。

3. 阴阳五行：自主性之推演

以上是阳性病系统中3个子系统，每个子系统中有若干个例，以下我们看阴性病理系统。

阴性病理系统与阳性病理系统相反。阴性病是自主性运动在负值状况，共生性、排异性、应变性能力无能做出有效的反应。为生物病原体侵入人体后，共生性与排异性反应不能动员相关器官组织以增强代谢的形式排除异己，集中表现就是不能提高体温发热，而出现体温低落的恶寒，所以"无热恶寒"是阴性病的定性标准。在阴性病系统中，与阳性病相对，也是表、里、气机三个病理反应的区阈。不过，阳性病是病理反应区阈不同而排异方式不同；而阴性病则是在表、里、气机3个病阈中组织器官自主性运动能力衰弱，不能维持正常基础代谢，因不同病阈、不同的组织器官出现自主性运动衰弱而已，以下分别介绍。

少阴病系统，脉沉细，体温低落，身寒，但欲寐，是心功能衰弱、外周循环不足，这表明循环系统自主性运动在负值状况，这个病是以"回阳法"治疗。"回阳"的含义，就是恢复失去的动力。少阴病过程中有7个不同的个例（麻黄附子汤、麻黄附子细辛汤、真武汤、附子汤、四逆汤、白通汤、通脉四逆汤），少阴病因阳回发热汗出而病解除。这就是自主性运动值升高，排异性能力回复正常，排除了病原物质而病愈。

太阴系统脉弱，弱象是沉微细无力，表明血压降低，循环血流量与动力俱呈现负值，而且腹满时疼，下利清谷，食不下而吐；体温降低，明显的自主性运动降低，循环动力与胃肠消化功能、代谢功能都在低值的状况，这种状态中，排异性能力几乎出现零值。太阴病与少阴病以及厥阴病，其共同的性质就是自主性运动能量过低——少阴在循环与周围组织；太阴在循环与胃肠器官；而厥阴病，是自主性运动能力降低出现于气机官能。厥阴病系统，问题复杂，需从头说起。

关于厥阴病，章太炎先生说："厥阴病乃千古疑案。"为什么说是疑案呢？因为自宋代至今，可以看到的《伤寒论》版本，在厥阴篇只有提纲一条说："厥阴之为病，消渴，气上撞心，心中疼热，饥而不欲食。"而下面既无理法，也无方药，也就是提纲之下没有切实的内容。因此，自宋代成无己注释《伤寒论》以来，历金、元、明、清诸代，众多医学家对伤寒论厥阴病议论甚多。说法之一，张仲景也是有局限的，消渴病今天还是医学界没能解决的难题，一千多年以前不能出治法是很自然的事；说法之二，《伤寒杂病论》成书一百多年后，经王叔和整理而行世，建安至晋大约百年，而战祸频仍，更加水、火、虫蛀之灾，对于竹木简书很难保存完好，《伤寒杂病论》中多有佚失，厥阴病篇应是因这些灾难而散失。上述这两种说法，不必分证是非，重要的是将佚失者找回来，实缺者，可补上。但已经寻找千年，仍无消息，还是补起来方便适宜。怎么补？缺少什么补什么。缺少了什么呢？缺少了厥阴病的理法方药！

4. 阴阳五行自主性推演：厥阴病补缺

什么是厥阴？什么是厥阴病？厥阴病采用什么治法？采用什么方药？

　　厥阴是张仲景以阴阳消长的关系来说明伤寒六经病的病理关系，并以它来命名。阴阳是对立存在的，没有孤阴、孤阳。但阴阳是运动的，运动的形式是消长变化。阳长阴消，阳极生阴，阴长阳消，阴极阳生，循环往复，无始无终。厥阴表示阴气盛极而阳气开始增长，所以厥阴与少阳对立存在。在《伤寒论》六经系统中，太阳与少阴是在"表"病阈中，阳性过程称太阳，阴性过程称少阴；阳明与太阴是"里"病阈中，阳性过程称阳明，阴性过程称太阴；而在气机病阈中，阳性过程是少阳病，阴性过程为厥阴病。这就是说，气机这个区阈的病，自主性运动能力在正常值为少阳，自主性运动能力在负值为厥阴。这便理出来一个头绪：少阳气机病的阴性过程便是厥阴病。

　　张仲景在厥阴提纲中说："厥阴之为病，消渴、气上撞心、心中疼热、饥而不欲食。"这是说的什么病？"消渴"应是糖尿病与尿崩症；"气上撞心、心中疼热"应是讲心悸与心绞痛、心肌坏死。这似乎透露出一点线索：糖尿病与尿崩症都是内分泌病。糖尿病总是合并冠心病、高血脂、高血压，这是很清楚的。内分泌紊乱必然导致代谢障碍，先发生糖尿病，后出现高血脂、高血压、动脉粥样硬化性心脏病者；或先发生高血脂、高血压、冠心病而后出现高血糖者，临床中均属常见。到这里，厥阴病已经初步定位——分泌与代谢病阈。

　　我们可以与少阳病的病阈核对一下，看是不是同病阈。病阈是发生病理反应的实体，是器官组织。张仲景说，太阳病在"表"，阳明病在"里"，而少阳病则没有指出一个实体病位，我们只好从少阳病的脉症中寻求其病理部位。

　　六经提纲称："少阳之为病，口苦，咽干，目眩也。"

　　"口苦咽干目眩"是出于什么部位？

　　"口苦"是胆汁代谢障碍，胆汁溢于肝循环，进入体循环，在舌组织循环中而产生的苦味；

　　"咽干"，是口腔唾液腺分泌失调，稀薄的唾液腺分泌减少，而感到口咽干；

　　黏稠唾液分泌增加，黏稠唾液中含黏蛋白，所以容易附着在舌上形成白苔，这就是少阳病"舌上白苔者"的形成原因

　　"目眩"一症考虑是眼血管收缩，以及瞳孔散大所致。

　　少阳病口苦、咽干、目眩以及脉弦细，都与交感与副交感神经调节失常关系直接。交感神经活动使内脏与外周血管收缩，分泌黏稠唾液，抑制胃肠运动，抑制胆囊收缩，使瞳孔散大，促进糖原酵解；副交感神经运动则相反，使血管舒张，分泌稀薄唾液，促进胃肠运动，促进胃液、胰液、胰岛素的分泌，使胆囊收缩，瞳孔缩小……

　　说到这里，少阳与厥阴的共同病位已经分明，口苦、咽干、目眩、脉弦细、舌上白苔，以及其他少阳病症（默默不欲饮食、心烦喜呕、往来寒热、胸胁苦满）与厥阴病的消渴、气上撞心、心中疼热、饥不欲食，同出于分泌调节机制。

　　内分泌与外分泌是相连接的，分泌与代谢也是相连接的。这些都是交感与副交感神经调节失常所致：副交感神经自主性活动降低，交感神经失去制约。如果在有"往来寒热"

时，可认为在少阳过程中；如无发热，出现消渴，或出现心中疼或心悸或饥不欲食，可认为入厥阴过程。

中医对少阳称"生发之气"，并以三焦为体。《难经》三十八难称三焦"主持诸气"。李时珍在本草纲目序例"脏腑虚实标本用药式"中说："三焦为相火之用，分布命门元气，主升降出入，游行天地之间，总领五脏六腑、营卫、气血、经络、内外、上下、左右之气，号中清之府，上主纳，中主化，下主出。"

作相火之用的三焦，在中医临床中，一向被认为是少阳气机，而相火被认为是生命之火。或换个话说，是推动生命活动的动力。交感、副交感神经、运动与分泌，代谢等都属于三焦气机的一部分功用。三焦气机作为少阳与厥阴的病理部位，从形式、内容都是相契合的。

下面我们谈治法与方药。

我们不妨把厥阴病直称为糖尿病并发高血压冠心病的一个案例，这样说起来方便些。

在中医的理论中，糖尿病发生于厥阴病理过程中，是三焦气机自主性运动低于正常值而出现的营养代谢调节功能障碍。在少阴病表阳虚，以附子、人参助其自主性运动称助阳；在太阴病在里，以附子、干姜回其阳；而厥阴病在气机，用什么药来强化三焦气机大的自主性活动呢？

这不是个新问题，这是前人已经重复做过，并且说了二三千年的问题。张仲景对少阴与太阴用助阳、回阳的附子、人参、干姜等药重振了自主性运动，正是我们的思路，即治愈糖尿病的思维。张仲景在治疗少阴病时，对循环濒于衰竭（张仲景称亡阳）的情况，就是用"回阳"法起死回生的。当然，少阴、太阴与厥阴是同理不同法、同法不同药的，既是相同的病性，又是不同的个体。我们可从少阴、太阴病中受到启发。

我们重述一下阴阳的关系："阳动阴静"，"阳生阴长"，"阴阳互根"。阳为运动，运动不足为阳虚，阳虚则阴不足，阴不足又导致能量缺少，这是阳生阴长的关系，也是阴阳互根的关系。以糖尿病说，三焦气机自主性运动严重不足，造成营气缺乏、卫气不足，上焦纳入、中焦运化、下焦排出的一片混乱，神疲体倦，并发症状逐日增多，这是从宏观上看三焦气机的阳虚势态。

从微观上看，糖尿病与胰岛素的分泌至关重要。胰岛组织分泌两种激素，血糖浓度高于正常值时，分泌降糖激素；血糖浓度低于正常值时，分泌升糖激素。这就使血糖调节在一个动态平衡之间。而糖与脂肪、蛋白质三大营养物质之间在分解、合成、转化、利用、贮存这个生化过程中也存在一个调节机制，并且是根据生命活动的需要来调节的，稳定在一个动态平衡的范围。每一个器官、组织的分泌，激素也好，生化酶也好，都是在运动中产生的，这些物质不是凭空产生的，是由物质转化而来的。

这些器官、组织的运动是从哪里来的呢？前面已经说过，是副交感神经活动促进胃肠运动，促进胃液、肠液、胰液、胰岛素的分泌。是什么东西使副交感神经活动呢？这在微观世界中是找不到答案的。我们只好说：自主性。生命中组织器官产生了生命活动需要的物质——需要什么，产生什么；需要多少，产生多少；什么时候需要，什么时候产生……这是一个非常复杂又非常有序，而且是动态的自主运动、自主控制、自主调节的生命化学程序。治疗糖尿病的理法药物，就在于如何恢复上述这个生命化学程序的自主性活动。

让我们回到宏观中去。微观世界中所表明的，与宏观世界中所认识的，是相似的。我们已经知道，治疗糖尿病只能强化三焦气机的自主性运动。根据"阴阳互根"的原理，同时补以高能量的营养物质，以期达到"阳生阴长"、自主调节的生化程序，恢复其均势平衡的生态秩序。

什么药物强化三焦气机自主性运动呢？什么药物可作为三焦气机自主性运动所需的能量呢？

我们是幸运的，先辈们在3000年中给我们留下大量的医药遗产。至今能看到的《本草》30多种，方书350多部，中药一千八九百味，而且大多是在千百年的临床中无数次实践验证过来的。在这个宝库里，何求不得！我在补元气、健脾气、滋肝补肾的思路中组成"生化强生合剂"，已经过6年的临床验证，中医学中一扇未曾启动的门为我大开。我看到，厥阴病系统中远不止糖尿病、冠心病、心肌梗死，而是更多更多的内源性疾病。

我去年在浙江大学医院临床中治疗糖尿病，其并发的高血压、高血脂、冠心病先后痊愈了，这是糖尿病与高血压、冠心病的合并案例，治疗原发的高血压、冠心病，结果相同。而且在治疗糖尿病或高血压、冠心病的过程中，我看到许多并发性疾病，或非并发疾病，都在"生化强生合剂"治疗中先后消失，诸如脂肪肝、萎缩性胃炎、溃疡不愈合、口腔溃疡、慢性咽炎、内外痔、白内障、青光眼、玻璃体混浊、便秘、失禁、前列腺肥大、肾功能不全、阳痿、阴冷、肢疼肢麻、风湿痛、颜面黑斑、老人斑、器官组织间囊肿、鼻息肉、脂肪瘤（其中一例是扁桃体肿瘤），以及所谓更年期综合征、干燥综合征……而且，糖尿病、冠心病患者，进入"生化强生合剂"治疗中有一个共同的现象，就是一切都趋向平衡。比如，先是大、小便通畅，多食与不欲食、血压高低、血脂、血糖逐渐平衡，心率快与慢、体重超标准肥胖者与体重不足消瘦者趋向平衡，面部逐渐出现红润，光泽洁净，老年斑逐渐浅淡，直至消失……

我写到这里，已足以说明厥阴病系统的空缺不再是中医的缺憾。"生化强生合剂"所治疗的疾病，远不止上述所列出的二十几个。我断定，在今后的临床中，会有许多疾病补入厥阴系统中来，包括肿瘤。

我说的是阴阳五行的启示与推演，用阴阳五行剖析了伤寒六经。而且补足了厥阴系统应有的内容。以"自主性调节"为法治愈了糖尿病、高血压、冠心病等20多个功能性疾病；发明了"生化强生合剂"生态同步疗法。感谢我们的先祖给了我阴阳五行智慧。敬告我的同胞们，中医不会叫您失望，一定会在这太平盛世复兴发展繁荣。

以上便是我对关心"阴阳五行"与中医的先生们的请教。

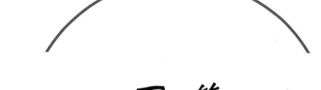

下 篇
达成《本能论新解》篇

郭达成　著

第七章　三通理念

　　我们先说利用生活常识来解决发热的问题。不管是孩子还是成年人，都会患有不同形式的发热，有的咳嗽、感冒，有的肺感染，有的无名高热，有各式各样的发热的表现。

　　现在，我们有一张万人一方的方子，可以解决发热的问题。我跟大家分享了，这个方子只是冰山一角，也就是这个方子可以帮助代谢我们身体的垃圾、毒素，疏通我们身体的障碍。你发热了，是你身体有毒素、垃圾有障碍了出不来。那么我们常用的方法是要辨证的，你是风寒，你是风热，或是暑湿，还是秋燥，或是传染病的温毒，由此来分辨。

　　现在我们不分了，我有一个大法。我们去助人健康的时候，不管你用什么方法，都是要开放身体对吧？你是用汗法，用下法，用清法，还是和法？我们如果把这些汗、吐、下、温、清、和，包括补，把它们综合在一起，我们这个方法里面什么都有，身体该通哪里通哪里。你该通汗腺，汗腺就开了；你该通大便，大便就通了；你该排身体垃圾、毒素，包括身体里的一些不该有的物质，就排异出来了。

　　通过什么排异？通过我们身体的完全开放，也就是我说的"三通理念"——观念通、二便（大便、小便）通、汗腺通。

　　我们不讲去补、去泻，而是讲"和"，讲如何帮身体把垃圾物质排异出去。你病毒来了，细菌来了，然后我们把它排异出去。通过什么方法呢？全面开放身体的方法，就有了一张万人一方的方子。大家可以不去认为这张方子是万人一方，但是你可以看结果。不管什么样的发热，我用了这个方法，你看是不是快速达到了我们想要的结果？再从结果去推，为什么会有这样一个表现。那么，我有一个认识，什么认识呢？是"内因为主，外因为辅"。大家治病的时候，大部分的时候都是关注的外因，没有关注内因或者关注得少。

　　今天我们讲"三通理念"。三通理念指的是什么？首先是观念通，其次是二便通，再就是汗腺通。刚才讲了，这个发热我们是要三通的，有大三通、有小三通。大三通是观念通、二便通、汗腺通。小三通是大便通、小便通、汗腺通。首先是说观念通，如果通了，你看看如果我们再开放了二便和汗腺，极致开放之后，是不是急性问题就迎刃而解了？特别容易，都可以成为生活常识了。不需要医师了，把它变成生活常识就可以了。

我认为我们当下的事情，是应该帮助我们身边的人，把发热、急性病的解决方法变成他自己的生活常识。我认为这是我的责任，我传递给大家，大家通过实践去考证，再去思考，达到观念通，看看什么结果。

不管怎么样，我用好这个方法，结果拿到了。

一、观念通

首先讲观念通。

有一首诗是我爷爷郭生白写的："外观万物得天道，内视自我悟本能。"我们去看大自然的万事万物，我们逐渐认识了自然规律。天道那么玄那么妙，原来它只是自然规律而已。那么"内视自我悟本能"，我们去关照自己，爱护自己，在读懂自己身体的过程当中，认识到了自己与生俱来的本能，你拥有一个很好的防病愈病、保持健康的非常好的能力。就在你身边呢，那是智慧。

智慧看不见摸不着，但是一旦被你发现了它，你看看，这个智慧是无所不能的。当把这个弄清楚的时候，我们就知道了，人类最好的医师是本自具足的本能系统。你自己的本能系统，即是免疫力、防御力系统。当身体出现障碍的时候，也就是说身体生病的时候，身体的智慧——本能系统，就开始出现免疫力增强、防御力增强，免疫力、防御力系统就启动了。启动了，它是一种保护并完善我们生命的能力。既然它启动了这种能力，我们很肯定地说，不能去压制它，而是应该帮他一把。你看这个健康就很容易获得。

在我临床过程当中，我逐渐看到了这个"病"不需要"治"了。为什么？我看到了一个方向，我说我们中医、西医方向错了。方向错了，一旦你认识了这个方向，把方向弄对了，你看看，几乎所有的病迎刃而解，太容易了。

怎么讲是方向错了？我说，当以内因为主，外因为辅。

你看看，现代医学它关注的是什么？细菌、病毒，发现了越来越多的细菌，越来越多的病毒，又出现超级细菌、超级病毒。越研究越复杂，越研究越没办法，对不对？你看所有的炎症，慢性炎症，它没办法。越研究越怎么样？终身病越多，越研究肿瘤越多。

咱们传统中医里面讲风、寒、暑、湿、燥、火六淫致病，不反对有人讲其他的。但是你看到的，你感受到的都是外来的，包括《伤寒论》。给你第一印象是什么？伤寒。伤什么？伤在外面来的寒邪、湿邪……到你身体里来，把你给伤了。你看"伤寒五六日，中风"，说太阳病"伤寒"，少阳病也是"伤寒"，你看关注点在哪里？关注点在外面，所以就开始"风、寒、暑、湿、燥、火"治病，那么"你是风邪、寒邪、湿邪……"你开始折腾了，可以无限组合。可以组合"风寒、风湿、风热、风燥……"无限组合，越来越复杂。复杂到什么程度呢？中医博大精深，对吧？"博大精深"。你可以有无数的书要读，越读你感觉越神奇，但好多问题都没办法解决。

　　我们大部分的中医和西医一样，认为感冒需要几天才好，高血压是终身病。好多西医说的终身病，我们中医也看成是终身病。或者说不认为是终身病，也是很难搞定的，偶尔搞定一个，自己就沾沾自喜了，"我能力强！你看看别人搞不定我能搞定。还是中医博大精深，有五千年的历史，所以说非常好！比西医强多了！"原来我也是持这种认识的，但是现在我的认识不一样了。当我们一旦认识到"内因为主、外因为辅"的时候，你看看发生了什么？一下子就拨云见日了！

　　我给大家举个例子，当下我们有40个人坐在这里，今天突然流感病毒就来了，直接到我们房间里来，其中就有20个人感染了流感病毒，感冒了。另外20个人没感染，但他们为什么没感染呢？大家说，为什么没感染？"身体有正气，正气强"是吧？

　　你要说正气强，我选择一个感染了感冒病毒的，还发高热39℃，再选一个没有感染感冒病毒的，双方对抗一下。我选择高热39℃的，绝对能够战胜没有感染感冒病毒的，大家信不信？那又是一个疑问。这个人体能很强呀，怎么那个弱的人他不感染病毒呀？你说"正气存内，邪不可干"呀！

　　这里就有一个说法，你看中医有个《十问歌》，要把身体的所有情况弄清楚，还得加上我们本能系统医学的问诊。把20个感染了感冒病毒的和20个没有感染的，去对比一下，找出不同点来。不光是身体有感冒病毒，另外没有感染的人身上也有可能伴有感冒病毒，他就没事，对吧？不是说只是感染了病毒的人病毒复制得快，还有一个特点，感染感冒病毒的人和没有感染的人有不同点，没有感染感冒病毒的人有共同点，感染了感冒病毒的人也有共同点，找出来你看看。我来帮你一把，我来帮这20个感染感冒病毒的快速好，你看看我怎么帮的，因为我关注的是内因，我不管你感冒病毒来了多少，反正取效都是那么快。

　　一组感染感冒病毒，一组没感染的，你看他们身体存在不同。是什么不同呢？是内因不同。这是讲什么？讲"正气存内，邪不可干"。说内因不同，是什么内因呢？什么叫"正气"？既然强壮不能说是正气，那什么叫正气？你说"身体没有垃圾"？如果说身体没有垃圾的时候，我们给这两部分人作对比，能看到有感染感冒病毒的这一组，几乎没有一个大便畅通的。有的人已经三五天没排便，有的人排便都排不顺畅，非常不顺畅。

　　大家都得过感冒吧？你想想你感冒的时候是不是大便不好排？有的人关注自己，有的人都没关注过。你关注了，你知道大便排出来轻快了好多，所以你看看这是内因还是外因？至少这一块是内因。一组没有感染感冒病毒的人，从肠道去看看，人家没有感染的几乎没有一个不是大便畅通的。再去问他们，这几天没熬夜睡得也挺好。但是感染感冒病毒了，熬夜了，睡得不好。睡得不好之后也会出现不好代谢。本来平常每天也都排便，就这三四天、五六天了，排便不顺畅，你看感冒病毒来了就感染了。把这个弄清楚了，你看我们从哪里管？关注内因！

内因就是咱们的肠道垃圾毒素多。肠道是管分清泌浊的，把好的营养物质留下，把坏的东西排异出去。我们身体一旦失去这个平衡了，好的营养物质太多了，你不需要那么多，这个时候就存在我们肠道里了，存起来的食物是不是发酵了？发酵产生的毒素被肠道吸收进入血液循环。这些食物吃进来之后，不能很快地被吸收利用代谢出去，存在肠道里了，它就发酵、腐败了，要不要被肠道吸收？咱们一定要知道是不是会被肠道吸收，如果是会被肠道吸收，吸收到哪里去了？是不是进入血液循环了？这些毒素经肠道吸收进入血液循环。进血液循环之后，是不是进入脏器组织、体液、组织液、细胞？全身中毒了不？流感的症状，全身疼，关节疼，发高热，就感觉没有一个舒服的地方，对不对？为什么？全身中毒。你去看看西医的书，说小孩子不明原因高热，不明原因的全身中毒症状：高热，肌肉酸痛。为什么会高热、肌肉酸痛？你看看那个小孩子一肚子屎没拉出来，存了很多，肠道快速把毒素吸收了，进入血液循环，进入组织脏器，进入细胞。高热，这时候怎么办？消炎！抗病毒！抗细菌！他就那么一肚子屎。这叫压制免疫，虽然这个孩子好了，他很有可能留下毛病，是不是？

你要知道内因了，不管孩子发热也好、流感也好。说肠道里有很多垃圾出不去，这叫什么？这叫"毒源"！要不要把毒源清出去？还有肠道把垃圾毒素吸收到血液循环了，进入细胞和组织脏器了，这个时候这些毒该怎么办？排出去！那么怎么排？就是我讲的"三通"理念。首先是观念通，观念通了以后，要排垃圾了，叫二便通、汗腺通。光"通"不行，还得"透"。怎么叫"透"？要把身体的垃圾都清出来叫"透"，"通透"了，没有任何的垃圾毒素了，就好了。

这个时候要干吗呢？你感冒了，症状是咳嗽，肺感染，还有感冒病毒。这时老爷子有一张方子"瓜蒌汤"，正适合你的状态。瓜蒌汤吃上，3天就好，大家就感觉这张方子很好，3天就好了，连咳嗽一块儿好。但是我说这个方子不完美，因为你关注的是治病，你没有去关注自己身体。你要去内观内视自我，去读懂自己身体。你要知道是内因，不是外因。你再看这张方子，是宣肺平喘吗？这张方子有一个很强大的能力，通大便，通汗腺、利小便，它有这个能力，所以说它非常完美，3天就好了。

有肺感染，我可以让你一天好，因为我清晰地看到内因了。为什么我能让你1天好？用那张方子解决，你为什么要3天好？原因在哪里呀？原因在这个《十问歌》里面，你把《十问歌》弄清楚了，你就知道了，你也可以让自己一天好。

传统上以外因为主来看《十问歌》。"问诊首当问一般，一般问清问有关，一问寒热二问汗"，你是感了风寒啊，还是感了风热啊？你是有汗啊，还是无汗啊？你是局部出汗，还是全身有汗啊？"三问头身四问便"，问问你的头部，身体的感受，然后问问你的排便。"五问饮食六胸腹，七聋八渴俱当辨"，把这些东西都问清楚了。

然后干吗呢？因为关注的是外因，那就辨证呗，我们可以开十几张方子，不同的方子给这个人解决问题，不同的医师有不同的观念。

再看我们本能系统医学的《十问歌》。"问诊首当问一般，一般问清问有关"，这个是必须要问的，相关的一些信息。"一问饮食二问便，三问三焦俱当辨，四问旧病五问因，再将检测尽快验。"你检测的东西都要给我提供出来，至少血常规、尿常规是要有的。"个人家族当问遍，妇女经带病胎产，小儿传染接种史，痘疹惊疳嗜食偏，小儿太小难言语，悉数情况尽观遍。"如果是小孩子的话，你必须要全面地去关照他，去看他。因为他没办法告诉你，你从全面关照他身体来看。

那么这里面有一个变化，原来是"一问寒热二问汗，三问头身四问便。"现在是"一问饮食二问便，三问三焦俱当辨。"好，你把身体弄清楚，你问饮食，你问排便，然后再问三焦。当然了，我们全身所有的信息都要问到。

然后我们说，饮食很重要！这就是那个点。我说我教你1天能使流感好，不是3天，怎么去看呢？发高热了，耗能量对吧？耗能量是不是我们要补一些能量啊？要不然耗能量，人会不舒服的。补充能量，西医说了，你吃点儿清淡的、好消化的，因为你发热了。

我这里也建议要补能量。补什么能量呢？补无形的能量。我说，可以补给红糖水、蜂蜜水、枸杞水或者果汁。这些补的东西有个特点，是无形的。无形的有什么特点？不给脾胃肠道增加负担，对吧？你肚子里还有一肚子屎呢，你还吃进有形的东西来。那么进来就发酵，发酵就生毒，不停地发酵则不停地生毒，你看这人好得慢不？

根源在哪里呢？原来3天好，我可以让你1天好，原因在哪里呢？管住嘴巴，管住发酵的来源。因为没有有形的东西了，你只有能量吸收了。没有有形的东西在肠道里存着，你把原来存的有形的东西排干净了，还得把细胞里面的、血液里面的垃圾毒素排干净了，才能热退身和，才能好。包括咳嗽、肺感染。为什么这么严重，剧烈地咳嗽啊？原因在哪里啊？

首先像这种肺感染，没有一个扁桃体没有问题的，没有一个身体的那些淋巴细胞闲着的，它都要工作。干吗？解毒。解毒就有分泌，有分泌物。嗓子这里有分泌物，他就要咳嗽。甚至肺里面都有分泌物了，什么呢？肺水肿。怎么解决肺的问题啊？宣肺？其实不用管。这个都交给本能与生俱来的能力。那我们管什么呢？只管身体的垃圾毒素和毒源，把这个都清干净了，你看他好不？快速地就正常了，快速就止咳了。把这个搞清楚，你看，容易了！

因此说我的一个观念，当然我认为这是一个很正确的、以后将引领人类健康的一个观念——"内因为主，外因为辅。"《黄帝内经》上讲"正气存内，邪不可干"，那么应怎样理解这句话呢？你要是没有内因，虽然说你体能没有别人好，但是你不感冒。有人体质特别好，但是他有内因存在，他照样感冒。所以我说，"正气存内，邪不可干"是这么来看的。

正气是什么呢？身体没有邪气。你没有邪气，它怎么能干扰你啊？你身体没有垃圾，清洁干净的，病毒细菌也不找你，为什么？没有它滋生的环境，而不在于你体能、体力有多强、有多差，不是那个。正气是身体没有邪气，没有垃圾毒素，身体很清洁干净，你就有正气。

正气是什么呢？我认为，正气就是我们生命的智慧。他有非常好的一种能力，只要身体清洁干净，你的身体智慧就会发挥得非常好。

那么再说饮食、运动与排便。如果把饮食、运动、排便都做好了，做平衡了，我们就是健康的。怎么讲就是健康的呀？

你看跑马拉松的运动员，每年都能拿好几个冠军。这个人吃得也很好，也吃肉，吃的量也挺大，但是他有一个特点，不长体重，他吃的食物长了什么呢？长了能力了。

是不是也可以吃那么多好吃的啊？不让长体重，长能力？你说能不能？肯定能。但是大部分人都犯了非常严重的错误，都不去让它长体能，而是让它长体重了，就开始生病了，对不？你不长体能长体重了，吃的东西用不了那么多，用不了，存起来就完了吗？存进来是什么？垃圾啊！你看这个时候人就开始衰老，老年斑生出来了，动脉斑块也有了，七八十岁就走了，是吧？

都说老年斑和动脉斑块是不可逆的，我说不是，怎么不是呢？好，你把饮食、运动、排便给它弄平衡了，你看看你脸上的老年斑会往下掉，你的动脉斑块慢慢会溶解，被你自己溶解，我可没能力给你溶解，你自己溶解，但前提是你得处于平衡状态啊。

平衡又是一件非常快乐的事儿。你可以吃好吃的，但是你必须得要化了它，要用了它，用不了就生病。大家同意不？但是你看我们从小、从一生下来就开始培养什么呢？培养"贪"。酸甜苦辣咸，都是从逐渐长大的过程当中开始有的。而且还偏执，这个不好吃，我不吃，或者少吃；那个好吃，我多吃。你吃吧，你吃了你又不能化了它，逐渐逐渐就生病了。当把这个看清之后，这是病吗？确切地说，应该称毛病，对吧？这两天你毛病太大了，暴饮暴食还熬夜，外面流感病毒来了，你就感染了。

你看这个时候我们应该干吗？治毛病。先把嘴巴管好了，该消停了吧？然后开放身体。那些所有的慢性病啊，更适合治毛病。慢性的问题，说你有病了吗？没有病！你只有毛病！改了你的毛病，改了你不良的生活方式，改了不良的饮食习惯，你看，一天比一天好！

但是这里面又有很多内容，不是那么轻松一说就完了。

说饮食、运动、排便，这是简单地讲一下。刚才讲的《十问歌》，我们有一份健康档案，可以一一填写相关内容。首先我们关照的是饮食。这里面内容挺多，它颠覆了你现在的关于饮食、营养的认识。

也就是，我们从小所受的教育都是说，"肉、蛋、奶、鱼、海鲜是最优质的蛋白质，我们每天不吃蛋白质是不可以的。"这个定论是错的，为什么这么说呢？怎么做？以后讲。

先讲一下跟饮食有重大关系的，怎么吃饭很重要，是吧？我们大部分人都不会吃饭，所以都生病。我们也就活个七八十岁，百八十岁的就走了。当我们学会吃饭了，懂得平衡了，运动、饮食、排便平衡了，我认为我们寿命至少是翻倍的。

再讲一下道家、佛家的修行，这里边都是跟饮食有关的，对吧？是不是道家佛家修行都跟饮食有关啊？道家讲，"要想长生，腹中常空；要想不死，肠中无屎"，这是养生智慧。佛家讲的"过午不食，日中一食"也是养生智慧。

咱们先讲道家的，"要想长生，腹中长空；要想不死，肠中无屎"，就是智慧，那么这里边大家就知道有个辟谷。这里有个辟谷的记载"凡服气辟谷者"，跟饮食有关啊，干脆道家说，我就不吃饭了，我修炼。那么修炼的时候你看，"一旬之时"，10 天的时候，"精气弱微，颜色萎黄"，他精气少了，面色发黄，为什么呢？因为不吃东西了嘛，没有水谷精微去充养他，10 天就这样了。

"二旬之时"，20 天的时候，"动作瞑眩，肢节酸痛，大便苦难，小便赤黄，或时下利，前刚后溏"。有的人说我辟谷了，有瞑眩反应。好，大家都在去解释这个瞑眩反应，我说解释啥呀？没什么好解释的，20 天不吃东西，你身体接济不上了，营养匮乏了，你就得瞑眩。你不晕谁晕啊？肯定晕的。后面说"肢节酸痛，大便苦难，小便赤黄"。讲的什么呀？大便想拉都拉不出来，有，拉不出来，身体里头好多宿便出不来。小便赤黄，你看小便，红的，赤黄的，很臭，肯定很臭，垃圾从小便排出来。没有食物了，还没完没了吸收肠道粪便的毒素，你说他难过不？要不怎么他就"肢节酸痛"了？没有不酸疼的，他中毒了，他不酸疼啊？他中毒了之后肯定眩晕，啥瞑眩反应啊？他眩晕，没营养，营养供应不足，然后还中毒，你说能好得了？但是他这里已经出现排异反应了，"小便赤黄，或时下利，前刚后溏"，有的时候还拉大便，稀的，前面硬后面溏泻的。他已经有了排毒能力了，但是能力不足。

"三旬之时"，30 天的时候，"身体消瘦，重难以行（已前羸弱之候，是专气初胀所致，若以诸药，则不至于此也）"，30 天的时候，身体非常瘦了，身体沉重得路都走不动了。什么原因呢？还是中毒啊，垃圾没有完全出去，虽然体重轻了，但他没力气呀。后面解释说，"已前的羸弱之候，是专气初胀所致"，这个话晦涩难懂，什么"专气初胀"啊？不就是身体垃圾毒素比较多吗？出不去。后面又解释了，"若以诸药，则不至于此也。"如果给他一些药物的帮助，"则不至于此也"，你看道家也是服丹药，丹药辟谷。我们看到的是什么呢？如何给他一个很好的帮助。我们明白了他中毒是什么？是肠道垃圾太多，然后细胞也中毒了。身体的毒素多，呈现中毒的表现。这时候如果说我们用一个"只给帮助，不给伤害"的方法，去帮他排毒，排得越干净越快他的反应就越小。就像他说的，"若以诸药，则不至于此也"。所有我要帮他一把，用一些排除垃圾的方式。你看那时候的辟谷，有好多方法，有吃芒硝的，有吃大黄的，还有吃巴豆的，什么都有。干吗呀？先泻出去，拉出去。有的人有这个经验，拉出去之后，你看，反而这30天倒好过了。到这里我们有办法，我们的换食方法非常好。换掉伤害你的食物，吃上帮助你的食物，帮助你去推动身体垃圾毒素往外排异，通过大便、小便、汗腺的开放，不单纯是解决发热的问题，也解决你身体垃圾毒素积累的问题，又给能量、又帮助身体去排出垃圾、排出异物，这样的话，人的生命智慧就越来越强大。

那么你再看，后面就开始显现生命智慧了。他有一个自主调节，当度过了40天的时候，身体通过慢慢地排毒，也把毒素给代谢的差不多了。这个时候怎么样呢？就开始"颜色渐悦，心志安康"，他的面色慢慢好起来了，心志也很好，没有烦躁了，安定了，舒服了。

"五旬之时，五脏调和，精气内养"，50天的时候，他的五脏六腑都很和谐了。"精气内养"，他的精气神好了。50天不吃东西，能想象到他能好吗？好多人持否定态度，我知道是肯定是有的。因为我通过我的方法帮了很多人。

然后呢，"六旬之时，体复如故，机关调畅"，60天不吃东西了，身体恢复到原来的那种好的状态了。"机关调畅"，各个关节也很顺畅，屈伸自如了，非常舒服了。

"七旬之时"，70天的时候呢，"心恶喧烦，志远高翔"，他的心志就很舒缓了，有一种很好的愿力，可以这么讲，再喧烦的地方他也能够静下来了。

"八旬之时，恬淡寂寞，信明术方"，是说到这个时候，他明白了一个道理，人生病以内因为主，外因为辅。当知道这个之后，你看他怎么样？恬淡寂寞，信明术方。也就是说他身体清静了，智慧出来了，一下子不用去看那些书了，就能知道怎么帮人维护健康了。所以咱们可以不去看那些书。就像我讲的，你知道以内因为主、外因为辅之后，你知道是你肠道的宿食宿便是根源的时候，是内因的时候，你再去看，你看你用什么方法，有方法了不？至少他这是一个方法，服药辟谷就是一个方法。那么，如果说服药辟谷是个方法，那我要说换食养生更是一个好方法。怎么样呢？快速拿到结果。当我们换食到一定程度，养生到了一定程度的时候，我们智慧就生起来了。就像是六祖慧能，说连字都不认识，突然就通了，一个原理。我们每个人都有这个能力，都有通的能力。你看，修到这么一个程度，这样的境界后，不用看书上的东西，会帮助人保持健康。

"九旬之时，荣华润泽，声音洪彰"，是说皮肤非常好了，声音也高亢有力。

"十旬之时，正气皆至，其效极昌，"100天的时候，身体的清洁程度、干净程度非常高，效果也是达到了一个非常好的一个极致。"修之不止，年命延长"，只要你做了，100天，后面你再去修，去管理好自己，很容易你的寿命就长了。

修到3年的时候，"疤痕灭除，颜色有光"。为什么我要讲这个？因为我就看到了"疤痕灭除，颜色有光"。而且不是说是去辟谷，而是采用换食方法。我们换食的方法，只给帮助，不给伤害。出现啥瞑眩反应啊？不出现，但都是出现最正向的感受。你看老年斑，逐渐没有了，颈动脉斑块慢慢地溶解了。人越来越年轻。说真的身上有那种疤痕，有那种疤癞，长了疤了，比如说创伤了，真的那个疤癞就越来越小，越来越平了，真是可以灭除的呀。说瘢痕体质，那种瘢痕疙瘩也可以被自己溶解。就是身体清洁干净之后就有这个收获。所以说，他肯定"颜色有光"，气色会非常地好。

"六年髓填，肠化为筋，预知存亡"，6年骨髓就充满了，我看到过手术之后的，就是把骨头敲碎了，好多骨头里面的骨髓缺很多。说"六年髓填，肠化为筋，预知存亡"，肠子变成一根管了，有排泄功能，还预知生死了。

"历经九年，役使鬼神，玉女侍旁，脑实胁肼，不可复伤，号曰真人也"。到一定程度之后，脑袋的骨头都连在一起了，成了一块；肋部这里，肋骨这一块这里充实了，骨头都长满了。

咱们说老年斑、动脉斑块溶解了。再说肿瘤，肿瘤是不是可以溶解，被自身溶解？晚期肿瘤全身转移的，还吃着止疼药的，都有希望好。因为我们眼中没病了，只有毛病。毛病积累时间长了之后，就出现那个状况了。一旦把毛病改了，生活饮食起居各方面做好了，运动、饮食、排便平衡了。经过一段时间，这个人停下止疼药来，不疼了。亚健康症状明显减轻，血压正常，血脂正常，老年斑没有了。你说他怎么会死？不死了。

咱们再说佛家本来就吃素，然后还有过午不食，不光吃素还要少吃。是吧？早晚餐都不吃，日中一素。这就是养生智慧。所以这里我就看到一个现象了，不管佛家道家，然后包括其他的一些宗教，我认为儒释道医都是一家，都是讲健康的，讲健康是最多的。虽然慢慢被传得有些不一样，但是它绝对是讲健康的。所以说这就有了佛家的磕大头，然后你磕大头了，还要百分百虔诚地磕大头。还让你吃素，过午不食，日中一食。最终做到的是什么？最终做到的不就是一个平衡吗？我吃了，我化了它。你看磕大头，运动量很大，非常大。最终是干吗呢？吃、运动、排，平衡了。持续地平衡，这个信仰者得道了，开悟了。只要持续平衡下来就开悟了。这跟道家辟谷也是一个原理，只是他很艰苦。

只要我们认识了，我们做到了，而且还是有特点的。说我们在吃、动、排平衡的过程当中，你会发现你越吃越少，越吃越少。你又发现一个现象，说你发现什么呢？你吃得少，排得多。原来是吃得多，排得少。后面你发现你吃得少、排得多，再来看我们的9个健康参数，都平衡了。你把这9个健康参数都平衡了之后，你再来看生命。如果说让肿瘤的人这9个健康参数都平衡了，这肿瘤就好了。

我们首先讲是观念通，先做。做什么呢？做大便、小便、汗腺畅通的工作，不单纯是我们感冒了，当下我们所有的人都需要做，做什么呢？做平衡！平衡了，就等于"正气存内，邪不可干"。

说这个信徒很虔诚，从研究院这开始去西藏，怎么去呢？三步一叩首，三步磕一大头，你就这样磕过去。你不是一身病吗？你就这样磕过去，到了那里你就好了。大胖子100千克的，你只有170厘米的身高，体重100千克。你看，你头磕到那里，体重减了多少呢？减了40千克，把肿瘤也磕没有了。要么说你虔诚，你虔诚的话就是干吗呢？我们有人说是迷信，要是不迷信的话，你就明白了，悟道了：原来是平衡了，把多余的那些垃圾变成能量利用了、消耗了、平衡了。你从西藏回来，你要懂了之后呢，你一直保持平衡。你不懂呢？一段时间后问题就又回来了。

我看到很多的师父，比如说在寺庙里的师父，如果这位师父足够智慧的话，他就可以引领一群僧人都能保持很健康，他可以机缘法活地去安排，"你每天下山去买东西，给我挑上来"，而且限制他，每天只能吃一餐饭。居士也是一样，如果说师父很智慧，每个居士都不一样，有位师兄胖，有高血压、高血脂等好多问题，怎么办呢？"你每天早晚磕108个大头，然后呢？日中一素，然后还得干吗呢，你还得每天得上山来，走这一圈"，他若这么做，他就可以平衡了。你看一段时间之后，把肿瘤溶解了，把身体搞平衡了，每天吃的东西，好东西留下了，不好的东西一点都不留，糟粕排得干干净净。你看这个人就会越来越年轻，越来越健康。这正是我们所提倡的：只给帮助，不给伤害。就是要帮助人们自己发现自己的错误，告诉他，他只有修行，即修正行为，才可以收获健康。

有一个关于肠道的视频，肠镜视频，大家可以去百度一下看看。你看他的概念，"万病源于大肠"，大家对这个有没有异议啊？我们还是讲"内因为主，外因为辅"。现在最主要的病因是内因，身体长的那些异物（囊肿、肿瘤、结节……）是不是都跟内因有关系啊？你看是内因还是外因啊？把这个弄清楚。一旦把念转了，是内因。这念一转，问题好解决多了！把这个念转了，我这里有好方法，通过不长的时间就能给大家传递到位，我会用药食同源的食物来解决那些所谓的疾病，肿瘤也好，几乎所有的内科病，都能解决。

方向一变，啥都好做。我认为中医西医是可以合在一起的，只要把那个方向变了，都来关注内因，你看看还对抗不？说西医在对抗，咱们中医就没对抗吗？讲不对抗，讲的是和谐，讲的是顺势利导，讲的是系统、整体观念，但实际上是对抗。身体生病了，我们要再干吗呀？你需要宣肺我给你宣肺，你要平喘我给你平喘，需要活血我就给你活血，需要祛湿我就给你祛湿。但是你看看你是去干吗？表面上的不平衡给它平衡了，根源没有解决——内因。但是当内因一解决的话，上述所言连管都不用管，根本就不用管，但是它就好了，很容易。

这是肠道有宿便，宿便在肠道里呆着，就出现大部分有关这方面的问题。这个大家同意不？说宿便在肠道里呆着，肠子出了问题，那么我们身体出了问题没有？出了多少问题？可以参看视频《毒垢与疾病》。

毒垢垃圾在肠道里存着出现的问题，毒垢垃圾长期在肠道，比如说一个人长期便秘，或者说一直有宿便停在肠道，时间长了产生毒素，就会被血液循环带到组织脏器，带到每个细胞。这个时候就出现三焦病，上、中、下三焦都有问题。你看少阳病是不是有很多症状？我们填了健康问卷这个表之后，你看很多人有很多症状，非常多。

食物吃进来就要发酵，然后他又不那么容易出去，存起来，然后就进入肠道吸收，进入血液循环。他进入组织脏器，进入体液，进入血液，进入每个细胞，就出现很多的问题。长期的积累导致肿瘤，囊肿、息肉、结节都从这里出来。把这个弄清楚之后，我就总结了一句话"我们的身体是万病源于自家中毒"。怎么自家中毒？粪便里的那些垃圾毒素吸收到血液循环，进入组织脏器，进入细胞，病就这么来的。如果把这个"万病源于自家中毒"定性了，大家都深信不疑了。用这个观念，用"内因为主、外因为辅"的观念去看待生命，健康的教科书是不是要重新写？好多研究都错了，方向错了。为什么敢说方向错了？不管是急性，还是慢性，还是肿瘤，我都有案例，有理有据有案例。有依据啊，我能把道理给你讲清楚，你能看到结果。有流感咱们不怕，一夜之间让你流感好，只要你守规矩。这些高血压、心脑血管病、糖尿病，你守规矩，你看你看到结果不？你看这些疾病好不好得了，那不是我的规矩，那是生命的规律。违背了规律，你就出问题了，就生了所谓的"病"了。

"万病源于自家中毒"，把这个定论定了，你再去看《伤寒论》。你看《伤寒论》是不是用三阴三阳病把天下的病都包容了？我可以给扩容的。三阴三阳病讲的是身体持续中毒的一种表现。你看太阳病，说是伤寒。但是呢，内因是什么？内因是中毒，是自家中毒。

轻中毒太阳病，嗓子都不带疼的，重一点的中毒嗓子疼，我们也可以把这个归于太阳病，都是中毒。为什么张仲景那个时代嗓子疼的少，咽部这种解毒的少。为什么现在温病特别多？一感冒就上嗓子，嗓子疼，大部分都这样，为什么？是内因，不是外因。内因是什么？堵了吧？肠子里垃圾多嘛！肠道把垃圾吸收到血液循环了，免疫系统不就启动了吗？就开始解毒，包括这个甲状腺、淋巴组织。不管哪儿的淋巴。你只要那儿有毒了，他就在这个部位开始解毒了。天天解毒解不完，你看要不要生结节？而且结节越长越大。但是它有一定的功能，只存毒不解毒了，变结节了，再严重就变成肿瘤。

"万病源于自家中毒"，一个小感冒就是自家中毒，然后没有太在意，而且不知道怎么好，反正不烧了，没那么不舒服就算好了。好，后面你看要不要出现阳明病？为什么说"阳明之为病，胃家实也"？肠道垃圾比太阳病的时候要多多了。

那时候太阳病为什么很少有咽部疼的？是因为那时候大部分都吃不饱，对吧？还得劳作，很辛苦。没有机会去让身体中那种食物营养过剩的毒。现在为什么一感冒就上嗓子？因为中了营养过剩的毒了。我看有一个算一个，你看是不是？一旦把肠道清理干净，我看你嗓子还疼不？上一段时间我吹牛，我说身体要让我想咳嗽都难了，为什么？咳嗽之前你身体就非常敏感、非常不舒服，这种不舒服就让你没办法不去自律——管好嘴巴，赶紧让肠道垃圾出去吧。你看，没有机会咳嗽了。你那边还纠结这个咳嗽怎么好不了，怎么1

个月两个月 3 个月好不了？一个哮喘，今天我给他停了扩张气管的药，就不喘了，明天后天就一直不喘，因为找到根了嘛，不就解决了中毒的问题就完了吗？所以这个道理一旦大家清晰了，你还学不学《伤寒论》上的方子啊？大家都说我们家老爷子方子特好。你看看，凡是把证辨好了，拿过来之后特灵验，特有效。

我说咱们可以不可以把这当成个历史？不用了，咱们看得更清晰了，咱们就用一个方子能够实现三通——大便小便汗腺畅通，通到透了就好了。把这个理清楚了，我们要不要重新思考？你做笔记做了那么多，你抄了那么多方子，但是你的问题没有完全解决。有效，但如果想完全解决好，我们找到根源，治根。你去了根了，你看看它不就好了？再讲咳嗽，可能在座的都有经历过，1 个月咳嗽都没好，慢慢也不知道怎么着就好了，是不是？大部分人都经历过。这次你看明白了，怎么着就好了？为什么 1 个月咳嗽好不了？

你每天食物吃进来就发酵，就会生毒，你的肠道一直保持堵的状态，你这个毒解不了，你的免疫细胞都开始工作。有工作就有分泌，有分泌你看你这里就生痰、充血、咳嗽。它产生刺激了，堵了，你不咳嗽谁咳嗽，你必须咳嗽。把这个弄清楚了，你看看，天下的咳嗽太简单。这个非常简单，我讲三通，观念通、二便通、汗腺通。说你身体有毒了，你排毒的通道有多少？

无非最大的通道就是大便、小便、汗腺，开放了，管住嘴，别再往里面装那些伤你的食物，装点帮你的食物，帮到那个完全通透的程度，身体一点垃圾毒素都没有了，你看你是不是就好了？所以把这个看清楚之后，再去看《伤寒论》三阴三阳病。

太阳病很简单，轻微的中毒。肠道有毒，你都没注意，你就知道桂枝汤、麻黄汤，你用了它就好了，你就不知道它那个因主要在于内因而不是外因。你误认为是外因了，因为你好了。当你一旦认识到是内因的时候，你再去看《伤寒论》的三阴三阳病。

太阳病也可以转成阳明病。太阳病你没管，或者你管了，貌似好了，过了一段时间，肠道堵得更厉害了，叫"阳明之为病，胃家实也"。怎么实啊？垃圾太多了。你不管是气分的，他不是有脉洪大、大汗出吗？你还是说只在上越病势，吐。吐也是不通，你去关照一下肠道里面有多少垃圾？你看看瓜蒂散也好，白虎汤也好，是不是有强大的通便的能力？你只关注了承气汤有强大的通便能力，怎么上面就没有关注啊？你再去看少阳病，少阳病它是持续地慢性中毒，为什么要叫"三焦气机失调"？

三焦气机是说上中下三焦没有舒服的地方，你去做一个《十问歌》，里边关照你身体所有的信息，你看有多少不正常的信息，长期的、慢性的自家中毒全身上下出现很多症状。你把这一点弄清楚了，你看，根源找到了不？能去根了吧？亚健康是怎么好的？就是这么好的，能去根。三通——大便、小便、汗腺畅通，通到"透"。你看你三焦气机的所有的症状，看到在不断地在减少，三通通到透，不出 1 个月全没了，没毒了，不中毒了，一旦亚健康能解决，身体通透了。生出来肌瘤、囊肿、息肉、肿瘤都是因为亚健康造成的，对吧？把亚健康这个根去了，没根了。你看是不是可以通过身体的这种能力，完全通透之后的能力去溶解它。我这里有理、有据、有案例，你看是不是就被溶解了？

二、二便通

讲二便通，首先要四诊合参，之后呢？看结果，看看你身体有多少问题，要做什么？健康档案的建立。我就给你身体做一个健康问卷，把你身体的所有的不良信息都记录下来，这个时候我就可以跟你身体搞和谐的关系，怎么和谐？一定通过饮食、运动、排便，这三者要和谐。

你吃了这个东西之后，你必须要跟运动员一样，你必须要负责任的。运动员是为了拿冠军，你是为了拿健康，有差别吗？运动员为了拿冠军吃了很多好吃的，但是他每天运动足够量，每天吃的东西所产生的垃圾不过夜就排干净了，不长体重长体能。你看这个运动员生病不？这个运动员一定是长寿的。说运动员都短寿，那是什么呢？是错误的运动，不和谐，不平衡，伤了身体了，他肯定短寿。一旦这个运动和谐了之后，他绝对是长寿的。也有马拉松运动员长寿的，也有短寿的。你看这个长寿的，他爱护自己，他天天想着通过自己帮助自己获得健康。你看短寿的，一生病就找医师，医师可以医他一生，他就短寿。他自己学会读懂自己身体了，他知道错了他就改。

他知道平衡，他总结出平衡来了。所以说人家拿冠军也不是无缘无故地拿了冠军，每年都拿冠军，那么没有运动伤害，为什么？平衡。所以我们教什么？这个人生病了，我们教会他饮食、运动、排便的平衡，就是我讲的，每天吃的食物不过夜，你得把垃圾排出来。在座的谁能做得到？你能做到吗？应该能做到。我们别连个不懂事的孩子都不如啊！不懂事的孩子，人家有时就能做到，是不是？你看这孩子人家一年一年不生病，除了吃就是玩，有的时候跑着跑着连该吃都给忘了。早晨吃的食物，中午之前你看人家一蹲下就排出来了，屁股上不黏便便。有这样的吗？这个孩子是不是挺快乐？我们要不要跟他一样快乐？是不是也可以？这是运动的重要性。所以说，我们平常就研究饮食、运动、排便如何做。

你看，佛家就有了吃素，吃好消化的，好排不？好排也不行，排不干净。他说不行我就过午不食。过午不食，感觉自己还不行，还平衡不了。然后日中一食，中午一顿饭，若是还平衡不了，那就磕大头。一天100个不够，200个，平衡了不？平衡了，就健康了。如果说你想让自己更强大，好，你必须要多吃一些食物，你得把它化掉，还是要做到保持平衡。你看多吃的食物是长的体能，对吧？就不生病了。那你多吃了食物，你长了体重，你必须生病。

所以说，要知道饮食你都吃了什么？排便你是怎么排的？然后有没有每天吃的食物，代谢后不过夜就能排出来。如果说你做到日中一食了，是不是就有机会排出来了？你就不能一日三餐，所以这一日三餐它就是错的。有很多糊涂人，说了糊涂话，你就听了，那就错了。说"早晨不吃会伤胃的"，对吧？不对！当你顺应了生命规律之后，日中一食加上多运动，得到平衡了，我每天吃的食物，代谢后不过夜就能排干净，我的身体一天比一天好，我的健康一天比一天好，甚至哪一天可以跟马拉松冠军去竞赛。是不是有希望？你做到了就有希望。但是马拉松冠军不一定他就认识这么到位，但是他做到了。我们认识到之后，我们再去做，是不是更容易？只要你有天赋，你就能拿冠军。不是有天赋拿不到冠军，是有天赋就能拿冠军，而且让身体更充盛、人更健康。

前面是大便通，小便通也很重要。那么无非就是说这个人每天水要喝够，特别是你吃了食物之后，只要喝够，过点量没事，喝不够不行。说怎么叫"够"？我这里有一个标准，每天要保持大便、小便、汗腺畅通。说你大便通了、汗腺也通了，没小便，那不行，必须得有小便。我汗腺通了没小便了，不行！因为没小便就等于叫"大汗亡血"，是吧？水少了之后，自然而然小便就没有了，所以去验证你小便，验证你的身体水足够充足的话，是你保持全身有汗的同时，要有顺畅的小便，绝对伤不到你。这个人大便一拉拉了十几次稀便，"这样拉，这样泄要出问题的！"我给你出的方法，只拉不泄。拉的是稀的，拉十几次。我告诉你，它不是泄。为什么不是泄？泄就没力气了，说"好汉架不住三泡屎"是吧？然后你拉上3次没劲儿了，但是他拉了十几次，他体力好了，精神也好了。还有一个你在拉的同时，得有小便。我一两个小时小便5次，半个小时，我就小便。我不光是大便特别畅通，我小便也畅通，我保持全身微汗了。你看看这就是一个非常完美的身体排异的一种能力，你培养起来。

我们所有的用户，我们都给他培养这个能力，做得越极致好得越快。不管什么问题。

三、汗腺通

再说汗腺通，汗腺本身就有分泌汗液、排泄废物、调节体温的作用。怎么调节体温？汗一出来，把身体垃圾毒素排出去了，体温就往下降，它是一个排毒的通路。人体最大的排毒的通路就三个——大便、小便、汗腺。

汗腺是非常重要的。比如说你头疼。我说，头疼你现在有汗吗？没有。我说，你要做到大便、小便畅通，而且还要做到全身微汗。当你做到大便、小便畅通的同时，做到全身微汗的时候，头部有汗的时候，我问你，你头还疼不？不疼了，或者缓解了很多。你说这叫治病？我没有瞄着他的病，没有瞄着他的头痛。我瞄的是什么？我知道他的根源是自家中毒。我知道这种方式是快速帮他把身体垃圾毒素清理出来。他头疼就是中毒了嘛，血液不健康。血液是输送营养，代谢废物的，血液里面垃圾毒素挺多，输送到你脑子里，有毒。心脏供血不足、脑供血不足、细胞供血不足，是供血不足吗？是供应营养不足，是供应它代谢废物的能力不够。把这个弄清楚了，简单了。为什么不够，血又不少？血液中的垃圾、毒素太多。那就管住嘴，迈开腿，然后开放身体。怎么开放身体？大便、小便、汗腺畅通，管住嘴巴。

我这里有一个只给帮助、不给伤害的方法——去管住嘴，给营养、不给身体负担，快速帮身体开放。你看，身上的任何部位的疼都可以用这种方式快速地去缓解。

你头疼也好，你经期头痛也好，我不管你什么样的头痛，你看营养供应上了，废物还代谢掉了，必定就会缓解。比如说你腰疼、你腿疼、你肌肉疼……我不管你哪儿疼呀，这个疼我没治。用不着治，就开放身体就够了。管住嘴巴，开放身体，别告诉我还堵。就是血液健康了，血液清洁干净了。血液就是输送营养的，营养供应上了，废物代谢出去了，不疼了。要把这个大道理弄清楚了，你看我们还要辨啥证？就辨这种证。

四、用三通理念解读《本能论》完美方剂

问：刚才讲到瓜蒌汤，他要辨证对了才有作用。现在我们新的方法就是不太依靠辨证，只要把它打通就可以吗？

答：大家看，辨证首先找到真正的因了，对吧？找到因了，就有方法。方法是围绕什么来的？围绕着你的痛苦来的。你哪儿不舒服？我怎么帮你？从宏观上，从整体上，从去根上来帮，更快。你看一个桂枝汤证，干吗呢？让汗出来，微汗，解肌就缓解了。那我问去根了吗？你连根在哪儿都不知道。当我们知道根在哪里，从根源上着手，不光是让你解肌了，还把源头给去了。你说好不好？你说快不快？虽然你看桂枝汤，你看《伤寒论》上那方子，它不是说桂枝汤就是解肌的，你这么认识就错了。桂枝汤不光解肌，还排便。你看桂枝、芍药、甘草、生姜、大枣，又给能量，是吧？大枣有能量。桂枝、芍药、甘草，说芍药能通便，甘草能通便不？桂枝、芍药、甘草说通利血脉、促进分泌、促进代谢不？通便不？它实现了三通，就是它好。但是你别忘了，这个桂枝汤是中药对吧？有没有偏执性呢？

当医师的就跟我讲，"哪有不偏执的？我们要治病的话不可能不用具有偏执性的药"。要没偏执性，我就不做医师了，对吧？所以说我就不做医师了，我有3家门诊，关了两家。因为我可以不做医师做养生嘛。一旦把这个弄清楚了之后，我就不开中药方了，我不开桂枝汤，但是我开一张药食同源的食物，让其快速好。当医师干吗？做养生就够了。

因为我们是帮助身体本能的，而不是对抗，不用药物的偏执性，要它的功能性就行。那个瓜蒌汤，它也有玄机的，你看瓜蒌汤是三通——大便、小便、汗腺畅通。你看里面的组成，首先瓜蒌汤里有柴胡，柴胡是关照三焦气机的，柴胡就是一个全通的药。那么瓜蒌呢？瓜蒌止咳，清热，通大便不？要不然给你50克瓜蒌，你吃了看通大便不？特通大便。里面还有茯苓，对吧？你看还利小便。这不是三通吗？你用这个来看，用三通原理，把这个三通变成一个指导、帮助人健康的公式。

你不舒服了，我给你开了方子，我给你用了方法。这个人不舒服，按说应该舒服，怎么他不舒服了呢？你就关照他"三通"。

"通了吗？""通了，我汗出了10分钟"，"通了，我拉了一次大便"，"通了，我这一天两次小便"……通了吗？没通，这不叫通。怎么叫通啊？为什么要通啊？是把身体的垃圾毒素通出来。你通出来了吗？你没通出来。通出来是干吗呢？通透了。身体里面，包括细胞里面都没垃圾了，肠道也没垃圾了。毒素没有了，垃圾没有了，你看好了不？所以说这个瓜蒌汤我也不用。为什么不用啊？我关注三通就行了，我只要能够快速地开放了、通了就行了，我不用偏执性的药物，功能性的食物就足够了。

我用功能性的食物，反正我能快速地让你三通，通完了就好了。完了吧？所以说有很多方法可以让你三通。光喝水都能三通啊，但是那个不可取，对吧？然后你吃什么呢？用什么？用最强大的帮助身体快速通透的方法，只给帮助不给伤害的方法，这是最好的。

第八章　九大健康参数

一、本能系统医学对于体温的解析

体温是九大健康参数中一个很重要的参数。为什么把它叫参数呢？顾名思义，它是一个重要的参考，不是一个固定的数值，而是一个范围。现在通常意义上讲的体温是指腋下5分钟的体温，小于等于37.3℃算是健康体温。我们这里讲的体温是指用水银柱体温表测量，腋下10分钟的体温。而我把36.5℃至37.3℃之间的体温，看成是亚健康的体温。

为什么要这样讲？首先，我发现了一个规律，凡是有亚健康的人群，有很多亚健康症状，其中有一项体温一般在36.5℃至37.3℃之间，当然也有个别的，也有37.5℃、37.8℃这样的人，他并没有其他太多的不舒服，没有明显突出的症状，只有亚健康症状。但是有个规律，普遍现象就是36.5℃至37.3℃之间的体温，是亚健康的体温。

其次，我们有很多案例，在帮人从亚健康恢复到健康的过程中观察到体温的变化规律。随着亚健康症状的逐渐消除，从亚健康状态恢复到完全健康的身体，没有任何亚健康症状，那么，他的体温就会从36.5℃至37.3℃之间变成36.5℃以下。

在这一天当中，最高体温不超过36.5℃。这个是我们通过无数案例，观察到通过改善亚健康状态，亚健康症状几乎完全消失之后，健康的体温。这就有了指示健康的一个基本参数，体温的标准是小于等于36.5℃。

这个体温是有标准的，亚健康的体温我们讲了36.5℃至37.3℃之间，通常健康人的体温是小于等于36.5℃的。我们在帮助人收获健康的过程当中还观察到一个规律，是人在极致健康状态下的体温表现，也就是说，这个人在没有亚健康症状的基础之上进一步的养生，发现了身体的一种感受，什么感受呢？首先是没有亚健康症状，还有就是感受到身体更舒服，智力上感觉自己思维敏捷，精神上非常愉悦，身体舒爽，体力、情绪都处在非常好的一个状态。在这种状态下，体温往往是在36℃以下，一天之中，最高体温不超过36℃。所以说，我们讲体温这个参数可以比较好地体现一个人的健康状态。

前面讲了亚健康体温、一般标准体温和极致健康体温，接下来再讲一下发热时的体温，也就是说高于 37.3℃的体温。这个时候大部分人会因为高热很不舒服。这个时候高热又体现了我们十一大本能之中的最主要的应变性本能。

为什么身体会高热啊？首先我们去找原因，找到诱因，那么诱因是什么呢？我一直在讲。一个人有病了，或者不舒服了，大部分是因为身体的毒素垃圾积累过多，出现了中毒的表现，这个中毒，我讲的是什么呢？是身体的自家中毒，也就是说自身分泌的毒素，又被自己重新吸收，进入血液循环，造成身体各组织器官的中毒，这个时候就表现出高热，高热的同时，不仅是身体的垃圾毒素的积累，在此基础之上，过多的垃圾毒素，会让外界的病毒和病菌有了滋生的环境，当身体内部有了病毒、病菌滋生的条件，外界的病毒、细菌就进入身体快速地繁殖，也就是经常讲的病毒感染、病菌感染。

这时候身体又有一个信息系统的传递，身体垃圾毒素多了，中毒了，信息传递给中枢神经了，身体会调动一切可能的力量和途径去快速排出积累在身体内的毒素垃圾，身体的体温开始上升、血压升高、循环加快、分泌力度加强。身体的循环、代谢、分泌都在加强，目的是为了什么呢？是为了快速排出积累在身体里的垃圾，肠道宿便垃圾，血液、体液、细胞、组织、器官中积累的毒素垃圾，包括身体外界的病毒、病菌的感染，这些东西的排出是通过身体的高代谢。高代谢必然伴随着体温升高、血压升高、循环加快、分泌加强来帮助身体排出身体毒素垃圾，排出身体的病毒和病菌。这时候身体自主调节本能和自主排异本能就彰显出来了。

我们还有意念能，我常说身体要保持三通——观念通、二便通、汗腺通，这时候，意念能的观念通就起到了非常重要的作用。如果说我们身体真的毒素垃圾积累过多了，外界的病毒、细菌侵入到我们身体里面，这个时候高热、肌肉酸痛，还会伴随许多症状，比如咳嗽、喘，甚至腹泻等。这个时候如果观念通了，观念通之后，我们就不会着急了，因为我们知道这一切症状表现的诱因是什么。诱因是身体的中毒，是自家中毒，我们首先就会想到快速开放身体，排出所有的垃圾和毒素，包括体内的病毒、病菌。当认识这个道理之后，在管住嘴巴的同时，我们去开放身体所有的孔窍排毒，也就是说二便通、汗腺通。

如何做到百分百的通透，这个通是淋漓尽致地体现了身体的自主调节和自主排异，其中体温中枢的调节，出现身体的高热，高热又带来高代谢、高循环、高分泌，血压升高也是为了更快地去代谢身体的废物，能更快地给身体供氧供能，提高身体排出垃圾和毒素、排出外界病毒、病菌的能力，有了这个能力之后，有了这种非常完善、非常强大的能力之后，自主排异。当完成了所有的排异过程，清空了身体内部所有的垃圾毒素之后，即刻热退身和，这时候体温就正常了。伴随高代谢而来的血压升高、循环代谢分泌加强，慢慢就恢复到正常了。

身体垃圾毒素被排干净了，体内没有了病毒、病菌滋生的条件和环境。外来的那些病毒、细菌，并不是喜欢我们的身体，而是喜欢我们身体创造的那些垃圾毒素积累的环境。

垃圾毒素积累到一定程度之后，给这些病毒、病菌创造了一个非常好的生存环境，这是病毒、病菌到我们身体里来的原因。当我们把身体垃圾毒素排干净的同时，外界进入我们身体的病毒、病菌也跟着那些垃圾毒素一块被排出去了。当排异完成了，体温就恢复到正常。恢复的正常体温是多少啊？一般在36.5℃以下，这也是一个体温的标准。如果说排异过程完成得非常彻底，那么体温会低于36℃。这时候，身体所有不舒适的感受都消失了。

本能系统医学对于体温的定义：36.5℃至37.3℃之间属于亚健康的体温状态，正常体温应该是36.5℃以下，极致健康的体温是36℃以下。

二、如何通过本能看体重

体重也是一个反映身体健康状态的非常重要的健康参数，这个健康参数不是一个固定不变的数字，它是一个上下浮动的数值范围。首先我们定义标准的健康体重是什么呢？这个人没有任何亚健康，处于相对健康的身体状态，这个时候他的体重是多少，那么这个体重就是他的健康体重。比如一个人当下没有任何亚健康，其身高1.7米，体重60千克，他的健康体重就是在60千克上下波动的，比如说在59千克到61千克之间上下波动，这就是这个人当下的健康体重。因为人是要吃东西的，是要运动的，要喝水的，所以体重是有波动的。

有亚健康消瘦的人体重标准是什么？首先是帮这个消瘦的人解决了亚健康的问题，当他没有任何亚健康了，这时候他的体重就可以看作是他的标准健康体重。

比如说，消瘦的人，这个人身高1.7米，在亚健康状态时，体重是50千克。给他调理亚健康，当亚健康症状完全消失了，他的体重有可能到了45千克。1.7米的身高，体重只有90斤，但是他没有亚健康症状了，这个时候这是他的一个标准体重，他这个45千克，可能上下波动1千克，44千克到46千克的样子，这时候是他当下的标准体重参数。

肥胖的人也是一样的，比如有诸多亚健康症状的肥胖者，我们先帮他调理亚健康，当亚健康症状完全消失了，这个人当下的体重就是他的健康标准体重。

在没有任何亚健康症状之后的健康标准体重还是在不断变化的，比如说消瘦人的健康体重，这个消瘦的人，没有任何亚健康症状了，他的健康体重参数和肥胖者消失了亚健康之后的健康体重参数肯定是不同的。恢复了健康的肥胖者与消瘦者的健康体重参数也不是固定不变的，它是在不断地变化的。比如说这个消瘦者已经没有亚健康症状了，但是他一直在做养生，锻炼、饮食等方方面面都做得非常好。经过了1个月、2个月、3个月，他的体重可能从45千克涨到了55千克，我们再去给他做一个健康调查，他的身体没有任何亚健康症状，体重到了55千克，这个时候55千克也是一个健康的体重参数。健康体重参数并不是固定不变的，它是不断在变化的。

这个肥胖者在调理亚健康之前，身高1.7米，体重90千克，那么当他调理到没有任何亚健康症状了，体重可能到了 80 千克，这个人还是在持续地做养生，饮食加运动达到非常好的、平衡的身体状态，虽然在两个月之前已经没有亚健康症状了，又经过两个月的锻炼，加上饮食的节制，非常好地做到极致的养生，这时候再去看他的体重，可能从 80千克到了 60 千克，这是他当下的一个更极致的健康体重参数。这时我们再去看健康体重参数，会发现，有一般健康的体重参数，也有特别极致健康的体重参数。他没有亚健康之后经过锻炼，经过饮食，保持平衡的基础之上做了运动，做了养生，健康状况得到进一步改善，这个健康参数是在不断变化的，所以说健康参数不是固定不变的数值，它是在一定时间段之内身体健康状态的一种表现。经过一段时间的养生，健康状态会更极致，这时候，体重表现出来的也不同。所以我们要综合所有的数据来看健康，来看本能系统医学的健康参数。

透过体重健康参数去看我们的十一大本能。通过我们的自主调节、运动、养生看，体现在我们十一大本能里面的是什么？比如说自塑自我本能，这个人特别肥胖，从 90 千克到 60 千克，那么他是不是发生了身体的自塑自我的一种表现？就是自塑自我本能的体现。有没有自我更新呢？当然有了。有没有应变性本能啊？也会有共生性本能。我们通过运动，通过饮食，通过去极致地养生。有没有个性化传递呀？这位做养生的朋友，他的兄弟姐妹，他的父母，身材都很好，就是这个朋友很肥胖，当他做好了自己，做好了养生之后，也能看到他父母遗传给他的一个标准健康的这种体现，这种个性化传递的体现。再有呢，那么大的体重，他身体发生了自主调节，发生了自主排异，发生了一个非常好的信息传递，发生了一个很好的意念能的能力的体现，因为都是积极主动的，愿意塑造一个非常好的、健康的自我，所以说，体现了十一大本能，体现了所有的美好。

三、如何看待血压

首先讲血压它本来就是人体保护自己、完善自己的一种能力，一种生命能。高血压不是病，它是生命的智慧。其实这是浅显易懂的道理，但它又会惊到一些将高血压认为是病的人。

首先我们要思考一下，我们的血压为什么会骤然增高？可以这么讲，当我们极度愤怒的时候，或者说，一个士兵拔出刺刀冲锋陷阵的时候，当一个运动员要跨越高度，跨越新高的时候，当年岳飞作《满江红》"怒发冲冠，凭栏处、潇潇雨歇。抬望眼、仰天长啸，壮怀激烈"去作战的时候，头发竖起来能够冲掉他的帽子，这需要身体提供多高的能量？是不是都需要我们身体积极骤然升高血压来完成呢？所以说，如果把将士们、跳高运动员，当下的血压降下来，那么将士们将失去战斗能力，跳高运动员将失去夺得冠军的机会。显而易见，这是再正常不过的事儿了，大家都会异口同声地说，这是生命的本能，应该没有任何一个人会去否定它。我们的生命能必须通过升高血压，通过血液循环的快速流动，来给我们身体的组织、神经、肌肉细胞大量的供氧供能，还要通过血液循环，快速大量的代谢废物来完成我们身体的供需平衡和出入平衡。

而当我们遇到所谓高血压病的时候，思维就出现了重大的失误，完全进入了一种线性思维的模式。如果说我们从整体去看，那么这个血压肯定是一种生命的智慧，是我们身体与生俱来的一种生命能。我们如何去利用好这个生命能？当身体出现所谓高血压病，血压低压 120mmHg、高压 200mmHg 的时候，我们怎么去看？哎呀，有的医师说了，如果你不去降压，会爆血管，有没有爆血管的可能啊？肯定有的。但是，这个时候，我认为我们不能慌，需要去找到诱因，当我们知道诱因之后，再去看血压。为什么有这么高的血压？我们要去给这个人系统地去看一下他身体的整体情况，当我们看到他的整体情况之后，明白了诱因就好说了。

诱因在哪里呀？一般我们就会问人的饮食、问排便情况。中医讲了"一问寒热二问汗"，怎么去问排便、饮食啊？相关的身体的所有信息。当关注身体所有细节之后去看，这个人七八天不大便，血压高，还头疼，体温还高，原因在哪里呢？我们看到了这个人不光头疼，还有口气，口气很重，原因在哪里呢？我们仔细观察知道了，人的身体就跟下水道一样，当下水道堵了之后，污浊的气体就往上反。我们的生命也是一样的，当肠道堵了，排一次便很困难，排羊屎便，需要别人去帮助他排便，这时候我们就知道了，原来身体堵了，垃圾太多了。这时候你要用降压药，那么身体的功能会更弱。本来身体会去开放身体，增加循环，增加代谢，去给身体的所有细胞供氧供能。当把这个原理弄清楚了，只需要去疏通身体堵住的那些垃圾。这里面吃泻药肯定是不对的，会给身体造成伤害。我们有帮助身体本能的方法，"只给帮助，不给伤害"的方法，用上这个方法后，快速促进分泌，快速促进肠道蠕动，一旦肠道的垃圾快速排出来，每天都能把垃圾顺畅地排出来，你再去看血压，这个时候正常了。所以说，高血压不是病，是生命的智慧。我们要读懂我们身体的智慧，利用好这个智慧，健康就容易获得。

从十一大本能上来说，血压高，这是一种信息的传递。比如说身体中毒了、肠道堵了，就需要血压高，为了快速地代谢，为了快速地去增加局部的循环、增强排异。还有，身体一旦有障碍了，身体的自主调节能力就很强大，当垃圾积累得特别多，身体就会出现应变性本能，快速升高血压。一个人很愤怒之后，血压也会升高，升高得比较快，这是彰显了应变性本能。

血压的标准参数是什么呢？它不是固定的数值。现代医学讲血压，低压 60 ~ 90mmHg 之间，高压 90 ~ 140mmHg 之间是标准。从本能系统医学来看，看到的大部分人标准的血压，很多人是难以想象的。当我们帮一个人调节到非常好的健康状态的时候，没有任何亚健康的时候，健康很标准，体力也很好，人也很愉快，这时候观察他的血压是多少呢？低压低于 60mmHg，高压低于 90mmHg，好多这种现象。那么说，一般的、普通的血压的参数，一般是低压在 70mmHg 左右，高压在 110mmHg 左右，这种状态是一般的，极致健康的人的血压，我总结到的，看到的是低压不过 60mmHg，高压不过 90mmHg。当我养生养到足够好的时候，就是非常地守规矩，我的血压都可以低压到 60mmHg，高压到 90mmHg。所以说，从读懂我自己生命的角度去看，去帮助更多的生命收获健康的角度去看，看到了一个血压的健康参数，一般健康的血压参数，低压 70mmHg 左右，高压 110mmHg 左右，极致健康的血压参数，低压 60mmHg 左右，高压 90mmHg 左右。

四、排便的健康标准是什么

提到排便的健康参数，要讲的二便，就是大便小便，这是我们大部分人认为的排便。而本能系统医学对便的概念是有更深度的认识。我们讲狭义的便是大便、小便，还有广义的便。广义的便是什么呢？在我们身体里存在的那些垃圾和废物都是便。一旦把这个广义的便讲出来之后，可以去看我们身体里面到底什么是便，通过汗液排出来的汗属于便，妇女的月经，经血属于血便，每个月要排的这些垃圾也属于便，我们眼睛里的眼屎，耳朵里的耳屎，也属于便，我们身体里面产生的所有的废物都属于便。当把这个定义好之后，我们再讲二便，再讲大便。

大便的标准，排的标准是什么？我们每天吃的那些食物，如果能够做到每天吃的食物，消化吸收利用完之后，那些食物残渣不过夜，那些糟粕垃圾能够完全地排干净，在我们晚上睡觉之前，身体这一天摄入的那些有形的物质能够排干净。这时候就是一种标准的排便，也是标准的排便的健康参数。

大便是我们身体最重要的一个排毒通路。一个现象，非常的重要，有一句老话，说"人吃五谷杂粮，哪有不生病的？"吃五谷杂粮会生病的原因在哪里？就是说我们吃的那些食物，会存到身体里面，不容易排出去，不能用最短的时间去排干净，这是诱发身体生病的一个最主要的因素。解决起来是有办法的。

我们去看佛家的饮食，佛家讲"人要吃素"。后面的话呢？说要做到更好的健康，"过午不食"，还有一种说法是"日中一食"。这也体现本能系统医学的养生理念，首先要做到过午不食，吃素。这里面不涉及信仰，只涉及养生。因为佛家的这个方法就是养生的，养生之后是可以生智慧。建议大家去做日中一食，或者过午不食，再加上更多的足够多的运动，这时候能够体会到。你做了后能够体会到，通过日中一食，通过过午不食，每天吃的食物通过消化吸收利用完之后，我们身体每天产生的那些垃圾，不过夜也能够排干净。把肠道的那些垃圾，通过大便的形式，临睡前只要把大便排干净了，就越来越健康。看到了这么一个规律，而且是很简单的，是只要我们用心地做就能得到结果的。

刚才讲的是大便，现在讲小便，如果说每天保持小便通畅，没有不舒服的感觉，一天有个三五次、七八次，甚至有些人一天十几次，这都不是问题。做到顺畅，没有任何的不舒服，就算是健康的小便了，这是一般的讲法。

再说汗腺，身体有一个非常大的排异通路，除了大便、小便，就是汗腺了，身体的汗腺很多，全身所有的皮肤表面都有汗腺，这是非常大的排异通路。身体体液里面的、血液里面的、组织液里面的毒素都可以通过汗腺排出体外。当然这个小便也是排我们体液里面的毒素，要极致地排毒顺畅，就要开放二便，开放汗腺。要营造身体的内环境，非常好的、清洁干净的内环境，那么，就要管住嘴巴、开放二便、开放汗腺。达到非常好的、养生的身体内环境，只有拥有了好的内环境，我们的健康才会越来越好。那么寿命呢？持续地创造好的内环境，我们的寿命也会足够长。

汗腺是一个非常大的排毒通路，也是属于便的范畴，所以说汗腺完全的开放非常重要。我讲的是在一天当中，创造足够长的时间开放汗腺，开放汗腺的程度不是出大汗，短时间的出大汗没关系。开放汗腺是保持全身微汗的状态，时间足够长，在保持全身微汗的同时，一定要保持小便的畅通，这样就不会伤到体液，也不会让血液黏度升高，能够保护好身体，这就是开放身体汗腺的完美极致的排毒方式。

还有一个是月经，月经是妇女非常重要的一个排血毒的通路。如果这个通路不通的话，会出现痛经、严重的头疼，出现很多的亚健康的表现，包括妇科的很多症状都和月经排血毒的不顺畅有关，出现这种血液的瘀堵、瘀血，还会造成狂躁等情绪问题，造成很大的伤害。所以说妇女的排血毒的月经也非常重要。

怎么能够做到一个顺畅的排血毒呢？这时候要做到身体没有任何亚健康，保持二便畅通，保持全身微汗，也就是说保持住好的代谢、分泌状态，再有一个就是保持身体内环境的清洁、血液的干净、肠道的干净，这时候，如果有月经不调，月经不能按时来，或者有经血的瘀堵的情况，当身体的血液健康、肠道健康、肠道里面清洁干净的时候，月经保持一个非常好的水平，原来的问题就能得到非常好、非常快的解决。所以它是要从整体来兼顾的，当整体好了，月经就会很顺畅地排出来。其他的是什么呢？耳屎、眼屎，这方面我是观察到很多现象，比如说某人眼干、眼涩、眼疲劳、怕阳光，当我们给她调理的时候，会出现一种现象，每天早晨眼屎特别多，通过一段时间的眼部排毒，逐渐眼屎少了，眼睛视物模糊、眼涩、眼干、眼疲劳都得到了非常好的缓解。通过排眼屎的方式，把眼部局部的垃圾排干净了，这时眼睛总不舒服的症状，包括飞蚊症都会改善甚至消失。

排便是非常非常重要的，不能单纯地认为只有小便大便算是便。用系统思维，凡是属于我们身体里的垃圾，不属于我们身体的代谢废物都是便，要通过开放身体，整体全面的开放，通过大便、小便、汗腺……身体的每一个孔窍，都保持很好的畅通的状态，就能把身体的那些垃圾，存在于身体里的所有废物，通过这种形式进行排异。如果每天排异都很顺畅，每天有足够多的运动，这时候我们的身体就会保持很好的健康状态。

五、饮食的重要性

关于饮食，建议大家先去读《救命饮食》，再来听我讲饮食。饮食最好吃素，全素对我们身体有好处。是不是我们每个人都必须要全素食呢？其实也不一定，最主要的要看什么呢？看我们身体有没有能力去化解这些饮食。每天吃的食物是不是都能够消化、吸收、利用完，还能很顺畅地把这些食物残渣和代谢废物排干净了。如果能，那么你的饮食就是正确的。

如何正确饮食呢？这关系到我们的排异本能，关系到身体的吸收能力。这时候我们要干吗呢？需要通过饮食去看我们整体健康。当我们身体需要能量补充的时候，饮食非常重要。当我们身体的能力不足，供应的营养物质超出了自身的需求，这时营养过剩的食物就会伤到身体。我们讲的是供需平衡，那么如何供需平衡？跟身体所有的健康参数是息息相关的。我们讲饮食最主要是讲什么呢？就是讲身体的供需平衡，怎么能够做到供需平衡。供需平衡之后就是代谢废物的排异，能够把吃的食物消化、吸收，剩下的糟粕和代谢废物能排干净，饮食的重要性就在这里。

关于饮食，有很多文章可做，简单地讲一下，蛋白质那些东西不好消化，特别是动物蛋白。《救命饮食》中提到过，吃进动物蛋白之后，至少需要经过 72 个小时以上，才能把食物残渣通过大便排出体外。这时就会出现一个问题，在 72 小时之内，这些动物性的食物、这些蛋白质，在身体里面产生了什么样的变化？吃进来之后，我们身体内环境的温度大概是 37℃，在相当长的一段时间之内，饮食在这样的体温状态下发生了什么？在很短的时间之内，动物蛋白就发酵了，发酵之后会产生很多毒素和垃圾，经过 72 个小时以上才能排出来。不能很快地排异出来，在体内会分解出很多毒素，又被我们身体吸收。如果身体内环境被污染，把这些毒素重新吸收，到血液里面，进入血液循环，进入组织脏器，进入每一个细胞，身体就中毒了。所以说，饮食非常重要。

我们又观察到，只要把嘴巴管好，或者说做足够多的运动，通过运动去帮助身体代谢动物性食物，也是可以的。比如说，今天吃的动物性食物，如果身体能够做到不过夜就能排出这些食物的残渣，吃肉食也没有问题。关键在于身体是不是有这个能力。能力不足我们可以帮助身体提升能力。能力是不是能够提升？我们观察到，得有足够多的运动。运动变得很关键，大部分人都做不了那么多运动。这时就像《救命饮食》中讲的，吃了动物性食物，必须通过 72 个小时以上才能排出来。如果是这种排的方式，那么吃动物性食物就把自己伤着了。

关于饮食，我们不讲那么多，这里面涉及的内容太多，只是以这个为例讲一讲，想具体了解的话，大家可以去读一读《救命饮食》。遇到有什么不明白的，可以在我们的学习群里提问，我会陆续跟大家讲。

六、为什么把血糖也看成是健康参数的一项内容

这要从所谓的"糖尿病"讲起了，很多人有这种所谓的"糖尿病"，但是在本能系统医学来看，所谓的糖尿病，我看到的糖尿病不是病，只是一种血糖高的现象，解决起来也相对容易。所以我们讲血糖是一个健康参数。

怎么看这个健康参数？也就是说，如果想让一个人完全健康起来，我们需要关注这个人的血糖。如果高血糖很严重，首先是通过本能系统医学的功能性食物帮助他，帮助他停掉胰岛素和降糖药，在停掉胰岛素和降糖药的同时，帮助他的空腹血糖快速恢复到5.0mmol/L 以内。然后帮助他把早晨的空腹血糖持续保持在 5.0mmol/L 以内的水平。保持好 5.0mmol/L 以下的血糖水平时，我们观察到一个现象，身体在不断的修复、恢复健康。通过半年或者一年的时间，在不使用降糖药和胰岛素的基础上，保持好 5.0mmol/L 以内的血糖水平，这时候回过头来，我们再给这个所谓的糖尿病患者吃糖，他的血糖都不高了。这是我们讲的，他彻底康复了。也就是说，他的胰岛功能完全修复了，才能有这么一个吃糖都不高的血糖的表现。所以我们把它看成一个健康参数。这个健康参数，不是说一定是血糖特别高的人适合这个参数，我们要给身体重新去定一个血糖的标准。在我帮助更多人收获健康的时候，我观察到的是，只要这个人血糖偏高了，那么他的身体健康会有相当多的问题。比如说，空腹血糖高于5.0mmol/L，有的人是六点几（mmol/L），有的是 5.5～5.8mmol/L，这样的人他血糖也是偏高了。拿到空腹血糖 5.0mmol/L 以内，在保持好 5.0mmol/L 以内空腹血糖的基础上，就可以看到这个人的健康在不断地修复，从衰老态变年轻态，从肥胖到标准身材，从月经不调到月经非常好的标准，从亚健康到没有亚健康的极致健康。从这个保持好空腹血糖 5.0mmol/L 以内来看，我把空腹血糖 5.0mmol/L 以内，作为一个健康标准、作为一个健康参数，是这么来看的，不是单纯说这个人有了所谓的糖尿病了。而是这个人，只要空腹血糖高于 5.0mmol/L，就代表了他的身体健康程度是优、是良、还是差，这是从我帮助无数人收获健康的过程中观察到的规律，在这个过程中看到了现象背后的本质。

七、脉搏的健康参数是什么

脉搏的健康参数，这里是指脉搏在 1 分钟之内的跳动次数，分别以左右手的脉搏在 1 分钟之内的跳动次数来计数。当然，脉搏有强弱，我们先不讲那么多，先说它的跳动次数，跳动次数就能彰显一个人的状态，比如说有的人跳得很慢，有的人跳得很快，那么，这个脉搏的标准是什么呢？我们首先要看左右手脉搏 1 分钟的跳动次数，然后相减，看有没有相差的数值。比如，1 分钟左右手脉搏差个两三次，这时候我们就去分析原因，有 3 种可能：第一个是遗传的问题，比如说，发育不良的遗传，身体左右半边的发育不良，有

一侧发育好，一侧发育不好，这时候会出现左右手脉搏的搏动次数不对等。第二个，如果妇女怀孕了，也会有一个左右手的脉搏的跳动次数的不对等。第三个，就是我们所有的人，把妇女怀孕和先天发育不良剔除出去，如果有左右手的脉搏的跳动次数不对等的话，这时候大部分的人都是身体长东西了，比如，肌瘤、息肉、囊肿、肿瘤、增生等相关的身体异常的表现。这时候怎么把它作为一个参数看？

既然发现了这种不健康的现象，也就是我们说的第三种可能，这时候，通过本能系统医学药食同源的功能性产品整体调理，增生、肌瘤、息肉、囊肿、肿瘤逐渐缩小，在这些占位性病变消失的过程当中，这个人左右手的脉搏的搏动次数，就逐渐对等了。当对等了，这个人的健康又恢复到一个比较好的水平，也表明身体的那些占位性病变，得到了非常好的改善，这是一种规律。

再有，就脉搏的这种变化过程来讲，比如我们给一个人做整体的调理，这个人有很多亚健康的表现，有的人是肥胖的，有的人是消瘦的，但是身体能力都是比较差的。当我们帮助这个人逐渐收获健康的过程中，我们会观察到，他的脉搏会随着健康的收获而发生变化，特别快的脉搏搏动慢下来了，脉搏搏动特别慢的在逐渐恢复健康的同时，脉搏也快起来了，最终是看到健康的平衡。比如说这个人的亚健康完全消失了，身体处于一个非常好的健康状态时，他的脉搏有非常大的变化，快的标准了，慢的也标准了。

有的会出乎很多人的意料，比如说平常这个人的脉搏就是 1 分钟 80 次，当这位朋友调到一个非常健康的身体平衡之后，发现他的脉搏的波动次数已经低于 60 次了，但是他很舒服，没有任何亚健康。这时候的脉搏就是他的一个真正的健康参数，当然这个脉搏不是说，固定在五十几次，可能在五十几次到六十几次之间来波动，这叫参数。

我们观察到的是什么呢？我们帮助一个人收获健康的同时，找到这种参数的规律。如何去看待它是一个真正的健康参数呢？是用我们的系统来看的。当收获整体健康之后去看这个表现，然后我们认识到这个脉率，这个脉搏的跳动次数，就是一个非常好的身体健康参数。需要这样去观察，去看看一个人逐渐收获健康之后，脉搏搏动的表现，去发现健康的规律，去发现身体的这种规律。

后来我就发现了，不单纯是运动员的脉搏会比较慢，人很健康的时候，包括不是运动员的平常人，没有做过那么多运动，当他的健康收获到比较好的时候，不像我们平常认知的这种脉搏的搏动次数是每分钟 75 次左右。是什么呢？当一个人收获健康之后，一般的脉搏数都会相对比较低，比如说六十几次，甚至说五十几次。因为我在帮助人收获健康的过程当中观察到了这个规律，所以我要告诉大家，当我们的整体健康到比较标准比较极致的时候，来看自己脉搏的搏动次数，就会找到这么一个健康参数，把这个健康参数读懂、利用好，就能保持非常好的健康水平。

八、如何通过运动保持健康的平衡

通过运动保持健康平衡是相对简单的。首先是通过运动把我们吃的食物利用掉，也就是说通过运动把消化吸收利用的那些营养物质消耗掉，再把那些食物的糟粕每天很干净地排异掉，这些都是通过运动来做的。我经常会把每年都拿几个冠军的马拉松运动员来做一个案例。马拉松运动员每天都吃很多有营养的食物，他每天运动的很多，我观察到，这个运动员吃了那么多有营养的食物，他不长体重，他长体能。通过运动员的这种状态，能够知道这就是一个运动的健康参数，也就是说我们摄入营养物质，不用营养物质去长体重，而是利用营养物质长体能。那么体能就是我们与生俱来的免疫能力了，维持好这种非常好的免疫能力，很多的问题就因为把好的免疫能力维持到一个极致，身体就能保持非常健康的平衡。

九、如何通过关注个人感受去体会健康参数

如何关注个人感受体会健康参数，是有很多内容的。因为个人感受是很多的，我们帮助一个人去填写他的健康信息，他的健康信息是很多的。比如说，长期便秘，这就是一个信息，透过这个信息，就知道这个人不健康了，这个便秘就是一个个人感受，关注为什么会便秘，找到诱因，祛除诱因。

慢性结肠炎，头晕头疼，易患感冒，有慢性咽炎，慢性鼻炎……若有慢性鼻炎、慢性咽炎，个人自己是有感受的，有咽喉痒痛，有扁桃体的红肿增生、肥大。这个扁桃体增生肥大红肿会给身体带来什么样的感受？长期打鼾，打鼾是为什么呢？

我们简单地讲一下，因为这个内容太多了，所以只能简单地讲，如何关注自己的感受呢？首先咽喉痒痛，扁桃体红肿了，有慢性鼻炎、慢性咽炎或者急性鼻炎、急性咽炎，这时候我们要去关注，去思考一下，自己的这种急慢性鼻炎、急慢性咽炎，为什么会有这种炎症？这炎症的部位其实就是我们的淋巴组织。淋巴组织是什么？它是免疫细胞组成的。免疫细胞什么时候开始工作？身体垃圾毒素比较多的时候。这时候我们启动免疫细胞去解毒，免疫细胞解毒的同时又有分泌，比如说扁桃体、腺样体，这是属于我们鼻部和咽部的免疫器官，当启动免疫器官的同时，毒素垃圾多了，解毒器官开始解毒，解毒的过程当中就会有分泌，有分泌就有分泌物，这时候就会感受到，表现出来有所谓的急性炎症和慢性炎症。

当知道这些之后，我们关注的是如何把身体的垃圾毒素排出去。当身体没有垃圾和毒素时，我们的免疫器官，就是淋巴组织、淋巴细胞就停止工作了，不需要解毒了，它就不需要分泌了，就开始休息了。如果长期让身体处于带毒状态，扁桃体带毒状态，长期的解毒，时间长了，扁桃体、腺样体就慢慢地出现增生肥大，出现严重的慢性问题。要关注个

人感受，包括关注头晕、头疼。

　　头晕、头疼是怎么回事呢？为什么会头晕、头疼啊？话题还是要转到身体垃圾毒素比较多，然后出现脑部的供氧供能的问题。中医讲的，不通则疼，不通也会晕。那为什么会不通啊？其实是身体垃圾毒素太多了，不能很好地给头部供氧供能，不能很好地去代谢头部的垃圾和废物，这时候出现了头晕、头痛，那么我们关注点就是清除垃圾和废物，所以我们需要关注自己的感受。

　　包括人的失眠。失眠为什么会产生？为什么会身体疲乏无力，为什么身体会有怕冷怕热的感受？为什么会有颈肩背腰的酸痛？会有手脚麻木？为什么会皮肤瘙痒？为什么会有脚气、有湿疹？为什么男性会有前列腺肥大、增生、钙化？为什么女性有这种乳腺胀痛增生？为什么有痛经？为什么来月经有血块？相当多的这种信息，我们要关注到，当我们关注到之后，去认识它是为什么，也就是关注个人感受了。当身体所有的这些个人感受，都有非常好的状态时，没有任何的不舒服，那些不好的个人感受都消失的时候，再去看这所有的个人感受，其实都是我们的健康参数。它表现的部位和性质不同，但都是直指健康的，只要我们身体完全健康了，只要我们身体内环境完全的清洁干净了，保持好这种好的内环境的清洁干净，我们的这些所有的个人感受的不良表现都会得到非常好的缓解以至于完全消失。关注个人感受，是非常庞大的一个系统的健康参数，它是一个系统，我们需要关注这些细枝末节的参数，以便了解我们的身体如何走向健康。

十、九大健康参数之间有什么关联性

　　首先讲体温，体温和另外 8 个健康参数的关联。当我们体温高了，去关注自己的体重，每天做健康日记的时候，会发现体重会有变化，大家其实很清晰，这个体重会增加。当体温高了，比如说平常的体温是在 36.5℃ 以下的，这两天的体温就到了 37℃，那么我们去关注一下体重，一般长了 1～1.5 千克，肯定是体重升了。当我们把体重这个健康参数降下来，比如说又恢复到了 36.5℃ 以下的那个体重标准的时候，再看体温，体温也低于 36.5℃ 以下了。所以说它是有互相的影响，有共生性，也就是说，体重增加了体温则高，这是一个规律。

　　再看体温和血压的关系，一般只要体温增高，血压也会增高，为什么会这样？然后我们再去看，体温增高、血压增高的同时，体重会增长多一些，这时候我们看到的是什么？这个人的排便还有问题，排便不畅通之后，我们知道了，增长的体温是因为排便不畅，这些垃圾特别多之后，体重长了，因为身体垃圾毒素多，这时候血压升高了。这个血压升高的目的是什么？就是为了快速地去代谢废物，代谢体重增长之后的垃圾便。便多了出不去，血压增高是为了促进循环，促进代谢，促进分泌。真正地把代谢、分泌都旺盛了，把垃圾排干净了，这时回过头来再看，体温也正常了，体重也恢复到原来的标准，血压也到了原来的健康参数，二便很畅通，身体也就没有垃圾了。

脉搏的跳动次数也一样的。当体温升高时，一般情况下，脉搏的跳动次数会随着加快，当体温恢复到标准的时候，脉搏也会随之稳定到标准的参数。

这时候再去看系统，怎么看呢？就是我们通过体温、体重、血压、排便、脉搏来看，找到它们的关联性，身体各参数是必不可少的一个整体，这样去看问题。再用体温去看饮食，你吃多了，体温会不会升高？吃多了，体重会不会升高？吃多了，血压会不会升高？吃多了，大便是不是不畅通了？排便、排毒的通路是不是就容易堵了？脉搏也就快了。我们再用体温来看运动，运动少了，还是吃那么多，这时体温会升高，体重、血压会升高，二便会不通畅了，脉搏也会升高，就是因为运动少了，所以说各参数是有相互关联性的。

如果说这个人本来就血糖偏高，有所谓的糖尿病，通过调理没有完全恢复健康，没有完全修复胰岛功能，这时候这个人，这两天血糖高了，你再看，他的体温也高了，他的体重也增加了，血压也升高了，二便不畅通，脉搏加快，运动肯定也少了。如果运动足够多的话，多吃一点东西没关系，因为能够代谢掉。一旦不平衡了，你看看，都会互相关联的。这时候体温跟个人感受的关联，其实我们可以都关联起来，9个参数都关联起来，8个参数都关联起来。看个人感受。当体温升高了之后，相当多的细枝末节，都会有一些变化，是不舒服的变化。当人的体温在36℃以下，身体没有任何亚健康基础之上的个人感受，感受到身体这种好的状态，更舒服了，比如说，心情愉悦，身体舒适，难以言表的一个舒适状态。当体温升高了，体重增长了，血压升高了，二便不畅通了，脉率也快了，饮食多吃了，运动减少了，血糖升高了。这时候的个人感受到那些所有的细节，都会有很多不舒适的表现同时存在。所以说，我们讲这是一个系统，从局部看整体，然后再从整体看局部。

整体就是我们整个人的一个系统，不单纯是这9个参数，不单是个人感受上的那8个参数，个人感受的所有的细节的这种参数都综合在一起来看生命。这时候我们看到了一种现象，几乎所有的人生病，都跟身体中毒有关系，跟身体的自家中毒（自身分泌产生的毒素又重新被自身吸收）有关系。当把这个弄清楚了，那我们只要去清除身体垃圾毒素，管住嘴巴，开放身体。

首先就是观念通，当我们真正地把原理都搞清楚了，后面就是二便通、汗腺通，帮助身体开放排毒通路。所有的排毒通路都开放了，管住嘴巴，通过一段时间之后，个人感受都特别的舒服，没有任何的亚健康表现，体温在一个非常好的一个健康参数的指标下，体重在一个很好的健康参数范围内，血压、排便、脉搏、饮食、运动、血糖都保持在非常理想的健康参数范围内，在这些因素共同的协同作用下，我们身体的健康状况会非常之好。所以说，这9个健康参数是非常重要的，我们用横向的、纵向的这种方式去做比较，去看，去观照生命。

　　只要把我们整个系统维护好，有句话叫什么呢？牵一发而动全身。这时候首先是要把系统管理好，去关注我们身体的每一个细节的健康参数，通过维护好身体相关的健康参数来得到健康的平衡。这也是我在这么多年的临床过程当中，看到的一个生命的现象。用这9个健康参数能够说明白生命，说明白人是如何生病的，说明白人如何通过维护好这些健康参数来收获健康，而且是可以跟所有的健康专家来讨论健康，来验证我们的9个健康参数是可以帮人类获得健康，帮所有人实现健康的平衡。

　　我相信这9个健康参数一旦被世人所认识，能够通过健康把所有的生命都连接在一起，能够实现一个非常美好的、共荣的世界。这是我的看法、我的感受。就是说，我们身体、我们个体生命的和谐，以至于所有生命的和谐，然后去看个体生命和谐。如果说我们所有生命都和谐，你看我们的这个环境，包括我们的衣食住行，你会看到一个翻天覆地的变化。我们怎么去面对我们的大自然，怎么去遵从自然界的规律、大道。如何能做到阴平阳秘，能够让这个世界更和谐？如何走向人类的和谐？

　　这就是我感受到的利用这9个健康参数，先做好自己，再帮助身边的人，帮助更多的有缘人。我们帮助的人越来越多，逐渐就能够实现人类的健康。通过这9个健康参数，就能很清晰地看到，我们的生命如何维护健康！

第九章　用户健康信息档案建立之重要性

——透过现象看本质

第一节　基本信息

1. 姓名

用来做每个用户之间的区分。

2. 地区

知道这个人所在的地区就能知道地方病、多发病。如沿海地区有地中海式贫血，多发如皮肤病、湿疹、牛皮癣；如严寒地区多发老寒腿、风湿、类风湿。

3. 职业

职业不同又有不同的职业病。比如，教师多发下肢静脉曲张；IT 行业的人、文职人员多发颈椎病、腰椎病；厨师多发肥胖症。

4. 性别

作为记录用，区分男女，然后为下面的健康信息做铺垫。男士方面的特征，比如他的肾功能、前列腺功能、前列腺肥大增生、钙化，这是男性特有的；女性特有的特征是，她会有月经，会月经不调，会有白带异常，会出现经期头疼、经前期头疼、经后期头疼，会有乳房胀痛、乳腺增生、子宫肌瘤、卵巢囊肿、子宫息肉、子宫内膜异位症。小姑娘会有出经期，年长的妇女会有绝经期。所以说，区别男女也非常重要，特别是看不到人的时候，通过电话做一些信息档案的了解。有的人很特别，男人说话是女人的声音，女人说话是男人的声音，这时候问清男女就更重要了，以免弄出笑话来。

5. 年龄

也非常重要，比如幼儿、几个月的小孩子、几岁的小孩子、上幼儿园的小孩子、上小学的小学生、上中学的中学生、年满 18 岁的成年人，这首先要区分，是不是需要他的监护人来叙述他整个人的状况，还是已经能够完全完整地说出自己身体的整体状况，清晰地表达出来。还有，就是根据年龄判断身体自我修复的快与慢。如果是 80 多岁的老人，即使能够修复健康，但也需要更长的时间。如果说是个二十几岁、十几岁的年轻人，同样的问题恢复的时间会短很多。

6. 电话

电话是非常重要的，没有电话，没有手机号码，就没有联系方式。

7. 介绍人

介绍人也非常重要，知道他的介绍人，就能知道这个介绍人对本能系统换食是一个什么样的认识。如果这个介绍人通过我们的健康管理得到了非常好的健康收获，那么他的这个介绍人就能为我们做很多事。介绍人可以很清晰地告诉我们的用户：他的健康是如何如何好的；他是怎么做的；如何做好健康日记；经历一个什么样的不寻常的过程获得了健康；他会分享健康日记的重要性。这样就会省去我们很多不必要的工作。

8. 用户自述

这方面需要我们提醒、引导用户自述，他自己的、重要的身体健康信息。比如说，是否有高血压、糖尿病、心脑血管病、肿瘤、贫血、肾病等，这样就避免了用户说一些不重要的身体症状。因为一般的用户都会担心他当下的身体感受，比如胸闷、口干、口苦、心悸、神疲乏力、失眠、多梦、脚气、湿疹等，这些都是一般的亚健康症状，在我们询问后面的健康信息的时候都会问到。用户自述部分也是我们需要的他的重点的身体状况，比如说称之为病的这些问题，就像上面列举的，是否有高血压、糖尿病、心脑血管病、肿瘤、贫血、肾病等。如果是急性问题，那么要引导他讲出急性问题应该有的一些表现，来判断这个急性问题的成因。

9. 身高

身高也很重要。身高和体重是成比例的，根据年龄、大小、性别来判断用户是否肥胖消瘦。

10. 体重

体重特别重要。这个体重是我们身体的一个重要的健康参数，透过每天来测量体重去看身体的健康。当然我讲的健康参数不是孤立存在的，而是多个健康参数共同存在、组成一个系统。当一个体重出问题，整个系统的参数都会出问题，这就叫作系统效应。当你的体重平衡了，也会出现系统效应，就是多个参数都平衡了。

11. 体温

体温也是一个非常重要的健康参数，透过体温看健康。我这里有个一般健康的体温标准，就是在一天当中，腋下10分钟体温不超过36.5℃。我这里还有一个极致健康的体温标准，就是在一天当中，腋下10分钟体温不超过36℃。当然这是结合9个健康参数，全部达到平衡之后的一个体温。体温在这里不过多地论述，我们有专门的章节来论述。

12. 舌象

舌象也非常重要。大家可以参照舌象的书去看舌象。这里我只讲一个舌体。比如说这个人舌体胖大，当我们帮他获得9个健康参数平衡之后，你再看他的舌体胖大就消失了，也就是说舌头会瘦下来。这是在帮人健康过程当中看到的现象，这时候就明白了一个道理，人的肥胖都是虚胖。所以我们的方法，帮人减体重，平均每天0.5～1千克，很容易就减下来。一个月10千克、十几千克，甚至说20千克，都能减下来。肥胖的身体瘦下来了，舌头也瘦下来了，人的精气神好起来了，体力好了，睡眠好了，精神状态好了。

13. 血压

血压也是一个非常重要的健康指标、健康参数。我们说血压是生命的智慧，是无时无刻不在保护我们的身体本能。当我们认识到血压是生命智慧的时候，这个世界上的高血压病就消失了，高血压病将成为一个天方夜谭、一个笑话。因为我这里有无数的案例来证明，血压是生命的智慧。可以这么讲，我们这里有理、有据、有案例。有无数个案例可以证明，我讲的是正确的。绝大部分时候的血压，都是我们的生命需要，我们身体有一个自主调节本能。当我们身体需要血压高的时候，自主调节本能就把血压给我们调节到一个自身需要的高度，来帮助我们身体去输送营养、代谢废物、疏通障碍。当需要代谢的废物代谢完了，需要疏通的障碍疏通好了，需要运送的营养运送到位了，血压就会恢复到其静息状态。拥有极致健康的人，他的血压静息状态的数值一般低压不超过60mmHg，高压不超过90mmHg。在这里也不过多论述血压，在九大健康参数里面，有详细的论述。

14. 血糖

血糖也是一个非常重要的健康参数。在我的经验当中看血糖。早上空腹血糖，一般人不可以高于5.0mmol/L。若早上空腹测血糖高于5 mmol/L，此人的整体健康状态，是不乐观的。所以说那些所谓的糖尿病，通过饮食的调理，最终早上空腹血糖不可以超过5 mmol/L。所谓的糖尿病患者，如果通过饮食调理最终能做到早晨空腹血糖不超过5 mmol/L，这样持续地保持下来，比如说保持1年、保持半年以上，这时候就有希望使所谓的糖尿病彻底好。

还有一个窍门，当我们发现所谓的肿瘤患者，不管有多严重，如果他并发血糖高，有多年的高血糖历史，这时候我们不去管肿瘤，我们可以管他的高血糖。通过快速解决他高血糖的问题（当然这个高血糖的问题，不是说用胰岛素去控制，而是帮他停下胰岛素、停下降糖药来，血糖保持早上空腹5 mmol/L以内），这时候不只是血糖正常那么简单，我们看到的是，此人的肿瘤得到很大程度的缓解。比如说，肿瘤压迫神经了，所谓的肿瘤压迫神经了，我们的血糖正常了，不用降糖药都正常了，这时候肿瘤压迫神经的症状消失了。甚至说通过不用任何的西药和胰岛素之后血糖正常了，会惊奇地发现，肿瘤居然小了不少。所以说用那些降糖药和胰岛素去机械地把血糖降下来，对身体是没有好处的，会让人身体上的肿瘤越来越严重，一直到死亡。所以说，当我遇到肿瘤患者有很多年的糖尿病史，我心里就会窃窃自喜，这个人的肿瘤症状缓解很容易，甚至说，通过解决糖尿病的问题，肿瘤的问题也可以得到解决。这是一个非常有意思的发现。

当我们碰到一个血液病患者，白血病、血小板减少性紫癜，如果有糖尿病的病史，先解决他糖尿病的问题，帮他停了胰岛素、停了降糖药，早上空腹血糖在 5 mmol/L 以内。这时候这些血液病患者，白血病也能够更好地恢复，血小板减少性紫癜的患者也能够看到奇迹，再生障碍性贫血的患者也有希望彻底恢复健康。那么地中海式贫血的人，如果有高血糖，在高血糖完全恢复正常的过程当中，地中海式贫血先好。如果是三高的患者，比如高血压、高血糖、高尿酸，甚至四高，加上高血脂，一旦通过我们的方法，把高血糖完全康复之后，那么高血压、高尿酸、高血脂都得到非常好的降低效果，甚至于彻底消失。

所以，我这里来看这个高血糖，高血糖形成了血液黏度过高，高血糖形成了营养代谢障碍，高血糖形成了免疫能力低下。虽然你用降糖的方法和胰岛素，但是没有解决根本的问题。当我们认识到，真正的那个原因是自身的"自家中毒"，顾名思义，自己身体中了自己身体生产出来的毒。当我们把这个原理弄清楚了，我们便豁然开朗，原来是我们的思维模式出了问题。人所谓的疾病，原来是内因为主、外因为辅。而我们的中医和西方医学，都出现了一个方向性的错误——外因为主，内因为辅，这是个方向性的错误。我相信，当不管是中医或者西医，一旦把方向转变了，当把人生病认识到"以内因为主，外因为辅"的时候，那么就离人类大同的日子不远了。因为我们人类，每个人的生命来到这个世界上，都有一个共同的目的，就是持续地拥有幸福和快乐。当我们人类轻轻松松就能获得健康的时候，健康、幸福、快乐是我们每个人追求的宿命。而人类的高度文明，肯定是从健康开始的。拥有健康幸福快乐，是人类高度文明的标志。我相信中国人用健康可以让世界和谐。

15. 脉搏

要记录左右手的脉搏 1 分钟的波动次数。脉搏也属于我们九大健康参数之一。通过脉搏每分钟的波动次数、波动强弱，能够大概评价这个人的身体状况。如果左右手脉搏 1 分钟跳动次数有差距，比如说，左右手脉搏有 2～3 次的差距，甚至有的人差距更多，根据这个差距我们可以判断这个人有 3 种可能：第一，这个人有先天性的疾病，或者说是，有先天性的发育不良，会有左右手脉搏的差距；第二，如果是妇女的话，妇女怀孕之后，会有这种左右脉搏的差距；第三，是现代医学常讲的，身体出现了占位性病变。这 3 种可能的后两种，如果是怀孕了造成左右手脉搏的差距，生产之后左右手差距就消失了；如果是占位性病变出现了左右手脉搏的次数差距，等这个占位性病变完全消失了，左右手脉搏的波动差距也会消失。而且这种占位性病变导致的左右手脉搏差距是有规律的，病变部位在哪一侧，哪一侧的脉搏波动次数就减少。如果通过我们的换食调理，所谓的占位性病变完全消失，这时候，左右手脉搏的波动次数的差距也消失了。就像妇女怀孕一样，当怀孕之后，如果婴儿在妈妈腹部的左侧，那么这位妈妈的左手脉搏就会减少。当这位妈妈生下宝宝来之后，这个左右手的脉搏就对等了。其实原理是一样的，得了肿瘤的人是占位，那么妈妈怀孕了也属于占位，所以当占位的问题消失了，那么左右手的脉搏就对等了。虽然性质不一样，但是原理是一样的。这里对脉搏不做过多论述，我们在九大健康参数里面有详细论述。

16. 脉象

再说脉象，中医把脉象看得非常重要，特别是中医爱好者，包括相信中医的那些患者，对脉象都是情有独钟的。以前几乎所有人找我到门诊来看病，把脉的环节是必不可少的。直到现在，我只做养生不治病，但是养生比治病的效果要好，只要听话照做守规矩，大部分的问题很容易可以解决。我的观念是，只给帮助、不给伤害。听话，照做，守规矩，快速获得健康。而把脉这个环节，还是必不可少的。我偶尔会忘记给人把脉，但是我把方案出来了，告诉他如何听话、照做、守规矩，如何获得健康结果，但是我的用户会提醒我"郭老师，你还没给我把脉呢"。虽然说我不用把脉，我都能够帮他获得健康，但是，你不把脉，那些用户的心就定不下来。这方面我有我的认识，把脉是非常重要的，也是很必要的，不只是满足用户的心理需求那么简单。我们帮助大家收获健康的老师都需要学把脉。不过我对把脉，有一个最低的要求，首先你通过把脉要知道，这个人的脉搏跳动的快与慢、强与弱、是否有停顿现象。先不说寸关尺，先通过把脉能够感受到这些基本的信息。还有，在你给他/她把脉的过程当中，脉搏有没有停顿的现象，也非常重要。如果有停顿，是三五下一停顿，还是十几次一停顿，是有规律的停顿，还是没有规律的停顿？中医的脉搏上有乱息的说法，如果是乱息，或者脉搏跳得特别微弱，几乎触不到，那么这个生命有可能到了最后的阶段，所以这个把脉是掌握人生命生死的关键。如果我们把脉很清晰，既能彰显我们对生命认知的高度，又能保护我们自己。所以古人对把脉特别重视，这是我们5000年传承的文化，根深蒂固，大家都非常重视把脉。但是，绝对不可以，凭脉断症。说我们去看老中医，老中医闭上眼睛把手搭在你的脉搏上，然后啥话也不说，等下就把中药方子给你开出来了，那么这方面就纯属误导了。自古以来，就有望闻问切四诊合参的正确方法，绝对不可以凭脉断症。

第二节　饮食习惯

帮助人获得健康，首先了解人的饮食习惯，这是至关重要的一个环节。俗话说"民以食为天"，食物是人类赖以生存的能量，如果没有充足的食物，人类就进入了生存危机。就像十几亿人口的中国，在几十年前袁隆平还没有研发出高产水稻的时候，我们中国由于人口暴增，出现了粮食危机，也是营养危机。所以说，"民以食为天"，还有"人是铁饭是钢，一顿不吃饿得慌"，每天要吃饱吃好，几乎成为每一个人的生存常识，好像如果几天不吃饭的话，人都活不了了`。

其实这些都是在我们祖上，也就是在那个食不果腹的年代，在那个大部分人吃不饱穿不暖的年代，大部分的人都营养不良的年代。而当今几乎所有人，都是处于营养过剩的状态。那个食不果腹的年代反而运动得多，饥苦劳作，而且长期处于营养不良的生活状态。而当今的社会是营养过剩、运动过少，大部分人都是这么一个状态。所以说，了解大家的饮食习惯就特别重要。而且，自古以来就有对生命的认识、对饮食的认识，叫作"病从口入"。这个"病从口入"言外之意，如果嘴巴里面不吃，那么人就不生病了。然后就有了道家的养生。晋代葛洪讲，要想长生，胃里常空；要想不死，肠中无滓。这里葛洪就讲出了饮食与健康的根源。他教给大家怎么吃饭，说你吃饭可以，如果你想长寿的话，你的胃里面是要长期保持一个空的状态。也就是说，胃里长期保持一个没有食物的状态。你要想长生不死，那你肠道里必定要清洁干净。也就是说，你要想长生不死，想有一个很好的生命的长久状态，那么你就需要保持胃肠道的清洁干净。

那么，怎么才能清洁干净呢？如果你什么都不吃了，长期的保持什么都不吃，那你肯定就能保持肠道的清洁干净。但这又是矛盾的，跟我们现在对营养、对饮食的认识是矛盾的。所以当我们把这个认识改变了，把矛盾解决了，那么我们人类的长生、长寿就不是问题了。也就是说，怎么才能做到胃肠道清洁干净，然后又能够有充足的营养供应给我们身体？

这就是我一直讲的，给无形的食物。这个无形的食物，不会在胃里面和肠里面形成有形的粪便垃圾，也就是晋代葛洪讲的肠中无滓。而我这个无形的食物，不只是给身体增加能量，还可以帮助身体排出有毒物质。所以我的理念，"民以食为天""人是铁饭是钢，一顿不吃饿得慌"，这都是发生在我们身体里面的需求。也就是要满足我们身体里面发出来的需求，而杜绝我们的贪欲。这样人就能走向健康长寿的方法之门。

当然，人不可能都像道家、佛家一样在那里去修炼，大部分人都会生活在现实社会当中。所以说，我们要在现实社会生活当中去修炼，仔细地去观察身体，身体需要什么就给什么，不需要什么就不给什么。不能顺着我们思想意识当中的"贪"去我行我素。只要能够读懂我们的身体，我们身体需要什么就给什么，不需要什么就不给什么，顺应着我们身体的真正需要来行事。像我说的，给身体提供无形的能量，来保证给身体提供足够的能量供应，让身体有一个健康的状态，让生命有一个健康长寿的能力。那么我们下面所说的饮食习惯，以及所讲的所有的食物，难道就不能吃了吗？其实不是，我们所列出来的一些食物大家都是可以吃的，但是我们要有一个尺子去衡量一下，我们所列出来的这些食物，我们身体有没有能力去消受它？大家要知道，这些食物，不应该是用来满足我们的贪欲，而是应该为满足我们身体所需要的健康来服务。那么换句话说，我们所摄取的食物是用来让我们身体更充盛、更健康，这才是摄取我们人类食物的真正目的。所以，我们当下讲的下面这些食物，大家都是可以去吃的，但是，你吃了它之后，你要为你所吃的食物负责任，为你身体的健康负责任。当我们明确了目的，那么这时候，我们吃的这些东西就要为我们的目的去服务。你不可以让吃的这些食物在身体里面存留太长时间。如果是个成年人，我们所摄取的食物是进来之后，不可以用这些食物来长体重，而是用这些食物来长体能。也就是说，这些食物我们吃进来，要消化吸收它，要把它利用掉，我们不能长体重，我们要长体能。这个体能，就代表了我们身体的免疫能力和抗御能力。当我们把这些营养物质摄入到身体里面来，如果长了体重、增加了亚健康症状，这个时候你吃的这些食物就吃错了，就不应该吃了。

接下来，我们讲饮食习惯当中的这些食物。

1. 蔬菜水果

我建议大家的是以蔬菜水果为主食、以米面为副食的一种饮食方式。彻底改变以米面为主食、以蔬菜水果为副食的常规饮食方式。我现在的饮食就是以蔬菜水果为主、米面为辅。而且如果每天以蔬菜水果为主而不吃米面，刚好我的身体就达到一个非常好的平衡。一旦吃了米面，身体的不适感就会比较明显。这时候我为了消耗这些米面要做很多的运动。当运动量不够的时候，米面是没有资格吃的。你只吃蔬菜水果，当运动量不够的时候，蔬菜水果都不能多吃。我们吃东西是讲究一个平衡的，也就是我常讲的，吃、动、排要平衡起来。

什么叫平衡呢？就是我们每天吃的这些食物，形成的食物残渣，当天都可以排异出来。让我们身体的内环境保持一个清洁干净的状态。每天都保持身体这种清洁干净的状态，我们的健康就会越来越好。这时候大家就会发现一个很神奇的现象。原来我吃的东西是挺多的，米面、蔬菜水果甚至肉类的东西，肉、蛋、鱼、海鲜……而我们排大便排得相对少。而现在呢？我们每天都吃蔬菜水果，每天做足够多的运动，我们排大便排得很多，而我们吃的食物很少。只吃蔬菜水果会发现，吃得少、排得多，原来是吃得多、排得少。吃得多排得少的时候，我们身体有非常多的亚健康症状，到现在我们吃得少排得多了，我们的亚健康症状越来越少，甚至已经完全消失了，我们身体的本能强大了，方方面面的功能恢复了，肾功能恢复了，视力恢复了，体力越来越好了，精力越来越好了，睡眠不用睡那么长时间，我每天的精神状态非常好，不疲劳。当然，如果说我们每个人都只吃一些蔬菜水果，就能够达到身体健康平衡的话，这需要一个不寻常的过程，而且更需要我们对食物、对饮食的高度认识。

2. 米面

现在常规的养生饮食，是以米面为主食、以蔬菜水果为副食的一个饮食结构。这中间如果加上非常大量的体育运动，或者大量的体力劳动，达到吃、动、排的均势平衡。也就是说每天吃的食物，身体里面形成的食物残渣，不过夜，也就是说当天可以排干净，那么每天的以米面为主食、以蔬菜水果为副食的养生方法就是成立的，就是非常好的。但是，绝大部分的人是做不到这一点的。也就是说，这个以米面为主食、以蔬菜水果为副食的养生方法，大部分人的运动是跟不上的。也就是说，他达不到吃、动、排的均势平衡，很难做到当天所吃的食物被消化吸收利用完之后，能够当天被排干净。所以说，要想保持健康，这个人就需要做两种选择。第一种选择是，只吃蔬菜水果、适量运动，达到一个动态的平衡，能够做到每天吃的这些蔬菜水果不隔夜能排干净。或者选择第二种方法，以蔬菜水果为辅、米面为主，但是要多运动，要运动到足够的量。那么以至于能够做到，每天吃的食物，身体产生的废物垃圾，不过夜能够排干净。也就是说，要么少吃再加上足够的运动，保持每天晚上临睡前身体内环境清洁干净。如果吃米面量足够多，那么这时候就需要有足够多的运动来配合，就是一定要形成吃、动、排的平衡。如果守不住这个平衡，人的健康就会走下坡路，就会出现越来越多的亚健康症状。

3. 豆制品

豆制品里面有非常丰富的植物蛋白质、卵磷脂、维生素、矿物质，这些营养物质是我们身体必须要拥有的，所以说多吃豆制品对身体有最大的营养上的帮助。但是不要忘了，我们现在这个时代，是一个营养过剩的时代。是运动少、摄入过多能量的时代。从这一点来看，实际上大量的摄入豆制品反而会伤到我们的身体。事实证明，这一点是正确的，真的是会伤到我们身体。大家都说吃素食好，那我们去看看寺庙里的师父们。寺庙里的师父们，都是素食。他们会大量摄入豆制品，也就是植物蛋白。而寺庙里的师父们，大部分人都体型偏胖，也有相当一部分师父得肿瘤，也有相当的师父有亚健康的症状。这又是为什么？当然身体偏胖，那就是营养过剩了。究竟这些师父，有亚健康的症状和得肿瘤的现象，到底诱因是什么？我们既然知道这些师父是因为营养过剩造成的，那么大量的摄入豆制品，这些豆制品是蛋白质含量相当高的食物，那么营养过剩的源头就是大量摄入的豆制品的植物蛋白。当我们帮这些有亚健康的、有肥胖的、有肿瘤的师父规范了饮食习惯，做好了吃、动、排的均势平衡之后，肥胖的师父很快体重平衡了，亚健康的师父很快亚健康完全消失了，肿瘤的师父经过一段时间，肿瘤逐渐缩小，人的健康越来越好。从这里证明，既然我们饮食已经是营养过剩了，那些植物蛋白的高蛋白饮食也会造成我们身体的营养过剩的程度越来越重。

所以说，豆制品要戒掉。还是那句话，不是豆制品不能吃，是要看我们的身体，能不能把它消化利用掉，把它作为能量，给到我们身体消耗掉。然后让我们身体长体能、长免疫力、长抗御力，而不让我们身体去长体重。也就是说这个豆制品，我们吃它是要我们身体更强壮、我们的健康状况更好，我们才可以去吃它。如果吃这个豆制品，会伤到我们的身体，会降低我们的免疫力，会让我们的身体状况越来越差，人的健康状况越来越差，那么我们就不适合去吃它。当然，凡事都不是绝对的，比如说，有肾病漏蛋白的人，有肺结核、有尿蛋白的人、有贫血的人、有乙肝免疫能力特别低、特别消瘦的人，另当别论。

4. 坚果干果

虽然说坚果干果里面有维生素、微量元素、矿物质、氨基酸……很多很多的营养物质，但是首先要看这个人是营养过剩还是营养不良。当我们知道它是营养过剩的时候，这些含丰富营养的坚果干果吃进来反而给身体造成负担。尤其是这个坚果干果很难消化，那么这个坚果干果进入脾胃、肠道，会在肠道里面停留时间很长。我看到不少调理的用户，平常饮食清淡。但是有一个坏毛病，就是喜欢吃零食，像坚果干果不断，包括饼干。虽然说一日三餐，吃的饮食不多，也不会对身体造成太多负担，但是他平常的零食吃得太多。类似这样的有老人，也有孩子，当我们给他调理的同时，帮他把零食戒掉，这时候，健康就会很容易获得。

5. 肉、蛋、奶、鱼、海鲜

这些食物的摄入，是最容易让我们身体产生障碍、造成负担的根源。这在美国人写的一本书里面有所体现，这本书叫《中国健康调查报告》，又叫《救命饮食》，我们的中国航天航空医学工程院院士俞梦孙为此书写了序言。这本书里面详细论述了，肉、蛋、奶、鱼、海鲜被身体摄入之后，产生的危害。肉、蛋、奶、鱼、海鲜里所含有的最重要的成分就是动物蛋白，我们的身体摄入这些动物蛋白之后，对其消化吸收的过程相当缓慢。据研究，这些动物蛋白至少要在我们身体里面停留 72 个小时以上，它们被身体吸收后产生的糟粕垃圾才能被排出体外。所以说这些动物蛋白要在身体里面发酵 72 个小时以上，发酵的这些动物蛋白会在身体里面产生很多的垃圾毒素，然后被身体回吸收，造成自家中毒。《救命饮食》里面讲"癌症三部曲"。首先讲，摄入致癌物。就是亚硝酸盐、黄曲霉素……这些就是致癌物。第二，是摄入促癌剂。就是促使癌细胞生长的催化酶。那么促使癌细胞生长的催化酶，就是我们摄入的肉、蛋、奶、鱼、海鲜里面的蛋白质。顾名思义，动物蛋白就是促癌剂。第三，是促使癌细胞快速生长的环境，就是酸性体液。而这个酸性体液的形成，就是大量的摄入肉、蛋、奶、鱼、海鲜造成的后果。

6. 油炸食品

油炸食品给我们的第一认识是不好消化。我们的身体内环境本来就处于一个营养过剩的状态。过多的摄入油炸食品，会给我们身体造成进一步的负担。厌油腻的表现，就是我们身体自我保护的本能反应。所以说厌油腻就是我们生命的本能智慧。所以，我们要读懂生命、读懂本能，我们要顺应我们的生命本能来做养生。身体既然已经厌油腻了，这时候就不能再吃油炸食品。

7. 包装食品、饮料、面包蛋糕

这些食物里面包含了特别多的防腐剂、调味剂、添加剂。我们习惯上称的垃圾食品，包括上面讲的油炸食品，都属于垃圾食品的范畴。那既然是垃圾食品，就肯定会伤到我们身体。我曾经遇到过，常年喝饮料的朋友，就是平常不饮水，渴就喝饮料，常年如此。结果这些朋友，一般都有比较严重的亚健康，还有就是在这个严重的亚健康基础之上，生大病的人特别多，生肿瘤的概率是特别高的。

8. 烟酒

大家都知道烟酒嗜好就是不良习惯。既然身体不健康了，有亚健康了，这个烟酒就必须要戒掉。如果想要健康，烟酒是必须要戒掉的。

总结

我给大家开具的健康的饮食处方如下：

以蔬菜水果为主，米面为辅。加上适量运动。

第三节　健康信息

一、大便

要想知道我们肠道的情况，最有效的方法就是观测排出的大便。大便就像一面镜子，可以照出我们的肠道环境，借此了解我们的健康状况。

1. 通过大便判断健康

大便正是"来自于肠道内的健康信息"。根据大便的颜色、形状和气味，就可以了解我们体内的状况。因此，如果好好地观察大便中所包含的信息，就能够了解自己的身体健康状况。

身体健康与肠道健康息息相关，而肠道健康又与大便的情况密切相关。一方面，通过观察大便的形状、颜色、气味等情况，便可以判断肠道是否健康。如果大便不正常，就要高度重视，做好肠道调养，谨防疾病发生。另一方面，通过观察大便的细节变化，也可以判断我们的肠道调养效果到底如何。

（1）从大便形状来判断健康

1）成型的软便：每天的大便次数可以是一次，也可以是两三次。真正进入一个健康状态，排便的情况是吃得少、排得多。排出成型的软便，一般都是一小节一小节的成型的软便。

2）块状：这说明大便中水分含量很少，排便吃力。经常排这种便一般预示肠内出现病变，如各种炎症，有时其至是癌。

3）泥状：这表示肠内已经积满了宿便，肠道运动受到了极大的阻碍，长期下去有可能营养不良，进而导致很多种疾病。换食调理过程中出泥状便，属于身体正常排毒排异的表现。

4）水状：这种大便是非常危险的信号，它通常是一些恶性疾病的征兆，肠道运动几乎停滞，食物和水被原封不动地排泄出来。当然换食过程当中的水状便，反而是身体快速排毒排异的现象。

5）硬邦邦状：说明体内水分缺乏，肠道运动有障碍，这样的大便极易成为各种疾病的根源。

（2）从大便颜色和便中物质来判断健康

1）如果大便颜色正常，则呈现黄色，这是胃肠道健康的表现。当然这和平常饮食也有直接关系，比如说吃了大量的桑葚、吃了大量的枸杞子、吃了大量的胡萝卜，排便的颜色就会有桑葚、枸杞子或者胡萝卜的颜色。

2）大便呈黑色或褐色。这是一种警示，只要注意健康饮食便可呈现黄色。如果排出来的大便比平常还黑或呈现紫色就必须特别注意，这有可能是胃或肠出血。这种状况是血液混入大便之中，在排泄出来之前颜色由红色变成黑色，必须立即看医师。漆黑的大便有各式各样的类型，比如排出焦油状的大便，可能就是患有胃溃疡、十二指肠溃疡或胃癌疾病。

3）黏血便。如果黏血便中混有油脓而且持续一段时间，就非常有可能患有大肠癌。便秘的人如果拉出漆黑的硬大便，也可能是大肠癌的征兆。

（3）从大便气味来解读健康："大便是臭的"，这是几千年来人们根深蒂固的概念，但科学分析表明，大便不应该是臭的。健康的大便没有太明显的恶臭，而便秘患者或喜食肉类的朋友们的大便却散发着恶臭，这是肠道内的有害菌分解食物后散发出的臭气。另外，便秘患者由于粪便在肠道内滞留时间过长，异常发酵、腐败后会产生大量对人体有害的毒素。因此，当人们出现痔疮、脸部色素沉着、肛肠疾病这些健康问题时，通常是因便秘所致。

大便气味的主要成分是吲哚、粪臭素、硫化氢、胺、乙酸、丁酸。其中吲哚和粪臭素是产生恶臭的根源，这是蛋白质被肠内坏细菌分解所形成的物质。换句话说，如果摄取大量的高蛋白质，大便就会变得很臭。而这些东西对人体都是有毒害的，在肠道正常的人——比如婴儿的大便中是不含这些成分的。婴儿在断奶期以前排出的大便很干净，一点也不臭。随着断奶后的食量逐渐增加，大便也变得和大人的一样臭。其原因就是婴儿以母乳为食物，可以保持肠道非常干净，肠道运动很活跃，开始进食后，吸收大量的高脂肪、高蛋白的食物，损坏了肠道环境，腐败物质逐渐产生，宿便也逐渐形成，导致大便臭了起来。

如果排出的大便充满恶臭的话，说明肠内的腐败已经很严重，这必然严重影响我们的健康。一般来说，人的年纪越大，肠道运动就越来越呆滞，越容易发生便秘等疾病，同时大便也越来越臭。人的老化是从肠道开始的，而排出臭便就是肠道老化和恶化的最有力的证据。

这也是我们本能系统医学给出的最基本的养生调理方案，就是以蔬菜水果为主、米面为辅、适量运动，尽量减少或限制高蛋白质食物的摄入和供应。我们北京本能系统医学研究院通过大量的实践证明，通过限制或减少蛋白质的供应，再加上本能换食功能性食物的帮助，是完全可以逆转肠道老化甚至肠道恶化的。

大便有时还会发出奇怪的气味，这往往是肠道发生病变的预警，必须引起重视。比如大便发出刺鼻的酸味，就有可能是肠内异常发酵（即所谓发酵性消化不良）引起的，此时，拉出的腹泻便便呈黄色。所以，颜色和气味都必须仔细观察。此外，如果拉出的腹泻便有一股烧焦味，有可能就是小肠功能减低引起的消化不良；带有腥味儿的焦油状大便，表示消化道有出血的状况，而且出血量相当多。

2. 影响排便的因素

（1）错误使用抗生素和消炎药：当人们在感冒、发热、咳喘、拉肚子的时候，经常会使用抗生素或消炎药。这些药物在杀灭病菌的同时，也会杀伤肠道中的益生菌，使得肠道菌群失衡（益生菌比例越来越少），影响肠道功能。所以选择正确的方法来处理感冒、发热、咳喘、拉肚子就变得至关重要。

（2）洗肠通便不当，伤肠毁肠：临床发现，含大黄、决明子、番泻叶、芦荟等成分的通便产品，长期服用会造成电解质紊乱、低血钾、维生素缺乏、肠道炎症，严重的可诱发结肠黑变等癌前病变和神经源性假性梗阻。所以说，洗肠通便是有百害无一利的，用含有泻药成分的产品去通便也是对身体有百害而无一利的。所以说只有选择只给帮助、不给伤害的本能换食的方法，才是最佳选择。

（3）清肠减肥不当，肠道受伤：不少女性为了减肥瘦身，经常喝各种清肠减肥茶，但由于产品作用机制"不健康"（如不少减肥茶都含有泻药成分，通过强力刺激肠道蠕动，达到"清宿便排肠毒"的目的），长期使用反而导致肠道蠕动功能减弱以及排便功能失常，以致一旦停用就无法排便，形成恶性循环。

（4）食品污染：食物在生产（如水源污染、有毒土壤、种养殖业中的药物滥用）和制作（如用地沟油烹饪）中的种种污染，都直接危害肠道健康。所以我要选择只给帮助、不给伤害的功能性的有机食品来保障肠道健康！

（5）不良饮食习惯：暴饮暴食、食无定时、高脂高热、煎炸烧烤、不洁饮食、频频应酬喝酒，都会加重肠道负担，并直接危害肠道健康。

（6）个人卫生和环境卫生：环境中存在的各种致病细菌和病毒，由于人们不注意饮食和个人卫生，很容易进入人的肠道影响肠道和人体健康。

（7）工作压力和精神调节：工作或学习压力过大，情绪紧张、焦虑、压抑、易怒，容易导致自主神经功能紊乱，致使胃肠蠕动减慢、消化液分泌减少，出现消化不良症状。

（8）不良生活习惯：频频加班、熬夜、不规律作息，容易出现肠道功能紊乱现象和肠道微生态环境失衡，进而造成肠道老化、疾病丛生。

（9）其他原因：如吸烟、喝酒、缺乏运动，都会影响肠道健康。

我之所以用上面比较长的篇幅，来讲大便。是因为我们的吃和排，出了问题之后。我们的身体才发生了形形色色的所谓的病。

1. 大便形态

（1）便干：便干，也叫便秘。有的人每天都有排便，但是大便干燥，就可以叫便秘。有的人大便特别干燥，经过几天才排一次大便，也叫作便秘。我见过三至五天才排一次大便的，也见过七八天才排一次大便的，也有两个星期才排一次大便的，我还见过，一个月排一次大便的。有的人把自己的便秘当成了一种习惯、一种规律，美其名曰"习惯性便秘"。有的人大便很困难，大便的时候很难过，甚至说排不出来，要用器具去掏，然后叫顽固性便秘。

现代医学把便秘看成是病。而本能系统医学的看法，把便秘看成是在错误的生活方式和饮食习惯基础之上的一种现象。因为便秘是百病之源，所以说我们本能系统医学的任何一款产品都对便秘有效。关键是，大家要学会如何利用这些工具来帮助我们自己收获健康。也就是说，本能系统医学的系列药食同源产品是帮助大家收获健康的工具。

（2）便稀：便稀有先干后稀、排不净，只稀不干、不成形。这个是相对容易解决的，解决的方法就是顺势利导。中医讲通因通用，虽然说有便干，但是后面是稀的，只是排不干净。再者就是只稀不干不成形。身体的这种变化是身体有趋向去排出垃圾毒素，但是这个人的身体又没有完全的能力去快速清理垃圾、排除毒素。所以，就会出现大便先干后稀还不干净或者只稀不干不成形。那么，为什么身体不能快速地清空身体垃圾呢？原因其实很简单，就是每天你都要把食物吃到我们的胃里面进入肠道，每天我们身体都在积累那些毒素垃圾。那么当排泄不畅通的时候，一部分垃圾就拥堵到肠道里面，长期的拥堵，导致身体持续地出现这种排异。把这个原理弄清楚了，首先就是要改善饮食习惯，每天吃的食物要尽量少，还要更多一些的运动，做到吃、动、排平衡。我们唯一要做的就是，帮助我们身体把原来积累的垃圾毒素清空掉，达到一个动态平衡，然后再保持下来。那么这个时候问题就解决了。解决的方法就是可以选用我们的养生粥系列产品，根据人身体的不同情况而给予帮助。比如说像大便先干后稀排不净、只稀不干不成形，大多数的人都可以选择我们的复合山药莲子粥系列产品进行严格的换食，来解决这种健康问题。只要按照规矩来，很容易就把当下的问题解决掉。

（3）溏泻：溏泻有水样便下利清谷、水样便下利臭秽。

1）水样便、下利清谷：下利清谷，又是身体功能衰弱的一种表现。有身体垃圾但是身体的能力很弱，这个单纯只依靠顺势利导，就不能解决问题了，需要干吗呢？需要帮助身体，解决它功能低落的问题。这样的人有可能已经把身体垃圾排得很干净了，但是因为脾胃功能太弱了，然后垃圾排干净了还在排。或者说，排到一定程度了，虽然说身体还有垃圾，但是这时候功能非常弱，不能恢复到一个自主调节的好的平衡状态了。这时候首先是要了解清楚，这个人为什么会出现这种水样便，下利清谷、完谷不化。这里先解释一下，下利清谷、完谷不化的含义。就是吃进来的东西，吃进什么来拉出什么去。也就是说，消化不了它。这时候处理起来就要因人而异了，根据每个人功能低落的程度，给以不同的药食同源食物的帮助。也就是我们常讲的，停掉伤身体的食物，用上我们只给帮助、不会伤害的功能性的食物，帮助身体恢复它正常的自主调节的本能。就这个完谷不化、下利清谷来说，我们提供的功能性食物是让身体能够充分地消化吸收利用。一旦身体能够消化吸收利用这些功能性食物之后，完谷不化、下利清谷就很容易解决了。因为一旦能够给身体补上营养，身体整体的能力就逐渐强大起来。本能强大了，受损的本能修复了，人就健康了。

2）水样便、下利臭秽：这种状态的人身体功能都比较强大，一般都会发热，多数的情况都会有高热。这时候，我们严格地管控好饮食，加上极致的顺势利导的帮助。管控饮食的方式，就是只给喝糖水、蜂蜜水、枸杞水，再加上我们加强排异的功能性的药食。还是应用通因通用的原则快速开放身体，让大便、小便、汗腺保持极致的畅通。等身体的垃圾毒素被彻底清空之后，这个问题就完全解决了。这种水样便加下利臭秽，是身体在短时间之内垃圾毒素积累过多之后，身体出现的一种快速排异现象。

2. 大便频率

大便频率，是要询问一个人每天排便的次数。他是一天几次排便，还是几天一次排便，要问清楚。通过了解人的排便频率，来判断这个人的身体整体状况，所以询问大便频率是很重要的。通过人的大便频率，来给出药食调理的方案，这是一个非常重要的参考数据。比如，这个人五六天一次排便，我们就会选择促进胃肠蠕动能力强大的黄玉杞葛饮功能性食品来帮助。比如，这个人一天两三次、三四次排便，这时候我们可能只选择一个强生粥来早晚代餐。经过一段时间，不管是五六天一次排便的人，还是一天三五次排便的人，都能改善身体的亚健康症状。而且可以改善排便的状况，五六天一次排便的人能够做到当天一到两次排便，一天三五次排便的人也能改善到一天一到两次排便。最终达到一个健康平衡的目的。

二、痔疮

痔疮，是一种发生于肛门部位常见的肛肠疾病。典型症状表现为便血，伴有肿胀、疼痛或肛门瘙痒，严重者有痔核脱出。任何年龄均可发病，发病率随年龄增长而逐渐增高。

1. 临床表现

（1）便血：大多痔疮患者都会有多多少少的便后出血，可经便时滴血或手纸上带血来判断，在便秘、饮酒或进食刺激性食物后加重。

（2）疼痛：痔疮患者所患痔疮类型不同，其疼痛方式也不相同。单纯性内痔仅觉坠胀感却无疼痛，可出血。发展至脱垂，合并血栓形成、嵌顿、感染时才出现疼痛。外痔平时亦无特殊症状，发生血栓及炎症时才会出现肿胀和疼痛。

（3）脱出：痔疮痔核早期的脱出能自行回纳，中期的脱出需要用手回纳，后期的脱出不能回纳，且痔核有被嵌顿的可能。

2. 痔疮的并发症

痔疮并发症往往比痔疮更严重。

（1）贫血：痔疮的主要症状就是便血，大便时反复多次出血，会使体内丢失大量的铁，引起缺铁性贫血。

（2）皮肤湿疹：由于痔核经常脱出，造成肛门括约肌松弛，黏液流出肛门外刺激周围皮肤，容易导致瘙痒及皮肤湿疹。

（3）感染：如痔核嵌顿于肛门外，容易导致直肠壁出现坏死，并且痔核嵌顿后，加之长期便血，多会有不同程度的感染，后果非常严重。

3. 现代医学治疗与预后

一般保守治疗或是药物治疗旨在缓解症状，会在生活习惯不良等一系列因素下再次诱发。若是进行手术治疗，使症状消失、排便通畅为治愈。临床上以痔核明显缩小，无内痔脱出，排便出血症状明显减轻为治疗好转；以临床症状无好转者为治疗无效。

4. 本能系统医学养生与预后

本能系统医学的养生调理超越了现代医学的保守治疗和药物治疗，旨在彻底解决痔疮问题。我们本能系统医学，把痔疮看成是生命的智慧。痔疮的形成，是我们生活方式、饮食规律出现了根本性的错误。我们一直在讲，升降出入、内外开放。当我们真正地认识到它的真谛的时候，痔疮的神秘面纱便云开雾散了。

什么叫升降出入、内外开放？如何做到极致的升降出入、内外开放？如果做到了，痔疮就可以彻底痊愈。也就是我常讲的，三通观念——首先是观念通，然后是二便通，再就是汗腺通。如果能够做到二便保持极致的通透，汗腺保持极致的通透，当然在管住嘴巴的基础之上，我们的痔疮就会出现立竿见影的效果。每天都会进步一点，一直到彻底康复。

为什么说痔疮是生命的智慧？首先我们要从万病源于自家中毒说起。所谓的自家中毒，就是自己身体分泌的毒素又被自己重新吸收。当我们全身都充斥着垃圾毒素的时候，比如我们的细胞组织脏器都充斥着非常多的毒素垃圾，而我们身体又不能通过正常的排毒通路去代谢那些垃圾毒素，这时候我们智慧的生命就会选择一个异常的排除垃圾毒素的通道。而这个痔疮就是我们生命首选的、异常的排除垃圾毒素的通路。当把这个原理弄明白了，一旦把身体的垃圾毒素完全清空之后，也就是我们的内环境、组织脏器、每个细胞都存在于一个非常好的清洁的环境，这时候痔疮的恢复是非常迅速的，而且是有规律的。

有痔疮的朋友，会发现这么一个现象，当他熬夜了、暴饮暴食了、辛辣的东西吃得过多了，这时候痔疮就很容易犯。其实这也是一个很简单的道理，熬夜、暴饮暴食、嗜食辛辣会造成身体垃圾毒素的大量积累，然后身体又没有能力通过正常的渠道排出毒素垃圾，所以身体选择了一个异常的排毒通道——痔疮。如果大家认同这个观念，你再去看痔疮，你看它是不是生命的智慧？当你把痔疮从疾病观念转变成生命智慧观来看，来看你智慧的生命，那么这个痔疮提醒你什么呢？提醒你不要熬夜了、不要暴饮暴食了、不要吃辛辣了，这样的话身体会承受不了，你会很痛苦。如果你还不改，还是我行我素，那么就让你进一步痛苦、让痔疮进一步加重，甚至出现严重的并发症。比如说贫血，因为痔疮严重导致大量的出血造成身体缺铁性贫血。比如严重的肛周湿疹，甚至严重感染之后，造成非常恶劣的后果。当然了，即使出现了严重的并发症，我们本能系统医学照样有非常好的方法，帮助到大家。只要听话照做守规矩，绝大多数的人都可以收获彻底的健康，通过正常的代谢、分泌、循环去溶解痔疮，达到根治的目的。关键点就在于，大家愿意不愿意去改变生活方式，改掉错误的饮食习惯，做一个极致自律的人。

三、腹痛

腹痛是常见的症状，腹痛多由腹内组织或器官受到某种强烈刺激或损伤所致，也可由胸部疾病及全身性疾病所致。此外，腹痛又是一种主观感觉，腹痛的性质和强度，不仅受病变情况和刺激程度影响，而且受神经和心理等因素的影响。

病因：

1. 急性腹痛

（1）腹腔内脏器疾病

1）腹腔脏器急性炎症。

2）腹部脏器穿孔或破裂。

3）腹腔脏器阻塞或扩张。

4）腹腔脏器扭转。

5）腹腔内血管阻塞。

（2）腹壁疾病：腹壁挫伤、腹壁脓肿以及腹壁带状疱疹等。

（3）胸腔疾病：急性心肌梗死、急性心包炎、心绞痛、肺炎以及肺梗塞等。

（4）全身性疾病及其他：风湿热、尿毒症、急性铅中毒、血卟啉病、腹型过敏性紫癜、腹型癫痫等。

2. 慢性腹痛

腹腔内脏器疾病

1）慢性炎症：反流性食管炎、慢性胃炎、慢性胆囊炎、慢性胰腺炎、结核性腹膜炎、炎症性肠病等。

2）胃肠病：胃、十二指肠溃疡以及胃泌素瘤等。

3）腹腔内脏器的扭转或梗阻：慢性胃肠扭转、肠粘连、大网膜粘连综合征等。

4）包膜张力增加：肝淤血、肝炎、肝脓肿、肝癌、脾肿大等。

5）胃肠运动功能障碍：胃轻瘫、功能性消化不良、肝曲及脾曲综合征等。

用本能系统医学的理念来解读腹痛。从上面腹痛的病因来看，有太多种疾病会形成腹痛。首先，我们是要找到病因，这么多种疾病，形成腹痛的病因，其实大部分的病因都来自我们的自家中毒。所以说，一旦帮助身体实现了极致的三通状态，腹痛的症状就非常容易缓解。通过保持极致的三通状态，实现我们身体的内环境完全的清洁干净。在持续保持好我们身体内环境的清洁干净的基础上，大部分上述疾病都可以实现缓解，甚至完全康复。而我们所用的方法，是只给帮助、不给伤害的养生的方法。

四、腹胀

腹胀，是一种常见的消化系统症状，而非一种疾病。可以是主观上感觉腹部的一部分或全腹部胀满，通常伴有相关的症状，如呕吐、腹泻、嗳气等；也可以是一种客观上的检查所见，如发现腹部一部分或全腹部膨隆。引起腹胀的原因主要见于胃肠道胀气、各种原因所致的腹水、腹腔肿瘤等。

1. 病因

（1）消化道器官病变（包括胃肠、肝胆胰等）引起的胃肠道胀气。

（2）腹腔内液体积聚过多。

（3）腹腔内肿块或脏器包膜迁张。

（4）食物或药物代谢过程中产生过多气体。

（5）应激（包括心理、感染等）。

（6）其他系统疾病（心、肾、内分泌、神经、血液等）导致的胸腹腔积液等。

2. 临床表现

腹胀的严重程度不同，有从很轻微到严重和不舒服的感觉。昼夜节律的变更是腹胀的共同特征。大多数患者，均有在日常的活动期间腹胀进行性发展和在夜间休息后倾向减轻或消失的症状。伴有腹胀的疾病有便秘、腹泻、肠易激综合征、消化不良、进食障碍疾病和肥胖症、肠胃气胀、器质性疾病（包括某些恶性肿瘤）等。

3. 本能系统医学看腹胀

大部分人的腹胀，就是主观感觉上的腹部部分胀满或全部胀满。这种主观感觉上的胀满，是食物或者药物代谢过程当中产生的气体导致。若出现这种胀满的话，说明食物吃多了。如果说是食物吃多了，那就少吃。要用我们的"三通"的理念去看。如何吃？如何去解决胀满？用我们的九大健康参数，去保持好身体的平衡。用吃、动、排平衡，来保证我们身体健康。吃、动、排平衡了，那么胀气也会消失。如果是药物造成的，我们首先要看看这些药物是做什么用的？要解决什么问题？该不该吃这些药物？如果不符合我们本能系统医学的理念，在身体保持良好的状态下，可以直接停服，或逐渐停服药物。

若是消化道器官病变引起的肠道胀气。那么我们要找到病变的原因。找到根源之后顺势利导，帮助身体恢复原有的功能。当我们身体恢复原有的健康平衡之后。原来的病变部位也可以逆转。如胃肠肝胆胰病变，如果解决了身体的自家中毒，做到身体内环境极致的清洁干净，然后持续地保持好身体的清洁干净的环境，胃肠肝胆胰病变是因为我们身体内环境的污浊而引发，那么也可以，又因为我们身体内环境实现极致的清洁干净之后，让我们身体与生俱来的本能溶解掉。

腹腔内肿块或脏器包膜迁张或其他系统疾病引起的胸腹腔积液等，均是一个原理。只要能创造出一个身体的清洁干净的内环境，然后把这个身体的清洁干净的环境持续地保持下来，只要我们身体的本能没有被伤害到无可逆转的程度，这些问题就都有希望完全地解决！

五、慢性肠炎

（一）慢性肠炎现代医学病因说

1. 多种病毒、细菌、真菌感染造成慢性肠炎

（1）病毒性肠炎：病毒性肠炎见于犬瘟热病毒、犬细小病毒、犬猫冠状病毒等引起的肠炎。轮状病毒是婴幼儿腹泻的主要病因，而诺瓦克病毒是成人和大龄儿童流行性病毒性胃肠炎的主要病因。

（2）细菌性肠炎：细菌性肠炎见于大肠杆菌、沙门菌、耶尔森菌（引起小肠结肠炎）、毛样产气芽胞杆菌、空肠弯曲杆菌、梭菌（犬出血性胃肠炎）等引起的肠炎。以痢疾杆菌最常见，其次为空肠弯曲杆菌和沙门菌。

（3）真菌性肠炎：真菌性肠炎见于组织胞浆菌、藻状菌、曲霉菌、白念珠菌等引起的

肠炎。

2. 病从口入造成慢性肠炎

（1）寄生虫性肠炎：寄生虫性肠炎见于鞭毛虫、球虫、弓形虫、蛔虫、钩虫等引起的肠炎。以溶组织内阿米巴较为常见。

（2）饮食导致的肠炎：污染或腐败变质食物、刺激性化学物质、某些重金属中毒，以及某些变态反应等都能引起肠炎。

3. 抗生素导致的肠炎

滥用抗生素，导致肠道菌群失调，或出现耐抗生素菌株而引起的肠炎。

（二）慢性肠炎本能系统医学病因说

慢性肠炎，顾名思义，就是我们的肠子发炎了。大家都知道，肠道炎症是我们身体的一种免疫反应，特别是我们的免疫细胞——淋巴细胞开始异常工作。这时候做个血常规，会发现我们很多的淋巴细胞在异常增多。看我们的身体，是病毒感染、细菌感染，还是真菌感染？这时候的血常规表现是不相同的。比如说，细菌感染白细胞会增多，病毒感染白细胞有可能会减少。那么真菌感染呢？可能血常规没有变化，可能血常规的免疫细胞会降低。总体来说，我们有了慢性肠炎，我们的免疫系统就被启动了，做出相应的免疫应答。

我们需要思考的是，即使是在一起生活的夫妻，也不一定会同时感染病毒、细菌和真菌。可能老婆感染了某一种病毒、细菌或者真菌，老公始终不被感染，或者老公感染了病毒、细菌或真菌，而老婆不会感染。现在医学解释，不被感染的人是免疫能力强大，被感染的人免疫能力比较弱。从这种被感染与不被感染来看，身体的内因占了主导作用，只要免疫能力强大就不会被感染。而影响我们身体免疫能力的内因找到了，就是我们讲到的自家中毒、万病源于肠道。当我们肠道干净了，我们就能获得强大的免疫能力。这时候就不会感染病毒、细菌或者真菌了。反过来说，如果感染了病毒、细菌、真菌，我们在管住嘴巴的同时，开放大便、小便、汗腺，能把肠道的宿便排出干净。再通过持续的开放汗腺和小便，把存留于我们身体、血液、组织液、体液、细胞里的垃圾毒素完全排除干净。再看我们的所谓炎症，已经完全康复了。所以我常说的一句话：那些病毒、细菌、真菌，不喜欢我们人的本身，而是喜欢我们人本身给病毒、细菌、真菌创造的适合他们生存的环境。他们才附着在我们的身上。一旦失去了它们的生存环境，这些真菌、细菌、病毒都会随着我们排出去的垃圾毒素一起排出体外。这样我们就可以快速收获健康了。

（三）慢性肠炎的临床表现

慢性肠炎的临床表现为长期慢性，或反复发作的腹痛、腹泻以及消化不良等症，重者可有黏液便或水样便。

腹泻程度轻重不一，轻者每日排便 3 ～ 4 次，或腹泻便秘交替出现；重者可每 1 ～ 2 小时 1 次，甚至出现大便失禁。部分患者可有夜间腹泻和（或）餐后腹泻。直肠严重受累时，可出现里急后重感，粪质多呈糊状，混有大量黏液，常带脓血。部分患者便鲜血，其病变限于直肠，称出血性直肠炎，血液或大便分开排出，或附着于正常或燥粪表面，常被误认为是痔疮出血。直肠炎患者亦常排黏液血便，甚至出现大便失禁。病变若扩展至直肠以上，血液往往与粪便混合或出现血性腹泻。

针对严重的腹痛腹泻，消化不良，黏液便，水样便，脓血便。我们本能系统医学会给出一张处方。以柴胡、白术、芍药、当归、干姜炭、制附子、黄连粉、木香为加减方的一张非常经典的方子。方解：以柴胡调节三焦气机为主，辅以缓急止痛的芍药，温振心阳的附子。止血、止泻、升提的干姜、黄连粉、白术、木香。同时又有修复受损肠道的干姜、黄连粉。快速解决腹痛腹泻、黏液便、水样便、脓血便的问题。等把这些相对严重的问题解决之后，再完全给予功能性的药食做调理，一直到慢性肠炎的完全康复。

六、肠息肉

肠息肉是指肠黏膜表面突出的异常生长的组织，在没有确定病理性质前统称为息肉。以结肠和直肠息肉为最多，小肠息肉较少。

息肉主要分为炎症性和腺瘤性两种。炎症性息肉在炎症消失后可自行消失；腺瘤性息肉一般不会自行消失，有恶变倾向。

（一）病因

1. 感染炎性息肉与肠道慢性炎症有关

当肠道有长期慢性炎症的时候。说明肠道炎症局部有非常多的垃圾废物不能代谢，而形成感染炎性息肉。一旦慢性肠炎完全康复，局部的垃圾毒素被代谢光了，炎症息肉也就消失了。

腺瘤性息肉的发生可能与病毒感染有关。说明病毒感染之后，通过不正确的治疗，比如说抗病毒治疗，造成持久的垃圾毒素堆积腺细胞里面，长期的堆积形成腺瘤性息肉。一旦我们能够正确地处理病毒感染，正确地认识，比如感染，采用顺势利导的方法，快速排出病毒，排出垃圾毒素，那么这个腺瘤性息肉就不容易发生。如果已经发生了，通过我们养生的方法，实现大便、小便、汗腺畅通，管住嘴巴。通过周期性的养生调理，这种腺瘤性息肉，也是不需要做手术，就可以痊愈的。它是完全可以通过身体的消融代谢能力去修复健康的。

2. 年龄

结直肠息肉的发病率随年龄增大而增高。从这一特点也可以看出，这个直肠息肉，和我们的肠道长期积累的宿便，有直接关系。人的年龄越大，积累宿食宿便的时间越长，结肠息肉的发病率就越高。一旦解决了身体的宿食宿便的问题，长期保持肠道干净，结肠息肉就不会生。而一旦出现了结肠息肉，如果我们从养生做起，持续地保持肠道干净，身体保持极致的三通状态，通过一两个周期，通过我们自身强大的本能也能够把直肠息肉消融掉。

3. 胚胎异常

幼年性息肉病多为错构瘤，可能与胚胎发育异常有关。这也是我常说的，要给刚结婚的夫妻做健康教育，要给他们发适合他们的健康准生证，一定要确保孩子的优生优育。孩子的优生优育取决于夫妻双方怀孕之前是否健康，也就是说，夫妻双方在没有完全健康的状态下是不可以要宝宝的。我给夫妻双方所定的标准是，夫妻双方在没有任何亚健康的状态下才有资格要宝宝。本能系统医学研究院把切断亚健康，作为我们工作的重中之重。据不完全统计，95% 的人都是亚健康。试想，如果夫妻双方完全处于亚健康的状态下去选择怀孕要宝宝，那么谁能确保孩子生下来能够完全健康？这种状态下是不是会出现胚胎发育异常的可能？所以，就算单纯地要预防幼年性息肉错构瘤也必须要获得完全健康，何况会有更多的不确定因素造成宝宝的发育不健康。关键大部分的人是不知道如何去解决亚健康问题，而我们对亚健康看得非常清晰、透彻，只要按照我们要求的规律来做，健康就很容易获得。如果能够实现我们三通理念当中的观念通，那么大家在健康面前就没有困惑了。

4. 生活习惯

低食物纤维饮食与结直肠息肉有关，吸烟与腺瘤性息肉有密切关系，在这儿讲的是生活方式、饮食习惯。那么所谓的低食物纤维饮食，就是以动物性食物为主，以动物蛋白质为主的饮食。这样的饮食造成宿食宿便在肠道的长期积累，于是就造成直肠息肉。大家都知道吸烟是伤肺的，那么中医讲肺与大肠相表里，这也是腺瘤性息肉形成的因素。所以，这也是说我们改变生活方式、饮食习惯的重要性，当我们非常严格地做好养生的时候，我们的健康就能很快地回到我们身边。

5. 遗传

某些息肉病的发生与遗传有关，如家族性结肠息肉病、遗传性非息肉病性大肠癌、家族性腺瘤性息肉病等。从这方面来看，我们要看我们身体遗传的是什么。难道真正遗传的是基因吗？我在帮助无数人收获健康的过程当中看到了，原来大部分的遗传不是遗传的基因，而是遗传的生活方式、饮食习惯。一旦帮助这些人改变了生活方式、改变了饮食习惯，以上所说的这两种息肉和大肠癌都是可以通过改变生活方式、改变饮食习惯、做好极致养生来获得健康的，结果是这些息肉和肿瘤被身体溶解掉而获得健康的收获。还有一种遗传是夫妻双方在怀孕之前身体就处于亚健康状态，怀孕之后因为身体不健康而造成孩子的生长发育有缺陷。我看到的大部分人都不是家族遗传，要遗传也是父母因为在怀孕之前不健康而遗传给孩子的问题。所以说，大家不能动不动就讲自己是家族遗传，大部分的问题都是可以通过改变生活方式、改变饮食习惯获得完全的健康的。因为好多人被家族遗传而误导，所以，帮助大家实现观念通，是当务之急！

（二）临床表现

根据息肉生长的部位、大小、数量多少，临床表现不同。

1.间断性便血或大便表面带血，多为鲜红色。

2.继发炎症感染可伴多量黏液或黏液血便，可有里急后重，便秘或便次增多，长蒂息肉较大时可导致肠套叠，息肉巨大或多发者可发生肠梗阻，长蒂且位置近肛者息肉可脱出肛门。

3.少数患者可有腹部闷胀不适，隐痛或腹痛症状。

4.伴发出血者可出现贫血，出血量较大时可出现休克状态。

我这里要说的是，息肉有再多的临床表现也是无关大体的，因为我们一定要抓住形成息肉的那个根，就是"病从口入"。俗话说，人吃五谷杂粮哪有不生病的。不管你是吃五谷杂粮，还是吃肉蛋奶鱼海鲜，身体"过则为灾"。所以，我们吃的东西每天都要把它消化吸收利用掉，每一天身体积累的垃圾当天能够排干净。如果肠道里面长息肉的，只要你每天能够排干净你身体的垃圾和毒素，那么经过一两个周期之后，你再去看，你身体里面的息肉是不是已经被身体溶解了？如果是，就让我们一起去传播本能系统医学吧！

七、头晕头疼

首先要知道头晕头疼的原因，食物中毒了会头晕头疼，生气了、心情不好、情绪不好会头晕头疼，妇女的月经不调也会头晕头疼，还有所谓的不明原因的头晕头痛。

食物中毒的头晕头疼。这时候，身体有发热，有恶心呕吐症状，有腹泻、腹胀症状，常见的就是上吐下泻。这时候处理的方法挺多的。如果说是刚吃腐败的食物不久，可以用涌吐的方法，可以把部分有毒的食物吐出来，这是一个最直接、最有效的方法。留在胃里的和进入肠道的有毒食物，就需要通过大便、小便、汗腺排出来。那么大家说了，这是有毒食物从大便排出来，为什么会从小便和汗腺排出来？那怎么排呀？首先说那些有形的有毒食物是从大便排出来，为什么也要从小便和汗腺排出来呢？我们要知道我们吃进来的食物，到嘴里面就开始吸收了，进入胃不光是消化食物而且也会吸收食物里的营养物质，肠道更是一个非常大的吸收营养物质的器官。当身体摄入腐败变质的食物之后，那些有毒的物质照样通过嘴、通过胃、通过肠道被吸收，然后这些有毒的物质进入我们的血液，进入我们的组织细胞，然后才有了中毒反应，才会有头晕、头疼，这些有毒的物质毒素是要依靠我们的汗腺和小便排出体外的。因为我们人向外的排毒通路最主要的就是大便、小便和汗腺，所以说我们要帮助身体顺势利导地排出垃圾毒素。所以说快速地开放大便、小便和汗腺就非常重要。食物中毒的这种头晕头疼，只有把身体中毒的垃圾毒素都排干净，然后头晕头疼才能彻底好。这时候我们采用的方法就是，首先能吐的先吐出来，停留在胃肠道里的有形的垃圾快速通过肠道排干净，被我们身体所吸收的那些垃圾毒素用最快的速度通过小便和汗腺排出体外。把身体里的垃圾完全清理干净之后，头晕头疼彻底痊愈。

　　心情不好、情绪不好导致的头晕、头疼，首先要调整情绪、放飞心情，一定要让心情好起来。这里面就是我们本能系统医学讲的意念能系统起了决定性的作用。当我们非常愉快、高兴的时候，我们身体的循环、代谢、分泌就非常好。当心情抑郁的时候、生气的时候，我们的循环、代谢、分泌就会出现异常，这时候身体就出现障碍了，也就是不通了。我们中医讲了"不通则痛"，这时候头晕头疼，就非常明显。所以说解决起来，一个是调节心情，情绪好起来很重要。再有就是，既然是不通了，身体有障碍了，我们就去给身体疏通障碍。有的人心情不好就会大吃大喝，我们天天讲吃、动、排的平衡，而心情不好又大吃大喝，势必影响了我们的吃、动、排的平衡。所以我们就会给这个人出一个系统的调理方案：第一，就是心理疏导；第二，帮他做到三通，就是在管住嘴巴的同时，做到大便、小便、汗腺的极致畅通。这样的话他的头晕、头疼就很容易好。

　　妇女月经不调的头晕、头疼，有经前期头晕、头痛，经期头晕、头疼，也有月经后期头晕、头疼，属于痛经的范畴。这里不管是经前期头疼、经后期头疼，还是经期头疼，在本能系统医学看来，它是由相同的原因引起。这里就要提及我们本能系统医学广义的便。狭义的便，就是我们的大便和小便了。广义的便，除了大便、小便，凡是存在于我们身体里的垃圾都属于便，比如说我们每个细胞里面代谢不出来的废物，我们的组织、脏器、血液、体液里的废物，当然也包括了妇女的月经，月经出血属于血便。就像我们的大便一样，每天都需要有一个非常畅通的大便的排出，而妇女月经的血便是每个月周期性地排出。大便不畅通的话我们身体会中毒，因为有垃圾毒素代谢不出来会伤到我们的身体。妇女月经的血便，每个周期都应该排干净。如果不能排干净，比如说滞留在体内1个月甚至说2个月的，应该出来的经血没有出来，试想我们的体温大概是在37℃左右，这时经血该出来没有出来，停留在身体里面，它在身体里面腐败发酵了，变成了很多的垃圾废物，势必被我们的组织吸收进入我们的体液、我们的细胞、我们的血液循环，这和我们误服有毒食物出现食物中毒的原理是一样的。误食有毒食物是外来因素，而自身的毒素废物代谢不出去是内部因素，也同样会导致头晕、头疼。所以说妇女的经期头晕头疼、痛经要想快速解决，还是要围绕着我们本能系统医学的"三通"原理，在管住嘴巴的同时开放身体，保持大便、小便、汗腺的极致畅通。

　　还有所谓的不明原因的头晕头疼。什么偏头疼、神经性头疼，《伤寒论》上有一种头疼叫"厥阴经头疼"，有个方子叫吴茱萸汤，上面的论述是"头疼吐涎沫，吴茱萸汤主之"，头疼欲裂、呕吐，就像严重的中毒一样吐白沫，严重的人会晕倒。这种头疼一般都是眉棱骨疼、巅顶疼、太阳穴疼、眼睛疼，好多人典型的症状就是眉棱骨疼、眼睛疼，严重的人会出现瞳孔散大。但是如果把证辨好，一剂吴茱萸汤效果立竿见影，一般不出几剂药就能完全康复。我祖父郭生白先生的《伤寒六经求真》上对此有论述，这种类型的头疼非常顽固，如果辨不对证很难解决，有的人患这种头疼持续几十年没有办法解决，各种检查又查不出原因，找不到根源。在《伤寒六经求真》上讲，这种头疼属于自家中毒。书上的解释是，"这种头疼有两个典型的症状，一个是头疼、眉棱骨疼、巅顶疼、眼睛疼，一个是呕吐"，这是两个必不可少的症状，这种自家中毒解释为"胃里面产生一种有毒的黏液，这种黏液含有强烈的有毒物质，又被我们的胃所吸收，造成非常严重的中毒"。而吴茱萸汤这张方子，既能中和胃里分泌出来的毒，又能调节胃的异常分泌。而我们现在本能系统医学的观念，也是自家中毒，只是把自家中毒看得更透彻，更清晰了。用我们的三通理念管好嘴巴，开放身体，保持大便、小便、汗腺畅通，不一定去用吴茱萸汤方，用本能系统医学的换食养生法去开放身体，用只给帮助、不给伤害的功能性的食品，也能快速解决当下头疼、吐涎沫问题。包括偏头疼、神经性头疼都是一个原理，就是自家中毒，只要按照规矩去做系统调理，就能快速获得我们想要的健康结果。

八、急性鼻炎、急性咽炎、慢性鼻炎、慢性咽炎

本能系统医学是如何看待急慢性鼻炎、急慢性咽炎的？首先我们要明确急慢性鼻炎、咽炎的病因为何？本能系统医学的认知是，内因为主，外因为辅。内因即是我们所讲的持续不断的自家中毒为基础，以内因为基础才会有病毒、细菌感染，才会有急性鼻炎、急性咽炎的发生。又因为对内因的认识不足，主要去针对外因，就有了高热就物理降温、有细菌感染、病毒感染就去杀细菌、抗病毒。孰不知是我们自己身体的持续不断的自家中毒为内因创造出了一个适合细菌、病毒滋生的环境，才形成了急性咽炎、急性鼻炎。一旦形成对抗治疗，无疑是舍本求末，其后果可想而知。于是我们自身的本能（免疫力）进一步被压制，导致方向性的错误，药物的对抗，药物的毒性，再加上持续不断的自家中毒，我们自身的本能免疫能力进一步下降，然后就自然而然形成了慢性鼻炎、慢性咽炎！病因清晰明了，这是无可争辩的事实！

扁桃体、腺样体的增生肥大与异常分泌

从以内因为主的自家中毒观念来看腺样体的异常分泌，先是有了持续不断的自家中毒为基础，有了细菌、病毒滋生的环境，细菌、病毒不请自来。大家都知道无论是腺样体还是扁桃体都是腺体，都是解毒免疫组织，如果身体里充斥着大量的病毒、细菌、毒素垃圾，这些免疫器官组织会立即启动进行解毒，然后就开始了腺样体、扁桃体的异常分泌，

长期持续不断的异常分泌，又造成了扁桃体、腺样体的增生与肥大。

为何放在一起讲？虽然是不同部位的障碍，但是由相同根源的病因导致！

扁桃体、腺样体的增生肥大与异常分泌，其实是生命的智慧，是生命自我保护的完美体现！一旦我们明确了持续不断的自家中毒才是根源的时候，这些免疫组织器官的异常分泌、增生、肥大则是彰显它完美智慧的体现，只需要我们顺势利导地帮一把，所谓的疾病就能快速痊愈！

如何快速解决急慢性鼻炎、咽炎的问题？既然我们明确了发生在我们身体上的持续不断的自家中毒是所谓疾病的主因，快速去除主因，只要改变了身体滋生细菌、病毒的环境，细菌、病毒无法在我们体内生存了，它便随着我们身体排异出的毒素垃圾、宿食宿便一起排出体外。迁延不愈的慢性鼻炎、慢性咽炎就这样不治而愈了！具体方法就是利用好我们药食同源的产品，运用我们的"三通理念"做好换食养生，实现大便、小便、汗腺的极致畅通。通过这种方式完全地肃清身体里的毒素垃圾、宿食宿便之后，慢性鼻炎、慢性咽炎就能彻底痊愈，这即是三通观念实现身体内环境的清洁干净之后的结果。

九、打鼾、呼吸暂停综合征

持续的慢性鼻炎、慢性咽炎，进行性加重的扁桃体、腺样体的增生肥大和异常分泌，都和打鼾、呼吸暂停综合征有直接关系。打鼾属于呼吸暂停综合征的前期表现。现代医学，针对呼吸暂停综合征是要做手术的。而从我们本能系统医学的角度去看，它的根源还是在自家中毒。这些慢性鼻炎、慢性咽炎，自家中毒理论就是它的病因。扁桃体、腺样体的增生肥大和异常分泌就是呼吸暂停综合征的必然有的表现。严重的扁桃体、腺样体的增生肥大、异常分泌，才会造成呼吸暂停综合征的临床表现。

所以说通过我们的三通理念，保证我们肠道的大便畅通、保证我们全身汗腺的足够开放、保证小便的畅通，在管住嘴巴的前提下进行严格的换食，这时候打鼾的症状会明显减轻。长期持久地去做换食调理，呼吸暂停综合征就能彻底逆转，而不需要去做手术。这个逆转的前提就是要恢复扁桃体、腺样体的增生肥大和异常分泌。也就是说，只有扁桃体、腺样体增生肥大和异常分泌完全消失之后，这个呼吸暂停综合征才能彻底痊愈。解决打鼾的方法和解决呼吸暂停综合征的方法是完全一样的，只是打鼾比呼吸暂停综合征更轻，所以说打鼾更容易得到快速解决。

十、咳嗽，急、慢性肺炎，气管支气管炎，肺感染

本能系统医学如何看待肺部疾病？中医讲肺与大肠相表里，再用我们本能系统医学的自家中毒的原理去看，就会一目了然地看到肺与大肠相表里的科学性、正确性。我们管理好了无数的咳嗽、急慢性肺炎、支气管炎、气管炎、肺感染，我们可以以肺感染为例来论

述咳嗽、急慢性肺炎、气管支气管炎问题。肺感染的形成有两种形式。一种是渐进型的，一种是爆发型的。渐进型的，就是先有细菌、病毒的感染，一开始只有咳嗽、咽痒，后面因为错误的治疗和进一步不良的生活方式和饮食习惯，从急性肺炎、气管炎、支气管炎逐渐成为肺感染。爆发型的，平常就有慢性的咳嗽、慢性的肺炎、慢性的支气管炎气管炎甚至哮喘，又因为外因诱发，也就是严重的病毒、细菌的感染。

我们不管肺感染有多么严重，我们要找到肺感染的最根本的诱因，去除最根本的诱因是关键，那么这就直接联系到我发现的"自家中毒"理念。还是要应用我们的"三通理念"——管住嘴，开放身体，保持大便、小便、汗腺极致的畅通，通过这种方式，把我们肠道里的宿食宿便、垃圾毒素排异干净，通过极致的开放小便、汗腺把我们血液里的、组织液里的、每个细胞里的所有的毒素废物排出体外。当身体内环境完全清洁干净了，肺感染就痊愈了。那么我以肺感染为例，来讲肺系疾病的原因是，既然肺感染都可以用这种方式来获得快速痊愈康复，那么咳嗽、急慢性肺炎、急慢性气管炎、支气管炎当然也可以以这种形式获得快速痊愈康复。我们有理、有据、有案例，可以去验证它的真实性。

十一、肺结核

肺结核患者，我接触的算比较多。一般的，只有结核菌阳性，血常规、尿常规属于在正常范围，而只有轻度亚健康的人群，这部分人群是很容易好的。一般经过一个生命周期4个月，大部分人都可以好。相对严重的，一般都有严重的亚健康症状，特别是身体进行性消瘦和尿常规、血常规的异常。这种状况的人就必须守好我们给定制的规矩，就是我常说的——听话照做、守规矩。如果能够严格按照我们制定的方案去执行，绝大部分的人还是可以痊愈的。痊愈的过程，首先是改善亚健康症状。结核菌阳性问题如果能做定量检测的话，每个月都可以去做一些检测。然后呢，若能够看到每个月的结核菌在减少，那么持续做下来必定会转阴，当然这要建立在血常规、尿常规逐渐正常起来的基础上。一般，严重的人都会有严重的尿蛋白、尿潜血。尿潜血是比较容易出现完全的改善——转阴，而尿蛋白是肺结核痊愈的重中之重的指标。比如说，尿蛋白三个加号，那么通过一段时间的调理，比如说一到两个月，尿蛋白如果能够变成两个加号已经很不错了。所以说，这需要一个循序渐进的过程。当尿蛋白完全转阴了，这预示着肺结核有痊愈的能力了。也就是说重型的肺结核，不单纯是一个结核菌阳性那么简单。要想结核菌完全转阴，尿蛋白的问题若解决不了，那是肯定不行的。

为什么再三强调，这个肺结核的人必须严格遵守规矩呢？因为这属于慢性消耗性疾病，一旦不守规矩，这个慢性消耗性疾病继续严重下去，最终再好的方法也无力回天。因为我经历过这种案例，这个人被检查出肺结核来，然后又检查出有严重的并发症，有严重的胸腔积液，有严重的贫血，有尿蛋白三个加号，有尿潜血，非常消瘦。通过3个月的调理，身体的大部分亚健康症状基本消失，贫血有非常好的改善，这时候她认为自己已经好了，就中断了调理。这是位二十来岁的女士，之后马上就结婚了，她尚不知道肺结核的人不宜结婚同房，然后在这个过程当中她的状况变得非常严重。后面再做调理，虽说我们做了很多努力，然而这位女士还是去世了。所以说，肺结核的人，如果想获得健康，就必须严格地守规矩，要不然会有死亡的危险。解决肺结核的具体方法就是用我们本能换食的方法，理论依据就是我们本能系统医学的"自家中毒"理论。

十二、哮喘

哮喘，又名支气管哮喘。支气管哮喘是由多种细胞及细胞组分参与的慢性气道炎症，此种炎症常伴随引起气道反应性增高，导致反复发作的喘息、气促、胸闷和（或）咳嗽等症状，多在夜间和（或）凌晨发生，此类症状常伴有广泛而多变的气流阻塞。

（一）病因

1. 遗传因素

哮喘是一种具有复杂性状的，具多基因遗传倾向的疾病。其特征为：①外显不全。②遗传异质化。③多基因遗传。④协同作用。

2. 变应原

哮喘最重要的激发因素可能是吸入变应原。

（1）室内变应原。屋螨是最常见的，危害最大的室内变应原，是哮喘在世界范围内的重要发病因素。

（2）职业性变应原。

（3）药物及食物添加剂。阿司匹林和一些非皮质激素类抗炎药是药物所致哮喘的主要变应原。

3. 促发因素

（1）大气污染。

（2）吸烟。

（3）呼吸道病毒感染。呼吸道病毒感染与哮喘发作有密切关系。

（4）围生期胎儿的环境。

（5）其他。剧烈运动、气候转变等。

（二）本能系统医学如何看待哮喘

以上是现代医学讲哮喘的定义和哮喘的所谓的病因。以上讲的繁琐复杂的诱因几乎全是外因引起的，当我们对外因束手无策的时候，这些所谓的疾病就变成了终身病。《黄帝内经》中讲"正气存内，邪不可干"。而我们清晰地认识到，何为正气？正气是指我们身体清洁干净的内环境。而我们本能系统医学的认识，哮喘的诱发因素是以内因为主、外因为辅，自家中毒是哮喘的最根本的核心病因。只要完全遵守三通理念，做好大便、小便、汗腺畅通，管住嘴巴，清空身体垃圾毒素，当身体内环境完全清洁干净之后，哮喘可以彻底痊愈。从孩子到老人的哮喘我都处理过，而且都可以痊愈。从此，哮喘这个让世人束手无策的终身病变成了轻轻松松就可以解决的小问题，而它仅仅只是一个慢性气道炎症。这个慢性气道炎症的病因，是我们身体持续不断的自家中毒造成的。一旦明确了这个病因，哮喘问题迎刃而解，再也不用去研究那些繁琐复杂的外在病因了。

十三、眼睛干涩疲劳，飞蚊症，视物模糊，怕强光

眼睛干涩疲劳、飞蚊症、视物模糊、怕强光都属于眼部所谓疾病，这4个问题和血液给我们眼睛的供氧供能、代谢废物有直接的关系。我们都知道血液循环是给组织细胞供氧供能和代谢废物的，当血管里的血不健康了，血管里的血充斥着毒素和垃圾，这样的话，我们的供氧供能就出了问题。血液本身就是输送营养代谢废物的，但是这个时候身体的血液循环进入到眼睛的微循环，血本身就不健康、不干净，所以它既不能给眼睛充分的供氧供能，又不能帮助眼睛很完美地代谢废物。长此以往，眼睛干涩疲劳、飞蚊症、视物模糊、怕强光的症状就逐渐出现了。反之，当我们把身体的内环境恢复到非常好的清洁干净之后，我们眼睛的干涩疲劳、飞蚊症、视物模糊、怕强光的症状都会逐渐消失。帮助我们身体内环境恢复到非常好的清洁干净的方法就是本能换食养生法，我们的理论基础就是我们的三通理念。

十四、近视眼、远视眼

在5年前我要是跟大家讲，我可以帮你治近视眼又可以帮你治远视眼，近视、远视都是可以痊愈的，大部分人都会说我是骗子。那5年前我要说这个话，我也认为我是个骗子。但是我现在讲这个话，我说的是真实的，的确是可以帮助大家改善视力，不只是帮助大家改善视力，还可以帮助大家提升智力。所以说，这是我5年前想都不敢想的事儿，现在居然可以实现了。原因在哪里？就是我们充分认识了人生病的病因，是以内因为主、外因为辅。这些眼部疾病的根源，原来就是一个自家中毒而已。

我们要重新去认识饮食，说简单了，我们每天需要多少营养物质，我们就摄入多少营养物质。那么这里就涉及，到底这个营养物质的摄入用什么样的标准来衡量？我经常用一个每年都拿好几个冠军的马拉松运动员来举例说明。你看这个运动员，每天都吃不少好吃的东西、有营养的东西，他每天运动量特别大。他吃了这些高营养的东西之后提升了自己的体能，但是他绝对没有让身体体重去增长，为什么？一旦体重增长了，他的冠军肯定就

拿不到了。这时候刚好就实现了一个吃、动、排的平衡。也就是我常说的，你吃的那些食物，你必须要完全地消化吸收并利用掉，每天食物产生的垃圾糟粕每天要排干净。你看看这个运动员就是这么做的，就达到了这么一个动态的平衡。所以说我们获得这个吃、动、排的平衡之后，再去看我们的近视眼、远视眼，再去看我们的智慧是不是提升了。当然这个近视眼、远视眼的康复，前提必须是要学会保护眼睛。如果你一天有一半以上的时间都在看电视、玩手机，在错误地用眼，这也是诱因的一部分，要改掉。特别是用上我们本能换食养生疗法之后，快速实现大便、小便、汗腺的极致畅通，这时候不管是远视还是近视，都会出现立竿见影的改善。持久地做下去，以 4 个月为一周期，有时候两三个周期，大部分人都会获得一个相当不错的视力。

改善智力的原理是一样的，就是保持我们身体的极致的三通状态，这时候我们的智力也是最好的。

十五、心烦易怒，胸闷气短

心烦易怒、胸闷气短的病因，完全可以用我们本能系统医学的"自家中毒"理论来进行清晰的解读。当我们的身体持续地保持在一个自家中毒状态的时候，心烦易怒、胸闷气短的症状就会出现。一般有心烦易怒的时候都有胸闷气短症状，有胸闷气短症状的时候心烦易怒也存在，所以说这两个症状一般都是同时存在。我们试想，如果我们身体一直处于一个慢性中毒状态的时候，因为中毒而心情烦躁，又因为自家中毒出现胸部的供氧供能不足、废物代谢障碍而造成胸闷气短。一旦身体自家中毒的状况得到改善，这时候心烦易怒、胸闷气短就会有不同程度的缓解。一旦把身体里的垃圾毒素完全排异清除之后，身体内环境恢复到了非常好的清洁干净的状态，心烦易怒、胸闷气短的症状就会完全消失。通过本能系统医学的换食养生法，可以快速解除心烦易怒、胸闷气短症状。

十六、自汗，盗汗

现代医学对自汗、盗汗的认识属于疾病或者疾病的症状。传统医学对自汗、盗汗的认识亦如此，对自汗的解释是在没有睡着的情况下，身体不自主地出汗叫作自汗，对睡着了之后身体不自主地出汗叫盗汗。

本能系统医学对自汗、盗汗的认知，无论是自汗还是盗汗都是生命的智慧。为什么这么讲？首先讲，自汗、盗汗是身体的局部出汗，而不是全身出汗，它是有规律的。而这种自汗、盗汗，是我们与生俱来的本能，对我们的身体进行的一种自我保护。还是讲我们的自家中毒理论。当我们的身体内部储存的垃圾废物过多，而不能通过正常的排毒通路排出体外的时候，我们的生命本能很智慧，它会选择一个异常的排毒通路，我们身体与生俱来的本能就会运用这种自汗盗汗的形式来排毒、来代谢废物垃圾。我们要为我们生命本能终于找到了一个异常排毒的通路而高兴，因为它虽然是异常的排毒通路，但是它毕竟把我们身体的一部分毒素垃圾排出了体外，对我们身体的当下只有好处没有坏处。所以说当大家身体出现了自汗盗汗问题，不需要谈虎色变。只需要明白，我们身体里面充斥着非常多的毒素垃圾，而不能通过正常的渠道快速干净地排异出去。就像现在的刮痧拔罐一样，可以帮助身体局部排毒。这样把毒素垃圾排出一部分来，就缓解了自家中毒给我们自身带来的一部分伤害，所以说它是生命的智慧。

当我们读懂了这个智慧，知道自汗、盗汗都是我们自身与生俱来的本能来自我保护的一种能力，所以我们不能把自汗、盗汗当成病来看。当你把它当成生命智慧来看，我们就懂得，如何去顺势利导给本能以帮助，如何运用我们的三通理念，运用只给帮助、不给伤害的本能换食养生的方法，保持好我们身体的大便、小便、汗腺的极致畅通，来彻底解决我们自家中毒的问题。问题一旦解决了，你回过头来再看，那个自汗、盗汗的现象早已经不见了。

十七、心悸，水肿

从本能系统医学的角度来看心悸、水肿。一般心悸都联系到心慌，就是心悸心慌，可以理解为心脏的供氧供能不足出现的表现。也就是讲，所谓的心脏的供血不足了。那么何为供血不足？我的观点是：不是血少了，是因为血液不健康了，血里面充斥着毒素和垃圾，这些废物没有快速地被代谢掉，而出现血液对周围的组织器官的废物代谢不足、营养供应不上的一个尴尬局面，才出现了心悸心慌的现象。《伤寒论》上就有一张针对心悸心慌的方子，叫苓桂术甘汤，效果是立竿见影，用上之后立刻缓解心悸心慌。这张方子的功用是——行气活血，健脾利水渗湿。也就是说，利用这张方子把血液里的毒素垃圾代谢掉了，然后供血就充足了，这充分验证了我们本能系统医学对身体自家中毒理论认识的正确性。

而我们把心悸和水肿一起来解读的原因是，一般心悸心慌的人大多数都会有下肢水肿。当我们用苓桂术甘汤解决了心悸心慌问题的同时，我们的下肢水肿也得到了非常好的效果，甚至是心悸心慌和下肢水肿同时康复。这个下肢水肿，又跟我们的血液循环关系密切。下肢水肿的成因就是我们血液里面的毒素垃圾过多，这些充斥在血液里的毒素垃圾又不能通过正常的渠道排出体外。当我们身体血液里的毒素垃圾积累过多的时候，我们的血液循环负担过重时，一部分在血液里面代谢不了的废物垃圾就留存在我们远肢端的下肢，形成下肢水肿。而我们本能系统医学发展到现在，已经结束了用药来治病的阶段，现在完全可以用养生的方式快速让那些疾病得到康复，这是我们通过对疾病的诱因的高度认识而做到的。也就是我们讲的，以"内因为主、外因为辅"的认知，那也就是我们本能系统医学讲到的"自家中毒"理论。

十八、口干，口苦

口干、口苦，是我们身体内分泌代谢障碍出现的症状。《伤寒论》上讲口干、口苦，"少阳之为病，口苦咽干目眩也"。少阳病又叫少阳三焦气机失调，而少阳三焦气机失调和现在所讲的亚健康几乎如出一辙。那么亚健康的由来用我们本能系统医学来解读它，又是自家中毒造成的。这个自家中毒，一般都是全身持续慢性中毒。我们本能系统医学的"自家中毒"理论能够完全地解读亚健康、解读少阳病、解读少阳三焦气机失调，因为通过我们本能系统医学的换食养生调理就可以快速地去除我们身体的亚健康症状，快速地解决少阳三焦气机失调问题，立竿见影地去除口干、口苦症状。这时候我们认识到，原来我们身体的内分泌代谢障碍是因为我们自家中毒造成的。所以说这是可以相互印证的，本能系统医学的"自家中毒"理论是一个非常正确的理论体系。

十九、口腔异味，口臭

首先讲我们本能系统医学对口腔异味、口臭的认识，仍然是本能系统医学的自家中毒理论。如果把我们人体比喻成一个排水系统，那么我们的口腔异味、口臭就是我们排水系统的下水道堵了，当下水道堵了，那些毒素垃圾就泛滥到我们的上面，出现口臭、口腔异味。也就是说，口腔异味、口臭的人都有大便不畅通，严重的人就连小便都不畅通。就大便而言，至少是便秘，如果没有便秘也会排便不畅伤身体。肠道积累了过多的垃圾毒素之后，中医讲"浊气上逆"，浊气上逆的诱因就是我们中下焦的拥堵。所以，当我们解决了自家中毒的问题之后，口腔异味、口臭也随之消失。

二十、牙龈出血，牙齿松动

牙龈出血、牙齿松动和我们本能系统医学的自家中毒理论也是完全契合的。牙龈出血是我们身体的浊气上逆造成的，和口臭、口腔异味是一个原理。因为我们自身的正常的排毒通路不畅通，导致毒素废物垃圾上行而出现牙龈出血。牙齿松动也和我们本能系统医学的自家中毒密切相关。因为这个牙龈出血是有特点的，它这个血是垃圾血，你看牙龈出来的血是发黑紫的，多数还带着臭味，所以说这属于垃圾血是无可厚非的。试想，如果我们的牙龈长期有这种充血现象，那么我们牙齿周围的毛细血管里肯定充斥着非常多的垃圾毒素。

众所周知，我们的牙齿也是有生命的，牙齿也是需要我们的血液循环去输送营养、代谢废物。而我们内环境循环的血是那样的污浊，所以我们的牙齿长期处于一个废物代谢不了、营养供应不上的状态，势必会造成牙齿松动，长期以往很容易出现牙齿脱落。而当我们认识到所谓的疾病的诱因是以内因为主、外因为辅的时候，只要做到了我们身体内环境的极致的清洁干净，不管是牙龈出血还是牙齿松动都可以轻轻松松获得康复的结果，完全是可以彻底地根除牙龈出血、彻底地坚固我们的牙齿。还记得我十几年前就有轻度的牙龈出血，而且发现自己牙齿松动，那时候以为这就是很正常的一种生命现象，而到现在，我的牙龈再也没有充血和出血的现象，松动的牙齿不知不觉当中早已经变得非常稳固了。用我们的本能系统医学换食养生方法已经帮助了不计其数的牙龈充血、牙龈出血和牙齿松动问题，算是自律的用户都得到了彻底的康复。

二十一、口腔溃疡

在我的临床经验中，有口腔溃疡的都有不同程度的肠道溃疡。要想口腔溃疡快速好，就要针对肠道、脾胃去做调理，而且会立竿见影出现好效果。口腔溃疡当中有非常顽固的口腔溃疡，久治不愈，好多人都是不管用中医的方法还是西医的方法，对这种顽固的口腔溃疡束手无策，现代医学把这种非常顽固的口腔溃疡叫作免疫缺陷病。而我们本能系统医学解读了口腔溃疡的真正原理，又是本能系统医学的自家中毒理论。我们这里有理、有据、有案例，要想解决顽固性口腔溃疡问题，所谓的免疫缺陷病问题，就要从脾胃、肠道入手，从自家中毒的根本入手。当我们帮助人管住嘴，然后保持大便、小便、汗腺畅通，运用好我们本能系统医学的换食养生法，当我们的身体内环境恢复到一个极致的清洁干净的状态后，这种顽固性的口腔溃疡就可以彻底痊愈。

二十二、慢性胃炎

慢性胃炎是指不同病因引起的各种慢性胃黏膜炎性病变。常见慢性浅表性胃炎、慢性糜烂性胃炎和慢性萎缩性胃炎。后者黏膜肠上皮化生，常累及贲门，伴有 G 细胞丧失和胃泌素分泌减少，也可累及胃体，伴有泌酸腺的丧失，导致胃酸、胃蛋白酶和内源性因子的减少。

1. 多发群体

多发于中年以上人群。

2. 病因

（1）幽门螺杆菌感染、病毒或其他毒素。

（2）刺激性物质：长期饮烈性酒、浓茶、浓咖啡等刺激性物质，可破坏胃黏膜保护屏障而发生胃炎。

（3）药物引起慢性胃黏膜损害。

（4）口腔、咽部的慢性感染。

（5）胆汁反流。

（6）X 线照射。

（7）环境变化。

（8）长期精神紧张，生活不规律。

（9）其他病变的影响：如尿毒症、溃疡性结肠炎等均可引起慢性胃炎。

3. 临床表现

慢性胃炎缺乏特异性症状，大多数人常无症状或有程度不同的消化不良症状，如上腹隐痛、食欲减退、餐后饱胀、反酸等。慢性萎缩性胃炎患者可有贫血、消瘦、舌炎、腹泻等。

本能系统医学如何看待慢性胃炎？首先我们从多发群体看，是中年以上人群，这就和我们长期的错误饮食和不良的生活方式有直接关系。从我们的自家中毒的理念来看，错误的生活方式和饮食习惯造成长期的持续的慢性自家中毒。所以说，随着年龄的增长，人到中年之后，自家中毒的累加和对身体的伤害日益严重，胃的整体功能低落，然后导致中年以上人群的慢性胃炎多发。

从以上讲的病因来看，比如说幽门螺杆菌感染、病毒感染或者其他毒素的诱发，这些都跟人的自身免疫能力低下息息相关。我们本能系统医学的"自家中毒"理念，是完全可以解读这些问题的根源的，而且有理、有据、有案例，有无数的案例验证它是对的。一般有幽门螺杆菌感染、病毒感染的人群，都有不同程度的亚健康症状表现。当应用我们本能系统医学的养生换食方法一到两个周期之后，亚健康的问题解决了，慢性胃炎的症状也就基本上消失了。在这个基础之上，幽门螺杆菌感染、病毒感染在身体里面完全消失，也验证了本能系统医学所讲的"内因为主，外因为辅"。当内因完全解决掉之后，外来的这些病毒、细菌、真菌，也随着身体清除垃圾毒素的过程而被代谢掉。之后，只要维系好身体内环境的足够的清洁干净，幽门螺杆菌、病毒、其他细菌就不会在身体里面滋生。

而从以上讲的绝大多数的病因来看，不正确的生活方式、错误的饮食习惯和长期服用化学药物是造成慢性胃炎的最主要因素。所以通过本能系统医学换食养生法，改变不良的生活方式，改变错误的饮食习惯，远离对抗治疗的化学药物，大部分慢性胃炎都可以得到完全康复。当然首先要做到幽门螺杆菌感染的转阴，病毒或者其他毒素彻底从身体内部排出体外，保证我们身体内环境的完全清洁干净。就像《黄帝内经》上讲的一句话"正气存内，邪不可干"，比如说我们用现代语言所讲的，我们的抗御能力和免疫能力的强大。

我们这里要重点讲一下，慢性萎缩性胃炎。以我的经验，如果有多年的慢性萎缩性胃炎，进一步地去检查胃肠道病变的话，大部分有慢性萎缩性胃炎的人几乎都有可能检查出所谓的癌变，所以说一旦有了这个慢性萎缩性胃炎，一定要重视起来。好好地利用我们的本能换食养生法去做调理，而且这种有慢性萎缩性胃炎的人，好起来是相当慢的，一般需要两到三个周期。我这里指的周期，一个周期为 4 个月。因为这种问题，恢复起来是比较慢的。如果有慢性萎缩性胃炎反胃、反酸特别严重的人，就必须先要通过辨证给开具中药处方，先解决掉反胃、反酸的问题，再完全应用我们本能换食养生法来彻底解决问题。

还有我们要着重说的一点就是，一旦有了胃癌、肠癌也不需要惊慌失措、谈虎色变，还是要先把病因弄清楚，到底为什么会出现这些问题？一旦清楚了，我们生的那些所谓的病甚至说肠癌、胃癌，原来都是因为我们的生活方式、饮食习惯出了问题才导致发生。一旦改变了观念，真正地做好了极致的养生，能够灵活地运用好本能系统医学的本能换食养生法，做到吃、动、排的平衡，保持好极致的三通状态，即使是肠癌、胃癌也是有康复机会的。

二十三、胃溃疡

胃溃疡是消化性溃疡的一种。消化性溃疡是一种常见的消化道疾病，可发生于食管、胃或十二指肠，也可发生于胃－空肠吻合口附近或含有胃黏膜的憩室内，一般所谓的消化性溃疡是指胃溃疡和十二指肠溃疡。

1. 多发群体

多发于中老年人、长期加班者、饮食无度者。

从多发群体是长期加班者和饮食无度者来看。这个胃溃疡，是和长期的熬夜、日常的暴饮暴食有直接关系。从多发群体是中老年人来看，就是我们本能系统医学所讲的自家中毒原理。从青少年一直到中老年的这个过程，大部分的人长期处于一个营养过剩状态，这些过剩的营养就是我们自家中毒的根源。也就是说从青少年到中老年的这个时间段，实现了我们身体自家中毒的累加，这既是胃溃疡的最重要的诱因，也是促使我们的生命快速衰老最重要的原因。

2. 常见病因

（1）幽门螺杆菌感染：现在医学所讲的，幽门螺杆菌感染属于免疫能力低下或者免疫缺陷才造成的感染。这里无论是免疫功能低下或者免疫缺陷，其实都和我们自身的自家中毒相关。

（2）药物、饮食、遗传因素：我们本能系统医学的观念，饮食和药物是直接引起胃溃疡的主要因素，而遗传因素影响是很小的。而现在医学所讲的遗传因素，在我们应用本能系统医学换食养生法的过程中，看到的是现在所讲的大部分的遗传因素其实是生活方式和饮食习惯造成的根源。当把生活方式、饮食习惯完全改正之后，通过本能换食养生调理之后，那些所谓的遗传因素造成的胃溃疡问题得到了完全康复，从而验证了所谓的大部分的遗传因素是错误的生活方式和不良的饮食习惯造成的。

（3）胃酸和胃蛋白酶：消化性溃疡的最终形成是由于胃酸和胃蛋白酶自身消化所致，胃酸是溃疡发生的决定性因素。这里我们首先要搞清楚，胃酸和胃蛋白酶为什么会自身消化？为什么会胃酸过多？这还是和我们的营养过剩，然后身体长期处于营养过剩状态，造成自家中毒而形成的我们自身的内分泌和代谢的失调，而导致胃酸和胃蛋白酶的异常分泌。

（4）应激精神因素：急性应激可引起应激性溃疡。不管是急性应激性的溃疡还是长期精神紧张、焦虑、情绪波动形成溃疡，这些都不是无缘无故的，如果每天我们都能做到吃、动、排的平衡，即使我们发生了急性应激反应或者长期有精神紧张、情绪波动，那么胃溃疡也很难发生在我们身上。所以说解决胃溃疡，养生就变得至关重要。

（5）胃运动异常：部分胃溃疡患者存在胃运动障碍，如胃排空延缓所致胃酸分泌增加，十二指肠 – 胃反流所致胆汁、胰液和溶血卵磷脂对胃黏膜的损伤。

这里最重要的是需要搞清楚胃运动障碍的原因。从我们本能系统医学来看，胃运动障碍又是和我们的饮食习惯、生活方式息息相关，有没有做到吃、动、排的平衡？是不是每天都处于一个三通的极致状态？如果是，这个人即使有胃溃疡，通过吃、动、排保持平衡，通过每天做到极致的三通状态，也可以在最短的时间内胃溃疡得到痊愈。

3. 临床表现

上腹部疼痛是本病的主要症状。多位于上腹部，也可出现在左上腹部或胸骨、剑突后，常呈隐痛、钝痛、胀痛、烧灼样痛。胃溃疡的疼痛多在餐后 1 小时内出现，经 1～2 小时后逐渐缓解，直至下餐进食后再复现上述节律。

胃溃疡与十二指肠溃疡鉴别：消化性溃疡中十二指肠溃疡多见；胃溃疡疼痛多在饭后疼，十二指肠溃疡多在饭前疼痛且夜间疼痛也较多见。

从本能系统医学的角度来看，无论是胃溃疡，还是十二指肠溃疡，这些都不是病，只是我们身体持续发生并保持自家中毒状态而表现出来的不同症状。当我们改变了我们的生活方式、饮食习惯，做好了养生之后，身体的这些不同的外在表现，包括不同程度的亚健康症状，都能得到完全康复。我们把所有的亚健康症状，包括胃溃疡、十二指肠溃疡的症状的完全消失叫作本能系统效应。我们的生命是一个密不可分的整体，现代医学所说的病或者说我们身体感受的那些亚健康症状，都是我们身体发生自家中毒之后的一种自我保护的体现。当我们通过正确的内视自我，完全清楚我们的疾病是内因为主、外因为辅，当清楚了内因、解决了自家中毒的状态之后，我们就出现了一个系统效应，那就是所谓的亚健康症状，那些所谓现代医学讲的那些病经过一段时间的本能换食调养可以获得完全系统的康复。

二十四、失眠，多梦，神疲乏力

首先讲，失眠和神疲乏力这两个症状具有相关性。大家都知道失眠之后肯定神疲乏力，休息不好肯定神疲乏力。还有一个，失眠、神疲乏力的诱因就是自家中毒。如果我们的身体持续地保持这种慢性中毒，肯定会影响到交感神经和副交感神经，这样的话，失眠、多梦、神疲乏力，都会在我们身体上发生。所以说，利用我们本能系统医学的"自家中毒"理论，只要把我们身体的垃圾毒素完全清除干净，实现一个自身内环境的清洁干净，失眠、多梦、神疲乏力的问题便迎刃而解。

二十五、寒热往来

用我们本能系统医学的自家中毒理论来看身体出现的往来寒热症状。由于我们身体内部正常的排毒通路不畅通，造成我们身体的垃圾毒素积累过多，而身体试图找到一个异常的排异通路以排出部分垃圾毒素，就出现一个往来寒热的症状表现。突然的发冷，是身体自家中毒的一个明显信号。而突然的发热，是身体试图寻找异常排毒通路的外在表现。如果发热程度足够大，身体发热到一定程度之后，会有一个异常的不自主的排汗。当我们身体睡着之后，不自主的异常排汗，就是盗汗。当我们清醒的时候，身体不自主的异常排汗，即是自汗。但是，不管是自汗，还是盗汗，都是局部出汗，而不是全身出汗。

所以说从我们本能系统医学来看待寒热往来，这个症状是生命智慧的体现，是我们生命本能自我保护的一种能力。当我们读懂自己的生命，读懂自己的身体的时候，就需要顺势利导的帮助身体。既然我们有这么一个排毒趋势，那么我们就顺势利导地帮助它，更好地开放汗腺，帮助它达到一个全身微汗的目的。在此基础上，快速开放大便和小便，做到大便、小便、汗腺的极致畅通。等完全把身体内环境的毒素垃圾肃清之后，寒热往来的症状也就会完全消失。

二十六、腰酸腰痛，颈肩背痛

对于腰酸、腰痛、背痛来说，中医有"不通则痛"的说法。首先我们就要搞清楚，为什么会不通？最根本的根源是什么？当然我们通过吃中药，养血活血的药，通过针灸、拔罐、放血，通过推拿按摩，都可以帮助我们身体缓解腰酸腰痛、颈肩背痛，甚至用止疼药。但是我们到底有没有认识到，这个痛症的最根本的根源是什么？我说是我们本能系统医学的自家中毒理念，还是我们身体内环境的垃圾毒素非常多，身体不能通过正常的渠道快速地代谢这些毒素和垃圾，以至于通过血液我们的腰部、颈肩背部不能很好地得到营养的供应，也不能很好地去代谢废物，然后就出现了腰酸、腰痛、颈肩背痛。可以运用我们的三通理念，要管住嘴巴的同时开放身体，做到大便、小便、汗腺的极致畅通。我们再回过头来看腰酸、腰痛、颈肩背痛，这些问题会快速得到缓解。能真正地把我们身体的垃圾毒素完全清除干净之后，身体内环境恢复到一个非常好的健康状态之后，我们的颈肩背酸痛、腰酸、腰痛都会消失无踪的。

二十七、腰椎突出、增生、滑脱

对于腰椎突出、增生、滑脱，本能系统医学的观念也是因为血不健康造成的。血液给腰椎供氧供能、代谢废物出了问题，才造成了腰椎突出、增生。血液不健康了，腰椎的供氧供能就出问题了，血液循环对腰椎的营养供应不上、废物代谢不了，然后就造成了腰椎的突出与增生。

再说腰椎滑脱的现象。原来腰椎是很正常地在原位来支撑我们的身体，就是因为这个腰椎周围的肌肉筋络系带神经组织失去了部分支配功能而造成腰椎滑脱。肌肉筋络系带神经组织失去部分支配功能，是因为充斥着大量毒素废物垃圾的血液循环不能给它们供氧供能而造成。所以说当我们把身体的垃圾毒素完全清理干净，能够实现对这些神经系带筋络组织充足的供氧供能和充分的代谢废物，这时候腰椎滑脱也可以彻底康复。

二十八、皮肤瘙痒，脚气湿疹

本能系统医学看皮肤瘙痒，是我们血液循环不能很好地给皮肤表面代谢废物，也不能很好地给皮肤表面供应能量，原因就在于我们自身的血液循环当中充斥着大量的垃圾毒素。只要我们拥有对自家中毒的正确认识，当我们的血液足够清洁干净之后，健康的血液就可以对我们的皮肤提供很好的供氧供能，又可以给我们的皮肤提供充分的废物代谢，这时候皮肤瘙痒就自然而然地痊愈了。

脚气和湿疹有相同之处，不管脚气还是湿疹都是身体通过局部异常通路去排除垃圾毒素，这属于生命的智慧。脚气和湿疹不是病，而是我们身体本能为了自保而出现的异常的排毒通路。也就是说，由于我们身体的自家中毒，又因为我们正常的排毒通路不畅通，才通过脚气这个异常通道来排毒素垃圾。所以说就会出现一个有意思的现象，当我们这几天吃肉、喝酒、熬夜、嗜食辛辣频繁的时候，我们的脚气、湿疹就严重了；当我们素食、少食、增加运动、睡眠充足的时候，我们的湿疹、脚气就消失了。由此来验证，我们的脚气、湿疹是以内因"自家中毒"为主。而改变自家中毒的方法就是做好极致的养生，必须做到吃、动、排的平衡，必须认识到三通的重要性，也就是大便、小便、汗腺畅通的重要性。

现代医学所讲的，脚气或湿疹是真菌或者细菌感染造成的，而去研究控制、杀死真菌或者细菌的药物来解决脚气和湿疹的问题，这就犯了方向性的错误。所以说，好多顽固的脚气、湿疹迁延难愈。而应用我们本能系统医学的换食养生方法，快速解决顽固性脚气和湿疹，证明他们不是因为真菌和细菌感染造成的顽固的迁延难愈的病症，而是以内因为主的通过异常通道皮肤排毒的一种自保能力。当把我们身体内环境的垃圾毒素都通过正常的渠道排异干净之后，真菌、细菌早已经不存在了，因为脚气、湿疹已经彻底痊愈，所以当我们身体没有适合真菌、细菌生存的空间之后，真菌细菌必定消失。

二十九、尿频、尿急、尿痛、尿不尽

身体出现尿频、尿急、尿痛、尿不尽的现象，一般都存在尿路感染。针对这种尿路感染，我们有一张中药处方叫猪苓汤，它对这种尿频、尿急、尿痛、尿不尽的尿路感染有非常好的疗效，一般一到三剂药彻底康复。这是以治病为范畴的，一张非常好的中药处方。而我们对尿频、尿急、尿痛、尿不尽去追根溯源，到底身体为什么会出现这些现象？首先是尿路感染，这是很少数的一个内因和外因参半病症。而我们本能系统医学，照样可以用换食养生调理的方法，快速解决尿频、尿急、尿痛、尿不尽的现象。这里还是很好地运用了我们"三通"理念、我们本能系统医学的"自家中毒"理念，通过快速开放身体，管住嘴，做到大便、小便、汗腺保持极致畅通，这是对我们本能系统医学顺势利导的完美体现。现代医学对尿路感染的方法是消炎杀菌，而我们本能系统医学的方法是开放身体，顺势利导把身体里面的有毒物质包括细菌在内的垃圾毒素，通过大便、小便、汗腺的开放排出体外。

如果尿频、尿急、尿痛、尿不尽进入慢性阶段，这时候就变成了内因为主外因为辅，现代医学的那种消毒杀菌、利尿、抗感染的方法就失效了，而我们本能系统医学还是遵从顺势利导的原则，运用本能系统医学的换食养生方法，快速开放身体，在保证大便、小便、汗腺畅通的基础之上，也可以用最快的速度解决慢性尿路感染的问题。

三十、月经不调

妇女经久不愈的月经不调，会造成妇科的诸多所谓的疾病。比如，乳房胀痛、乳腺增生、痛经、白带异常、子宫肌瘤、卵巢囊肿、子宫息肉、子宫功能性出血、贫血等。

我们本能系统医学讲，便分两种。一种广义的便，一种狭义的便。狭义的，就是大便小便了。广义的，是指凡是存在于我们身体里的，所有的垃圾废物毒素都属于便。包括妇女每个月来的月经的经血都属于广义便的范畴。因此我们可以把妇女每个月来的经血，称为血便。

如果长期月经不调，每个月的经血都不能完全排出体外，这种不能当月被排出的血便势必会导致严重的自家中毒。所谓的诸多的妇科疾病几乎全部是以严重自家中毒为基础。也就是说只要解决了妇女身体的自家中毒问题。那么妇女的乳房胀痛、乳腺增生、痛经、白带异常、子宫肌瘤、卵巢囊肿、子宫息肉、子宫功能性出血（包括贫血），都有机会恢复健康。其中乳房胀痛、痛经、白带异常属于功能性病变，调节起来相对容易。只要快速清除干净身体的毒素垃圾之后，妇女的乳房胀痛、痛经、白带异常问题就彻底解决了。

而乳腺增生、子宫肌瘤、卵巢囊肿、子宫息肉、子宫功能性出血、贫血，这些属于器质性病变，修复起来需要较长时间，首先是要让身体内部的毒素垃圾完全地清除干净。在保持好内环境清洁干净的基础上，让身体有能力去溶解增生的乳腺，溶解子宫肌瘤、卵巢囊肿、子宫息肉。

子宫功能性出血，一般都是在身体的器质性病变的基础上，才出现的问题。比如说子宫腺肌症或子宫内膜异位症，然后引发子宫功能性出血。因此要解决子宫功能性出血的问题，首先是要解决子宫腺肌症或者子宫内膜异位症的问题。首先，我们要知道的是，自家中毒才是它最根本的诱因。要先解决自家中毒问题，营造出一个非常好的清洁干净的身体的内环境。然后保持好这个环境，子宫内膜异位症、子宫腺肌症才能得到根本上的康复。此外，因月经不调而贫血的妇女，主要因为长期子宫功能性出血，造成身体失血过多而不能快速地补给，然后出现由于月经不调失血过多造成的贫血。妇女的月经不调引起的贫血，也可以应用只给帮助、不给伤害的换食养生法。先是营造一个清洁干净的内环境，然后再给予足够能量的基础上，保持好吃、动、排平衡，最终恢复正常的造血能力。若症状比较轻，只要月经不调的问题解决了，不异常失血了，贫血都可以恢复正常。

因为月经不调而造成的妇女身体的一系列疾病，完全可以利用"三通"理念来给予帮助与指导，最终收获健康。首先就是要观念通。当观念通了才能认识到，人所谓的疾病是以内因为主、外因为辅的。几乎所有的疾病，都是以自家中毒为根源的。再就是二便通，一定要保证每天足够通畅的大便小便。我们要把每天吃完食物之后所形成的的垃圾废物当天排出体外。第三就是汗腺通，一定要保持全身微汗，时间越长越好，如果一天24小时总能保持微汗的话，恢复起健康来，速度是最快的。如果把以上方面均做到极致，然后再保持好这种极致的状态，那么几乎所有的妇科病的问题都可以迎刃而解。

三十一、血常规、尿常规的重要性

需要本能系统医学换食养生调理的人，我们要求，每一个找到我们需要药食调理的人都需要去做血常规、尿常规的检测。这是要看，这个人的身体的本能，到底是一个什么样的状态。若血常规、尿常规都是正常的人，用上我们的药食同源的食物会没有任何风险。若血常规、尿常规有不同程度的问题的时候，我们会提醒被调理的人，他的血常规、尿常规的问题会影响其快速收获健康的进程。必须要做好百分百的前期工作才能给其出具调理方案，我们的目的就是确定要百分百的安全。血常规、尿常规检测，既能保护需要换食养生帮助的人，又能保护好我们自己的指导老师。因为这个血常规、尿常规可以代表我们身体与生俱来的本能是强大，还是本能缺失。如果有严重的血常规、尿常规异常的现象，代表了这个被调理的人与生俱来的本能受损了。要知道几乎所有的所谓的疾病，都是可以利用我们与生俱来的本能得到康复的。而我们与生俱来的本能受损之后，康复起来就会很慢甚至会不可逆转。所以说我们不管是急性问题，还是慢性问题，不管是孩子、成年人，还是老人，如果需要我们本能系统医学的方法进行调理的话，首先必须提供尿常规和血常规的检测报告。

第十章　本能换食实例

案例 1：糖尿病

记录日期：2018 年 12 月 28 日。

刘某，男，46 岁，河北邢台人，身高 175cm，体重 80 千克，血压 100/75mmHg，血糖 8.8mmol/L（服降糖药后），脉搏（左 / 右）77/77 次 / 分，体温 36.6℃。

主诉：高血糖。

现症：打鼾，偶尔咳嗽少量白痰，眼睛怕强光，胸闷气短，心悸心慌，心烦易怒，胃胀，多梦，神疲乏力，怕冷，腰痛，肩颈酸痛，脚气，大便 1 次 / 天，便干，夜尿 1 次 / 晚。

现用药：二甲双胍 1 片 / 次，3 次 / 日；糖力 0.5 片 / 次，3 次 / 天；中药粉剂（已服用 6 年）。

调理建议：

（1）早餐：参葛饮、杞葛玫瑰饮各 1 包。

午餐：绿粥一包代主食，不够饱加蔬菜（绿叶菜，胡萝卜，少油少盐）七分饱。

晚餐：参葛饮、杞葛玫瑰饮各 1 包。

枸杞子每天 100 克以上泡水喝。

（2）每天适当有氧运动 2 小时（可分时段运动，不能增加呼吸运动的负担，腹式呼吸、太极、简单拉伸瑜伽、打坐等），保持全身开放，微微出汗 1 小时以上。避免受累及受寒凉。要经常晒太阳。拍背。少说话。

（3）配合每天泡脚，每次泡到身体微汗。

（4）忌口肉、蛋、奶、鱼、海鲜，零食，糖，豆制品，坚果，菌菇等。榴莲、芒果、荔枝等大热和高营养食物不吃。

（5）每天坚持写健康日记，这样既帮助指导正确饮食习惯，又有助于家人读懂自己的身体，帮助身体（建议参加换食班，更快懂得如何收获健康）。

总结：

用户刘某于 2018 年 12 月 30 日开始调理。

调理前在服用降糖药二甲双胍、糖力及中药散剂的情况下，测空腹血糖为 8.8mmol/L。

调理第一天即停所有在服其他药物，每日饮食按照本能系统医学研究院所制定调理方案执行。

调理第 18 天开始空腹血糖稳定在 7.0mmol/L 以下。

调理第 27 天开始发热、湿疹，空腹血糖有所上升，在 6.2 ～ 8.9mmol/L 之间。

调理第 50 天开始，空腹血糖重新稳定在 7mmol/L 以下。

调理第 65 天开始，空腹血糖稳定在 6.1mmol/L 以下。

调理第 76 天开始，空腹血糖稳定在 5.1mmol/L 以下。

案例 2：甲状腺功能减退

记录日期：2019 年 7 月 13 日。

李某，女，29 岁，医师，平顶山人，身高 158cm，体重 51 千克，血压 95/60mmHg，血糖 5.4mmol/L。

主诉：甲减，桥本甲状腺炎（医院诊断：桥本甲状腺炎伴甲状腺功能减退症）。

症状：头晕，慢性鼻炎，扁桃体一侧轻度肥大，轻度飞蚊症，失眠，入睡难，多梦，神疲乏力，体重下降，脚气，尿频，外阴瘙痒，大便 1 次 / 天，便稀，起夜 1 次 / 晚。月经周期 22 天，行经期 2 天，有血块，白带异常。

既往病史：初中鼻炎，大学鼻炎做手术，大学期间患焦虑症（诊断：精神分裂症），用化学药治疗近 2 年。2018 年 7 月诊断出甲减、桥本甲状腺炎，抗体高。

现用药：中药。

曾用药：初、高中经常扁桃体发炎吃消炎药。

检查结果（表 10-1）：

（1）2019 年 6 月 22 日甲状腺超声检查结果：①甲状腺弥漫性肿大并血供丰富，右叶 23mm×22mm，左叶 22mm×21mm，峡部厚 5.7mm；②甲状腺双侧结节样改变，右叶下部浅层可见 6.4mm×5.1mm 结节样改变，左叶中上部深层 9.8mm×8mm 结节样改变；③右侧颈部淋巴结肿大，大者 20mm×5.2mm。

（2）2019 年 6 月 22 日血液检测结果一：①FT3 游离三碘甲状腺原氨酸 3.06pmol/L（2.63-5.7pmol/L）正常；②FT4 游离甲状腺素 8.30pmol/L（9.01-19.05pmol/L）低；③TSH 超敏促甲状腺激素 7.7237 μU/mL（0.35-4.94μU/mL）高。

（3）2019 年 7 月 11 日血液检测结果：① FT3 3.64 pmol/L（正常）；② FT4 8.03 pmol/L（低）。③ TSH 18.6228μU/mL（高）。

调理建议：

（1）早餐：黄玉杞葛饮 1 包。

午餐：山药百合莲子煮粥代主食，加适量绿叶蔬菜。

晚餐：黄玉杞葛饮 1 包。

枸杞子每天 150 克泡水喝。

薏苡仁每天 200 克煮水喝。

足浴粉每天泡脚至微汗。

（2）每天适当有氧运动 2 小时（可分时段运动，不能增加呼吸运动的负担，腹式呼吸、太极、简单拉伸瑜伽、打坐等），保持全身开放，微微出汗 1 小时以上。避免受累及受寒凉。要经常晒太阳。拍背。少说话。

（3）忌口肉、蛋、奶、鱼，海鲜，坚果，干果，菌菇，土豆，红薯，豆及豆制品。水果不吃榴莲、芒果、龙眼、荔枝等热量太高的。忌辛辣、烟酒。忌情绪起伏不定。

（4）保持良好心态，保持心情愉悦。

（5）每天坚持写健康日记，通过每天的健康日记，分析参数的变化帮助自己能够及时很好地了解正确饮食习惯。

（6）建立良好的信任关系，全然地打开身心，功能性食品和身体心灵形成全然的链接。

总结：

用户李某于 2019 年 7 月 22 日开始调理。

经过 29 天的换食调理，甲状腺功能三项正常。从开始的将信将疑到看见收获，更愿意继续调理了。

表 10-1　血液检测结果对比表

调理天数	检测日期	FT3（pmol/L）	FT4（pmol/L）	TSH（μU/mL）
		（参考值：2.63～5.7）	（参考值：9.01～19.05）	（参考值：0.35～4.94）
0	2019.6.22	3.06	8.30 低	7.7237 高
0	2019.7.11	3.64	8.03 低	18.6228 高
29	2019.8.19	3.34	11.02	3.2872

案例 3：自身免疫性肝病

唐某，女，54 岁，中山，身高 154cm，体重 57.6 千克，体温 36.6 ℃，血压

119/72mmHg，血糖 4.3mmol/L，脉搏（左/右）：61/60 次/分。

主述：CT 查出全身淋巴结反应性增生，自身免疫性肝炎。肝穿刺为肝硬化。

现症：慢性鼻炎，慢性咽炎，扁桃体增生，打鼾，自汗盗汗，左脸大汗淋漓。失眠，心慌气短，神疲无力，口苦，牙龈出血，胃痛，怕冷怕热，体重上升，下肢酸痛，左脚背一根动脉凸起疼痛，脚会不由自主抖动，双手长水泡，奇痒，左腹部结肠部位有点痛，皮肤瘙痒，慢性肠炎，大便失禁。

用户的各项医院检验报告单齐全，调理前和调理中的全部上传指导老师。

现用药：复方甘草酸苷片，中药（调理自身免疫性肝病）

调理方案：

早中晚：红粥，山药莲子代餐。

枸杞子水不限量，每天 20 克西洋参水。

总结：

用户于 2018 年 6 月 22 日开始调理，在换食调理 61 天后到医院做了肝功能，血常规化验，ALT 由原来的 343 U/L 降到 39U/L 正常了，AST 由原来的 248 U/L 降到了 51 U/L（表10-2）。

（以下内容摘自用户记录健康日志）

第 93 天：很多小毛病没有了，以前刷牙出血，现在没有了。以前晚上睡觉，脚不自觉地弹动，现在没有了。以前左脚背一根动脉凸起还痛，现在不痛了。胃不痛了。

第 109 天：口干、口苦消失，睡眠好，心慌气短，头晕，无力的现象都没有了。以前艾灸留下的黑疤消失了好几个了，左脚背凸起还痛的一段血管消失了。

换食或调理第 127 天：学校组织体检，血液指标，肝功能指标比上次又有好转。

换食或调理第 179 天：肝功能化验结果出来，一切指标都正常了。

换食或调理第 330 天：换食调理 11 个月，化验肝功能和血常规。肝功能已经完全正常。颈椎病导致的背酸胀，左手、左脚发麻症状消失。左脚膝盖痛感减轻了。

表 10-2　肝功能检查结果对比表

调理时间	ALT（参考值0-40U/L）	AST（0～40U/L）	GGT（7～50U/L）	ADA（4～18U/L）	LDH（100～240U/L）	IgA（70～406mg/dL）	IgG（680～1445mg/dL）
调理前	329	243	149	25	326		
调理 1 个月	107	84	84	17	220		
调理 2 个月	39	51	61	21	203	587	1491
调理 6 个月	25	34	41	18	192	568	1194
调理 11 个月	16	30	31	19	194		

（以下内容来自用户微信分享）

自律是本能换食调理中的不二法门

各位参加过本能换食调理的，还在进行换食调理的和想要去换食调理的师兄：我是来自中山的一位高中英语老师，2014年学校体检，查出肝功能有点不正常，转氨酶第一项稍微有点偏高，64U/L。当时医师说可能感冒了，可能没休息好，不要紧，继续观察。

我也没把它当回事，但是1年后，我身体出现了很多状况：失眠，心慌气短，神疲，无力，并且每天中午时分特别厉害。在这段时间由于每天快走伤了右脚踝，一直不好。我偶然在微信上看到一条信息说脚踝一直不好可能是肝出了问题，所以我就去医院化验肝功能，不查不知道，一查吓一跳，我的谷草转氨酶和谷丙转氨酶都超过400U/L。我只好去中山博爱医院住院治疗，为了查明病因，一个月下来医师给我做了7次CT，发现不但我肝功能不正常，还腋下，腹股沟下淋巴结肿大，医师怀疑我得了自身免疫性肝病，给我每天吊水，里面应该加了激素，1个月后我的转氨酶两项降到约90U/L了，我就出院了，因为我带高三。

但不久发现我的2项转氨酶又反弹回去了。这时我东莞一个好朋友建议我去吃中药，我去广州的一个中医那里吃了一段时间中药，但效果不是很好，转氨酶降了又升，不断反复在约200U/L。后来那个中医跟我说，他治不了我的病，建议我找其他肝病医师。我又通过朋友找到云南的一个中医，吃了一段时间的中药，效果不是很好。

有人建议我去做一个全身PET-CT。我就去广东省军区总医院自费做了一个（9000多元），发现我全身淋巴结肿大，反应性增生。排除了淋巴癌。通过一系列的血液检查，那里的医师也怀疑我得了自身免疫性肝病，要我吃激素治疗。2018年2月我去日本看女儿，女儿又带我去东京最大的医院检查是否是乳腺癌。那里的检查确定不是乳腺癌。2018年5月有人建议我去广东省中医院看肝病专家，那个医师一看，几分钟就说我得了自身免疫性肝病，要进行肝穿刺，我马上住院，傻傻地被他们穿刺，穿刺后，我右侧肝痉挛，痛得我直哭，还哭不出声，因为抽气更痛。后来1个月我都无精打采，有气无力。检查结果出来显示我得了自身免疫性肝病，并且已经肝硬化。我去拿检查结果时，那个医师说我这病全世界中医、西医都没得治，只能吃激素控制。并且还说，我必须马上用上激素，否则肝腹水了，想用激素都用不了。我对他说"我是慕名而来看你这中医专家的，你居然要我吃激素？难道我们老祖宗留下的中医就没方法治了？我不吃激素，让我找找中医"。

暑假来了，我和老公去游西湖，在一条老街上看到同仁堂中医馆，我们进去看了一下医师的介绍，里面有一个老中医是治疗自身免疫性肝病的，我就挂号看病，他给我配了一大箱700多元的中药，中药寄到家了，准备开吃，偶尔我在艾灸群发布一条消息寻找治疗自身免疫性肝病的中医，这时单晓宇老师建议我不要吃激素，要我去找王小萍老师。

我就立即联系王老师，毫不犹豫地参加了换食调理班。说实在的，3天的学习我很认真，但还是云里雾里，我还是不明白换食调理的原理，怎样治病的。我当时还问过荷华老师，我这病要换食多久才会好，她只说"不知道，只有你身体知道"。我当时真没谱，我又想找是否群里有过我这样的病调理好的？了解到的是：没有。回到家，老公很严肃地对我说："唐某，你现在去换食调理，又找不到先例，万一被忽悠了，耽搁了时间，错过了吃激素的最佳时间，你自己负责，命是你自己的，你要出了问题，到时你娘家人不要找我麻烦。"我回答道："我自己的命，自己负责，这么多年了，我看的每一个医师都是肝痛医肝，可我的肝越治疗越差，这个郭院长说我的病不在肝而在我的几十年的结肠炎。他的思维不同，我得试一下。"

这样我就开始了我的换食调理，按照郭院长的要求，我第一个月一边换食，一边吃他开的治疗肠炎的处方药，那个药非常苦，我按荷华老师的方法用高压锅压，每天三大碗。第一个月我几乎每天拉稀，拉的是褐色的鼻涕一样的黏液。1个月后，我换食调理前的每天 4～5 次不成型的大便没有了，每天只有 1～2 次成形大便，我便去化验了一个肝功能，发现我的肝功能好了 2/3，我便带着结果又去深圳复诊，郭院长说我可以停掉中药，改喝参葛饮和红粥了，我按照荷华老师的指导，严格要求自己，绝不偷吃，乱吃。

2个月后，刚好我们学校进行全面体检，肝功能结果显示我的肝功能第一项谷丙转氨酶已经正常了，20U/L 了，第二项谷草转氨酶 51U/L 了，离正常值 0～40U/L 还有一点点距离。但这一次，所有胆红素偏高，血脂偏高，不记得了，还有 6 个指标不正常，我把这些发到群里，王老师说这是正常反应，就像池塘边里的水，现在已经搅动了，里面原来沉下去的垃圾已经到上面来了，叫我不要心慌。我不急了，继续严格要求自己，按指导老师说的做。

昨天我已经换食 6 个月了，我就去做了一个肝功能化验，结果出来后让我大感意外，我的各项指标都正常了。我被西医下结论不能治愈的自身免疫性肝病就这样通过 6 个月的换食调理好了。

（以下内容来自用户微信分享）

2019 年 5 月 25 日，是我参加本能换食班学习和换食调理整整 11 个月的时间了。我是换食调理 6 个月后学校体检化验过肝功能的。这么久了，我不知道我的肝病是否会复发，明天要去深圳找郭院长复诊了，所以我又去医院化验了一下肝功能。结果显示一切正常，各项指标甚至比 6 个月前更好了。其实在我的预料之中，因为我自己的身体每天告诉我，它没问题了。我睡眠好了，很多小毛病在不知不觉中消失了，大毛病也在一天比一天变好。还有我一直在坚持换食，非常自律。我现在放心了，被诊断为全世界都不能治好，只能靠激素控制的自身免疫性肝病完全好了。这就是《本能论》神奇的地方。感谢郭院长和所有指导老师的付出，感恩郭老的《本能论》，感谢自己的坚持换食和自律。

案例 4：高血压，糖尿病，脑血栓

赵某，男，65 岁，身高 160cm，体重 64 千克，血压 133/82mmHg（用降压药后），血糖 5.8mmol/L（用降糖药后）。

主述：高血压，糖尿病，脑血栓。

现症：头晕，水肿，眼睛流泪，飞蚊症，失眠，易醒，尿频，尿急，尿痛，前列腺炎，高血压，糖尿病，脑中风，疱疹。颈动脉堵塞做了 3 次手术，今年头部血栓，嘴歪，走路迟缓。

现用药：阿司匹林、硫酸氢氯吡格雷片（波立维）、磷酸西格列汀片、苯磺酸氨氯地平片（络活喜）、阿托伐他汀钙分散片、阿卡波糖（拜糖平）、胰岛素 18 单位。

曾经用药：中药调理，人参健脾丸等。

调理建议：

（1）山药莲子粥做主食，山药莲子比例 2：1，可加适量小米，可以吃绿叶蔬菜。

每天吃蒸胡萝卜 1～2 根，少量水果，七分饱。

（2）每天泡脚至少半小时，到身体温暖微微出汗，不要大汗，泡脚后及时补充水分，泡脚后立刻穿上袜子，不要着凉，晚上 9 点以后不要泡脚。

（3）每天适当运动，使大小便畅通。

（4）每天记录健康日记。

总结：

用户于 2018 年 3 月 18 日开始调理。

（以下内容摘自用户记录健康日志）

第 13 天，阿司匹林减到 50 毫克，阿卡波糖中午减了 1 片。

氯吡格雷片 75 毫克，每日 1 片；阿托伐他汀钙片 20 毫克，每日 1 片；西格列汀片 100 毫克，每日 1 片；阿卡波糖片 100 毫克，每餐 1 片；苯磺酸氨氯地平片 5 毫克，1 片；胰岛素皮下注射，每天从 18 单位减到 14 单位。

第 20 天，氯吡格雷片 75 毫克，每日 1 片；阿托伐他汀片 20 毫克，每日 1 片；西格列汀片 100 毫克，每日 1 片；苯磺酸氨氯地平片 5 毫克，1 片；胰岛素皮下注射，每天 8 单位。停服阿司匹林和阿卡波糖。

第 27 天，氯吡格雷片 75 毫克，每日 1 片；苯磺酸氨氯地平片 5 毫克，半片。停服：西格列汀片每日 100 毫克和阿托伐他汀钙片。

第 32 天，停服氯吡格雷片。

第 43 天，所有临床用药全部停止服用。胰岛素停止注射。

用户在指导师的指导下身体发生了很大的变化：

（1）头晕、水肿消失，头脑清醒，眼睛明亮，睡眠很好，睡眠充足，头就不晕了。

（2）尿频症状消失了，小便通畅，气色好，心情很好。

（3）所有临床用药都停止服用后：第60天 测血糖，早空腹5.9mmol/L，晚餐后5.2mmol/L，现血压121/81mmHg，原体重65千克，现体重57千克。

（4）脑中风临床症状都得到改善，嘴不歪了，能上菜市场买菜，正常行走。

（5）用户家人感受：用户调理前和调理后对比一下，已经脱胎换骨，眼睛里呈现出完全不同的景象：从前迷茫痛苦，现在充满欢喜、憧憬和希望。感恩师兄。

案例5：高血压，高血脂，面瘫

刘某，男，52岁，广东惠州，身高166cm，体重74.9千克，血压195/119mmHg，血糖7.9mmol/L，脉搏（左/右）87/90次/分，体温36.8℃。

主述：头晕，慢性鼻炎，慢性咽炎，胸闷气短，心悸心慌，心烦易怒，水肿，失眠健忘，多梦，口干，口苦，有异味，轻度反胃反酸，恶心，腰痛背痛，有湿疹。前列腺钙化，外阴瘙痒。高血压，高血脂。面瘫40多天了，两耳中耳炎，1999年左耳手术后失聪，完全听不到了，右耳还在流脓。

2018年3月16日第52期换食班面诊。

调理方案：早中晚：生化汤、谷茶、合剂各1包。

指导意见：

（1）早中晚餐黄精玉竹参葛玫瑰饮、黄玉杞葛饮、杞葛玫瑰饮各1包。

（2）每天适当有氧运动，坚持泡脚，保持全身开放，微微出汗。

（3）每天坚持写健康日记，通过每天的健康日记，分析参数的变化，帮助自己能够及时很好地了解正确的饮食习惯。

2018年09月1日调理第170天用户结束调理。

指导意见：早晚只吃山药莲子粥当主食，中午一餐素食七分饱，加强运动。

总结：

用户调理第170天。

（1）原血压：195/120mmHg；现血压：中午126/84mmHg，血压120天在正常值范围内稳定。

（2）原血糖：6.9mmol/L；现血糖：4.8 mmol/L，血糖在100天内稳定4.8mmol/L，在换食调理中用户没有服用降血压药和降血糖药。感冒也是用功能食品调理。

（3）原体重：74.5千克；现体重：52千克。

（4）面瘫好了约八九成，外人已经不大容易看出了。讲话吐字不清没有了。

（5）以往夏天会流脓的中耳炎，干燥、不流脓了，心情愉悦。

（6）感冒了，按照老师的方法喝参葛饮调理好了。

用户：自悟身体的信息，感受智慧本能对身体的帮助。

2018年9月2日用户停止调理。

案例6：乳腺癌术后多发淋巴结肿大

张某，河北邢台，女，34岁，农民，身高150cm，体重52.5千克，血压130/80mmHg，血糖4.4mmol/L，脉搏（左/右）78/82次/分，体温36.9℃。

主述：右乳腺癌术后2年（2016年6月行右乳切除术），2016年7月至11月做了4次化疗，放疗25次。

现症：头痛，头晕，扁桃体增生，眼睛干涩疲劳，怕强光，胸闷气短，心悸心慌，心烦易怒，自汗盗汗，健忘失忆，胃胀，轻度反胃反酸，口腔异味，牙龈出血，食欲不振，失眠，神疲乏力，怕冷，腰酸腰痛，肩、颈、背酸痛，手脚痛，下肢酸痛，抽筋，外阴有时瘙痒，乳房胀痛，乳腺增生，有硬块，痛经，子宫内膜厚。月经周期60天。

现用药：托瑞米芬（治疗绝经后妇女雌激素受体阳性或转移性乳腺癌）每天1次，1次1.5片（手术后开始一直服用）、补血药物。

相关检查：

2018年8月30日医院检验报告（表10-3）：子宫内膜增厚伴质地不均。

2018年9月5日医院检验报告（表10-4）：右侧内乳区淋巴结肿大，左锁骨下、腋下多发淋巴结，部分结构不清。

调理方案：

早晚参葛饮各2包，绿粥1包，中午山药莲子代主食，枸杞子每天不少于100克泡水喝，不吃任何其他食物，200克薏苡仁煮水喝，只喝水。

总结：

用户于2018年9月9日开始调理，停服补血药、托瑞米芬。

第50天个人感受（用户健康日志）：总体还好，精力好，睡眠好，现晚上脚变暖了，解大便都变成早上睡醒后1小时内，现在没有一阵阵的头晕，月经这次是35天左右，从用上艾灸，来月经肚子没有凉痛感，胃疼基本上没有，心情好，头脑清晰，精力充沛，睡眠质量变好。

2019年3月18日血检报告：

癌胚抗原（CFA）：1.54ng/mL（正常）。

糖类抗原 153（CA153）：14.47U/mL（正常）。

糖类抗原 125（CA125）：21.77 U/mL（正常）。

用户换食调理第 190 天后：临床用药都停止服用，以前的身体不舒服的症状都得到了改善，大部分消失。

表 10-3　调理前后彩超检查对比表 1

检查日期	调理天数	子宫内膜
2018.8.30	0	1.8cm（增厚） 质地不均
2018.12.27	110	0.5cm（正常） 肌层回声均匀

表 10-4　调理前后彩色超声检查对比表 2

检查日期	调理天数	左锁骨下 淋巴结	左腋下	右侧内乳区 第 4 肋下
2018.9.5	0	数个低回声结节，大者 0.8cm×0.4cm	数个低回声结节，大者 1.2cm×0.6cm	1.2cm×0.6cm 低回声结节
2018.12.27	110	未见	多个淋巴结回声，大者 1.1cm×0.6cm	1.0cm×0.5cm 淋巴结回声
2019.3.18	191	未见	未见	1.1cm×0.4cm 低回声结节

案例 7：红斑狼疮，甲状腺结节

伊某，女，42 岁，南京，老师，身高 160cm，体重 59 千克，血压 70/100mmHg，血糖：6.7mmol/L，脉搏（左 / 右）62/62 次 / 分，体温 37.1℃。

主述：红斑狼疮，甲状腺结节。

现症：头晕，头痛，易患感冒，容易咳嗽，自汗盗汗，胸闷气短，偶尔胃痛，失眠易醒，怕冷，有脚气，皮肤很干，红斑。乳腺增生，2012 年子宫切除手术。

用药情况：曾经用生化汤和强生粥调理 38 个月（郭老在世时），2016 年用合剂调理 3 个月。

调理方案：早晚代餐；黄精玉竹参葛玫瑰饮、复合山药莲子粉各 1 包。

中午：山药莲子代主食，薏苡仁 200 克以上煮水喝。枸杞子 100 克泡水喝（全天不限量）。

总结：

用户于 2019 年 2 月 20 日开始调理。

（以下内容摘自用户健康日志）

调理第 38 天医院化验检查：肝功能和甲状腺功能都有明显好转。

（所有临床用药都停止服用）。

调理第 64 天医院 B 超检查报告：原本乳腺结节大大小小多个，现只剩下 1 个小的了。

换食调理 90 天，医院检查报告前后对比：免疫指标由原来的 3 项偏高转为 1 项偏高，甲状腺功能的 2 项抗体 10 年来没有正常过，现在有 1 项在正常范围内了。用户继续调理中。

案例 8：中耳炎，咽炎，面部溃烂

朱某，男，50 岁，江苏扬州，电工，身高 169cm，体重 50 千克，血压 108/72mmHg，脉搏（左/右）106/110 次/分，体温 36.9℃。

主述：中耳炎，咽喉痒痛，脸部溃烂。

现症：慢性鼻炎，慢性咽炎，扁桃体增生，打鼾，耳鸣，心悸心慌，眼睛干涩疲劳，视物模糊，口干口苦，口腔异味，牙龈出血，有轻度胃反酸，失眠，易醒，神疲乏力，腰酸腰痛，肩痛，背痛，皮肤瘙痒，面部溃烂，脚气，尿频，便干。

调理方案：大海金银花杞菊茶 3 盒，枸杞子 3 包，当归玫瑰超微足浴粉 1 盒。

用法及指导意见：

（1）饮食：早餐，大海金银花茶 3 包泡水喝。中午：素食，以蔬菜水果为主，米面为辅（能不吃就不吃）。晚餐：大海金银花茶 3 包泡水喝，每天枸杞子 150 克泡水喝，每天足浴粉泡脚，以出微汗为宜。

（2）每天适当有氧运动，保持全身开放，微微出汗。

（3）忌口：肉，蛋，奶，鱼，海鲜，坚果，干果，蘑菇，土豆，红薯，豆及豆制品。水果不吃榴莲、芒果、龙眼肉、荔枝等热量太高的，忌辛辣、烟、酒，忌情绪起伏不定。

（4）每天坚持写健康日记，通过每天的健康日记，分析参数的变化，帮助自己能够及时很好地了解正确饮食习惯。

总结：

用户于 2019 年 4 月 23 日开始调理。

换食第 14 天，用户的主述中所有的不健康的症状基本消失，中耳炎到医院检查痊愈了，心率恢复正常。改善了睡眠，特别是脸部溃烂基本好了，以前不能工作，现在可以上班工作，恢复了正常生活。

换食第 15 天后用户感觉自己身体恢复得可以了，停止调理。

案例 9：肩周炎

赵某，女，48 岁，身高 161cm，体重 53 千克，血压 118/80mmHg，血糖 4.7mmol/L，脉搏（左 / 右）63/64 次 / 分，体温 36.8 ℃。

主述：肩周炎。

现症：眼睛干涩疲劳，视物模糊，花眼，飞蚊症，慢性咽炎，口腔溃疡，失眠多梦，易醒，嗜睡，腰酸腰痛，怕冷怕热，背酸痛，脚抽筋，尿急，乳腺节结，子宫肌瘤，痛经。

调理方案：

早上：杞葛玫瑰饮 1 包；中午：杞葛玫瑰饮 2 包；晚上：1 袋杞葛玫瑰饮 +2 袋黄精玉竹玫瑰饮；全天枸杞子 100 克泡水不限量。

指导意见：心态放开，适当运动，晚上泡脚微微出汗，每天做健康日记。

总结：

用户调理 10 天：眼睛干涩疲劳、视物模糊、飞蚊症，慢性咽炎，口腔溃疡，失眠多梦、易醒，嗜睡，腰酸腰痛，怕冷怕热，背酸痛，脚抽筋，尿急等症状消失。肩周炎没什么感觉了。

案例 10：退行性骨关节病积液

孟某，男，57 岁，山东临沂，农民，身高 164cm，体重 76 千克，血压 145/99mmHg，血糖：4.76 mmol/L，脉搏（左 / 右）66/66 次 / 分，体温 36.2℃。

主述：退行性骨关节病，积液，腿疼，膝盖疼。

现症：头晕，腹胀，便干，打鼾，眼睛干涩疲劳，视物模糊，耳鸣，轻微耳聋，胸闷气短，心烦易怒，自汗盗汗，反胃反酸，口腔溃疡，神疲乏力，腰酸腰痛，背酸痛，手脚痛，前列腺钙化。

现用药：盐酸氨基葡萄糖，那如三味丸，祖师麻片，中草药加药引鹅蛋。

曾用药：年轻时吃过治疗高血压的药。

家族病史：高血压。

调理方案：黄玉杞葛饮代餐不限量，饿了就喝枸杞水，辅助拍打，艾灸膝关节。

总结：

用户于 2019 年 7 月 18 日开始调理。

（以下内容摘自用户健康日志）

第 5 天，腿疼有缓解的趋势。

第 8 天，膝盖疼痛缓解。

第 12 天，能干一般农活。精神好，膝盖坐着不疼了。

第 20 天，坐着完全不痛，走路疼痛也缓解了。

第 25 天，花棚里边干普通农活，坐着完全不痛，走路也不疼，效果很好。

案例 11：牛皮癣

赵某，女，37 岁，内蒙古赤峰，身高 162cm，体重 54 千克，体温 36.8℃。

主诉：牛皮癣。

现症：头晕，慢性咽炎，眼睛干涩疲劳，心烦易怒，口腔异味，牙龈出血，失眠，多梦，肩、颈、背酸痛，腰椎突出、滑脱，皮肤瘙痒，手指关节疼痛。月经周期 28 天，行经期 3 天，经血量少，经血颜色偏暗。

调理方案：

（1）早餐：黄玉杞葛饮 1～2 包。

中午：山药百合代餐。

晚餐：黄玉杞葛饮 1～2 包。

枸杞子每天 150 克泡水喝，薏苡仁每天 150g 煮水喝，每天足浴粉泡脚微汗。

（2）每天在自己身体能力范围内适量运动或每天泡脚，保持微微出汗半小时即可。

（3）忌口肉、蛋、奶、鱼、海鲜、坚果、干果、菌菇、土豆、红薯、豆及豆制品。水果不吃榴莲、芒果、龙眼、荔枝等热量太高的。忌辛辣，烟酒。忌情绪起伏不定。

（4）保持良好心态，保持心情愉悦。

（5）每天坚持写健康日记，通过每天的健康日记，分析参数的变化，帮助自己能够及时很好地了解正确饮食习惯。

调理前后腿部皮损对比图如下（图 10-1～图 10-5）：

案例 12：甲状腺结节，高血压

邱某，女，51 岁，退休，广东东莞，身高 160cm，体重 67 千克，血压 155/67mmHg，脉搏（左/右）96/97 次/分，体温 36.7℃。

主诉：甲状腺结节，高血压。

现症：头晕，腹胀，易患感冒，慢性咽炎，打鼾，眼睛干涩疲劳，心悸心慌，牙龈出血，心烦易怒，口干，胃胀，多梦，易醒，神疲乏力，怕冷，肩、颈、背、腰酸痛，手脚麻木、痛，抽筋，尿频，痔疮，乳腺增生。

现用药：降压药（伲福达）1 片/天。

（以下内容来自用户健康日志）

换食第 15 天（体重 60.5 千克）：身上的结节都在变小了。甲状腺结节变小了，乳腺结节变小了，真开心！

换食 25 天（体重 58 千克）：心情好！腿轻松！原来腿发沉，像灌了铅一样，迈不开腿！现在走在路上，时常有要跳跃的冲动。换食 25 天！明天结束。收获太多太多健康！

换食 25 天 + 调理 36 天（体重 55.6 千克）：降压药停 61 天，调理后身体一切都在变好！身体轻盈，睡眠好转，血压比较稳定，感觉身体毒素少了！牙齿都变白了。头皮屑也没有了，睡觉也不打呼噜啦。梳头时头发也不会大把地掉了，头发也不爱出油了，皮肤干净透亮了。脖子上鸡蛋大小的甲状腺结节小到指甲盖大小了。乳腺增生减轻了，左腿小腿部位 6 年不结口、流脓的部位也不流脓，在慢慢结口子了。舌体变小了，舌面干净了，胃也不胀气了，慢性咽炎减轻了，左侧的颈椎不酸痛了，右侧的肩周炎也减轻了。早上起床后头也不晕了，腿发沉的感觉没有了，眼睛周围的脂肪颗粒消失了一大半，身体抵抗力强了，不怕冷，不爱感冒了！右侧脸上黄豆大小的脂肪瘤变小了！

换食 25 天 + 调理 77 天（体重 51 千克）：身体一切都在好转，降压药停 102 天，脖子上指甲盖大小的结节开始变软，左脚上 6 年前被蚊子叮咬不结口部位已愈合百分之九十八，身上的扁平疣也在萎缩中，脸上的皮肤这些天摸起来感觉像在摸绸缎的感觉。眼睛看起来更明亮有神了，眼睛里的血丝少了！听话照做，给足身体足够的时间，一切都会越来越好。

（以下内容来自用户微信分享）

邱某，女，51 岁，2011 年发现高血压，原始血压是 152/114mmHg，开始服用伲福达降压药，每天 1 片，服用 7 年。

2018 年 1 月 18 日走进本能系统医学深圳换食班，开始停用吃了 7 年的降压药，用本能药膳绿粥、参葛饮进行换食调理，2018 年 4 月 3 日换食调理第 75 天时，血压已平稳到 128/78mmHg，并且一直保持至今。

2018 年 1 月 18 日换食开始甲状腺结节由原来的鸡蛋大小，到今天已经几乎彻底消失了（记录于 2018 年 5 月 28 日）。

案例 13：小儿抽搐

（以下内容来自用户微信分享）

11 岁小孩，11 月 1 日早上 5 点半左右，突然听到他发出像在赶走什么东西的声音，声音很沉很大，眼睛睁得大大的，嘴里不停发出声音，喊也喊不醒，掐他人中也不醒，像是睡得很沉，2 ~ 3 分钟后闭着眼睛又像正常睡觉的样子。起床后量了体温，为 37.5℃，一直趴着昏睡，水也不肯喝，灌也灌不进，上午 9 点半左右，又突然发出声音，眼睛睁开，嘴角脸部向右抽，来回抖动，嘴里流出口水，大概十几秒后又闭眼睡，脸部恢复正常。到下午 3 点多又抽搐了 1 次。孩子爸说联系了医院的熟人，说要住院，接着送去了医院住院，当晚还抽了 2 次。入院后采了血样做各种检查，以及腰椎穿刺、拍胸肺片、心脏彩超、脑电图、脑部磁共振等医师要求的各个排除性检查。因为孩子爸坚持听医师的话，听医师说怀疑孩子是病毒性脑炎，吓得六神无主，要连续打针 1 个疗程（10～14 天）。打了 8 天针，每天 3 次抗病毒药阿昔诺韦，2 次降颅内压药甘露醇，口服 3 次维生素 B_1 和脑营养西药，小孩情况仍然没有好转，每天抽三五次，期间主治医师还要给小孩打镇静剂等。小萍老师介绍了医院对这种情况的治疗和用药以及伤害，我坚信小萍老师说的，住院时小萍老师就用本能系统方法指导我以帮助孩子身体恢复，每天喝无形的能量水，关注体温，排大小便，身体的反应感觉等情况。到第 9 天时我拒绝给孩子打针，我实在忍不住，跟孩子爸吵了后，跟医师签字办理了放弃治疗，然后出院。办理出院前医师劝我们说，怀疑孩子是病毒性脑炎，继发癫痫病，很严重，劝我们说，为了孩子好，建议打完 1 个疗程针后再开西药回家吃，说吃个几年的药，也有吃个 5 年就好了的，也有吃一辈子的，就这样控制。如果我足够坚定、足够强大，小孩就会少受许多伤害，一个妈妈的智慧和能力对孩子的健康是至关重要的。回家后也一直是小萍老师指导饮食调理，从每晚抽搐 3 次，到 11 号抽搐 1 次，12 号就没再抽搐了。到现在 21 号，小萍老师继续开食疗方，并进行饮食和方法上的指导，孩子身体恢复得一天比一天好。孩子从小睡觉半夜冒很多虚汗、背部发凉的现象，几年前就长时间吃中药，试了几种偏方，统统都没有用。这十几天来按照小萍老师的指导方案进行调养，现在完全好了，不出虚汗了，整晚背部暖和。唇色变化很大，现在是粉色唇，没有干裂的皮了。整体状态都在向好的一面发展。这之前小孩因为身体不好，那种辛酸和煎熬，做父母的感同身受，之前医师给出的治疗方案与本能调养方法相比，一个是地狱，一个是美好人间，真不敢去想象，如果没有郭老的《本能论》，没有郭院长的传承和发扬，没有小萍老师孜孜不倦的传播和亲人一样的暖心的指导，她帮助指导孩子的同时安抚我，并教我帮助自己渡过难关，小萍老师，如果没有这一切，我小孩可能一辈子就完了，我们的小家也不会有欢声笑语了。遇上郭达成院长传承和发展的本能系统医学，遇上小萍老师，真是何其有幸！只要我们足够信任，照做守规矩。我们就能主宰自己的健康甚至生命！感激我生命中遇上了《本能论》以及美丽的你们（指导老师们）！

案例 14：心脏瓣膜关闭不全

（以下内容来自用户微信分享）

大家好！我是洋芋子姐姐王女士，洋芋子经常跟我说，要打开心扉，自己受益了不要藏着掖着，一定要分享给身边的人。整整 3 年过去了，我才开始具体地来写分享，实在是不应该。首先，我要感谢郭老、郭院长为天下百姓带来的福，我们这些心脏病患者有可能要终身服药，做支架、搭桥，甚至是分分钟都有可能危及生命的人，有机会这么简单地健康起来。从小到大，不舒服就是看医师、吃西药，长大后有个感冒、咳嗽就自己去药店买药吃，导致自己的心脏病啥时候落下的都不知道。

2009年开始我发现自己总心慌，慢慢发现偶尔会刺痛，上楼梯没有力气，嘴唇发紫，总睡不好，这些症状越来越严重。到了2014年后几乎每天都睡不着觉，我也不懂，却总怪是枕头不好睡，频频换枕头。问题越来越重，嘴唇发紫、舌头瘀紫。后面去我大姐医院做心电图，ST波段异常，然后再去另一个医院做了心脏彩超，确定是心脏瓣膜关闭不全反流，还有心肌肥大。接着感冒后心脏病更严重了，就开始3个月打一次青霉素，每次打都是煎熬，半个屁股都是痛的，就这样打了大概有一年半左右。后来我妹妹洋芋子很幸运地在2016年3月份接触到了《本能论》。

4月6号那天我妹妹带着我去杭州给郭院长面诊，郭院长给我开了合剂调理，6月22号又跟着我妹妹洋芋子去北京参加换食班学习，就这样开始调理，整整喝了9个月的合剂（杞葛饮）。在这9个月当中排异反应特别严重，全部由皮肤排毒，尿道口、喉咙、耳朵，凡是有孔的地方都痒的特别难受，脚趾都开始开裂流黄水，当时觉得太难坚持下去了，每次给我妹（洋芋子）打电话，她都让我一定要坚持调理，每次跟她打完电话，我总是有各种疑问，由于她在北京总部学习，我还要求跟郭院长通电话。就这样排异持续了整整46天才开始好转。9个月后，我要求郭院长给我换个方案，郭院长说：你就适合合剂，我坚持说我实在喝不下了。后来，郭院长给我换了生化汤与强生粥（红粥），结果生化汤比合剂还苦。这样喝了3个月。我感觉各方面都挺好的了，精神也非常好了，郭院长就嘱咐我可以停掉药膳了，学会正确吃饭。回想自己那时调理过程觉得好煎熬，现在想想真的是太幸运幸福了。那时没有像现在有健康日记，没有老师每天一对一地指导你，也没有记录调理情况，只能靠自己每天感受，有问题的时候就微信找我妹与电话郭院长，还有杭州门诊的苗大夫。现在学了正确的吃饭，偶尔会贪吃多点就会不舒服，会有各种症状出来，比如，咳嗽、生痰、眼睛充血、手指头有个疙瘩会痒，还会出现荨麻疹。但一不舒服就知道换食，现在再去爬山、上楼梯都没有任何问题了。就是不能让自己长胖与过度劳累，每天大便至少能顺畅地排两次。明白了吃与排的重要性。如果没有遇见《本能论》，我真不敢设想自己的生活会是什么状态，当年得知自己得了心脏病后，很是恐惧无助，就去给自己买了重大疾病的保险。

我在小学上班，每天接触小朋友，经常看见小朋友发热、咳嗽，家长都不知道什么原因，很多孩子长期便秘，看着孩子们本来可以不打针，不吃药，健康快乐地成长的，因为父母不知医而让孩子一步步受伤，心里真的特别特别地难过呀！现在每天都看见我妹妹洋芋子一天到晚拿着手机指导各种问题的人，也理解她为何要没日没夜地帮助别人，她是从死神手里逃回来的人，真心想帮助有缘人。原来对她总是不惜代价地花钱帮助别人，我很不认可，因为看见被帮助的人当中有不少不知道感恩的，还总污蔑她。可是每次她都跟我说，我们做事不是为了别人而做，你管别人干什么？别人爱怎么说由她们去吧！

真心希望跟我一样有心脏问题的朋友看见我的分享后，可以放下你的执念，好好调理，最后由自己管理健康。诚如郭院长所说，"听话、照做、守规矩，就可以收获健康"。希望有缘人遇见《本能论》后好好珍惜！

2016年北京第四期换食班学员王女士

2019年10月9日

案例15：高热

唐某，男，1岁半，身高80cm，体重10千克，体温38.6℃。

主述：发热，流鼻涕，嗓子有呼呼声。

现症：咽红，有轻度喘，流清鼻涕，手热，脚凉。

现用药：布洛芬。

调理方案：

参葛饮每天2包当茶喝，饿了喝浓枸杞水、苹果汁。停所有有形质的食物。停用西药。注意保暖，热水泡脚，保持全身微微有汗。家人要观念通配合指导。

总结：

唐姓小朋友于2019年9月26日开始调理，5天后发热由38.6℃降到36.7℃，嗓子呼呼声减少，妈妈通过小朋友的调理体悟到三通的重要性，5天后写出调理心得。

（以下内容来自用户微信分享）

从我个人来说又是一次学习和提高，因为孩子是我自己的，发热了我来处理，多少会顾及一下爷爷奶奶的观点，当时孩子的体温是38.6℃，就我做主了。求助老师指导我，当时是晚上21:00多了，王小萍老师立马回复我，并邀我进急性用户指导群，我心里真的特别感动，更加笃定了我的信心。由超良老师指导，并发给我她的电话，说有什么问题随时可以呼他，那时都快23:00了，孩子的体温是39.2℃然后39.4℃，一直很高，我心里有点紧张，觉得怎么不降呢，老师说不要盯着体温，看孩子出汗了没，排便了没？孩子出汗了，我也就放心了。晚上孩子睡得不好。第二天，早晨体温38.2℃。孩子不停地哭闹，当时杞葛饮喝得很少，喂不进去，孩子一喝就吐出来了，去做血常规时，爷爷奶奶在医院拿了西药退热药，退热药吃下去过了几个小时再次烧起来。我跟公公婆婆说，如果相信用本能方法我们就继续，不接受就去医院用西药治。结果是都可以让孩子退热，但是伤害可就不同了。最后公公和婆婆配合我做蜜丸，塞肛门，孩子排出来硬便，继续喂杞葛饮。第三天，塞完蜜丸不到半个小时，开始排便，全天孩子排便 4 次，体温降到 38℃，然后就降到 37.3℃。继续喝杞葛饮。第四天，孩子晚上也睡安稳了，只醒来一次。爷爷奶奶，按时测体温，喂杞葛饮，第五天，杞葛饮混到蜂蜜水里，枸杞水里，一个上午就喝了 250 毫升，下午孩子喝了 1750 毫升，排便一次，体温就在 36.8℃～36.5℃之间了。我们心里特别高兴。孩子一天比一天好，奶奶也是看到了这个结果。这一次的收获不单单是给孩子退热，小萍老师，超良老师，文老师，老师们在群里的细心全面的指导及分享，原来每一个老师都是经历过无知的爱给孩子及个人带来的伤害，还有奶粉给孩子的伤害，当时我就分享给我的一个好邻居。我明白了老师们的大爱付出，老师们的慈悲。我也希望更多的人来了解《本能论》，来学习。我也会尽自己的微薄之力来影响更多的人。

案例 16：抑郁症

（以下内容来自用户微信分享）

每每提笔总是写不完的话，每一次都是心酸酸的，因为心酸无数人还在走我曾经的路。健康的弯路走得如此疲惫，甚至分分钟都走向死亡，结婚、生孩子，这是大多数女人的必经之路，也是大自然赋予我们的权利，也是大自然让你学会爱的重要一课。

2003 年有了生命的延续，然而，一切不如自己所愿，一个小生命因自己的无知而无法保护他，2009 年再次让我的梦想重新启航，我成了幸福的准妈妈，但是，医师的结论是你们是地中海贫血携带者，胎儿健康的概率只有 25%，整个孕期的过程就是 B 超、B 超、无数次 B 超、无数次验血，用大概十几厘米长的针做羊水穿刺，签生死协议，最后的结果是，宝宝很健康，然而，我已经有了病态。

整个孕期躺着看曾仕强讲《易经》，蔡澜美食，人与自然，动物世界，旅游卫视，让美发师上门剪头发，每次麦子姐姐给我洗头，就这样躺了 9 个月，也焦虑了 9 个月。

在 2010 年 2 月 10 日，生下了我的宝贝——海宝，但是，无知的妈妈因为太爱，缺乏中医文化的爱让孩子吃尽了苦头，缺乏中医文化的妈妈也让自己吃尽了苦头，这个妈妈——王小萍（洋芋子），焦虑、抑郁，走进深圳市康宁医院，让海宝频频地走进了医院，激素、抗生素、冰枕、最新一代进口抗生素，无知的伤害，以及饮食、西药的伤害让母女俩的健康到了生死关头，一点不虚。

但是，老天眷顾我，让我遇见了生命中最重要的人——安妈，淘宝之缘，她让我知道吃可以伤人。

走着走着，出现了第二个贵人，艾灸推广第一人——单桂敏阿姨，从此有了饮食、艾灸的经验。素食群、健康 365 艾灸群不断壮大，全国各地的粉丝日益增长，远离医院激素、抗生素的人越来越多。就这样开始了我的公益事业，日复一日，年复一年，帮助了越来越多的人。

2016 年在朋友圈遇见了第三个贵人——修海霞好友，让我认识了郭生白《本能论》，从此，它成了我今生无法放下的责任。郭老的每句话都能震撼我，这不就是这么多年来我要寻找的真正的中医吗？

焦虑、抑郁失眠了整 6 年，靠着 1/8 的米氮平才能入睡的我，从此告别了药物，预约飞杭州郭院长面诊，北上参加换食疗法班，北上参加大医传承纪念日，每个月北上学习、做义工。通过努力，在 2016 年 10 月把换食班带到了深圳，造福走在时代前沿的深圳人民。

每个月的本能系统医学换食疗法班，成就了大家的身心健康，很自然地有了本能系统医学深圳分部，而我也自然而然地成了本能系统医学亚健康调理师，在 2017 年 10 月负责创办了本能系统医学深圳分部，带领受益于本能系统医学的义工团队，继续帮助有缘人。

从 2003 年至 2017 年走的心酸路只有自己知道，健康的弯路走不得，我们伟大的中华民族有如此深厚的文化，有了造福社会的系统医学《本能论》。

作为受益者以及作为一个中国公民，我有这个责任去弘扬，去实现郭老的"天下无医，生民无病"的愿，我会不遗余力地寻找同心同德的朋友们一起造福百姓，我们需要有爱的您一起参与传播中华文化。

第十一章　答疑节选

本章内容节选自郭达成院长每周一在千聊平台大医传承直播间的语音答疑。

1. 问：咨询群里的指导老师说化脂汤和排异汤已经没有了，说杞葛饮就可以代替那些原来《本能论》书上讲的方子，那这个杞葛饮那么贵，是不是可以在调理时给我开方子调理？我有子宫肌瘤和甲状腺结节。麻烦郭达成院长回答。谢谢！

答：我们先讲一下这个黄玉杞葛饮吧。黄玉杞葛饮是综合了生化汤、排异汤、化脂汤、强生粥的所有的功能，所以它又叫合剂。那么说，每天一包黄玉杞葛饮，比化脂汤、排异汤效果要好，所以说它贵有贵的道理。我们现在已经从对治病的认识，升级到了养生的高度。可以这样讲，我们身边的所有的病是不需要去治了，只需要养就够了，养生才是治病，治病就是养生。

因为我们认识到这个高度了，所以这时候我们身边很多的食物都可以成为我们最好的、帮我们治愈疾病的药，也就是药食同源的功能性食物。关键是你如何灵活运用它，你会用它不？你要会用它呢，它就是很好地帮我们健康的方法了。如果说你经济条件不好，那么我们也可以给你开药食同源的食疗方。那么首先还是要了解你身体的所有情况，在知道你身体的健康信息之后，就能给你开出一张食疗方。只要守规矩，然后做好健康日记，我们的指导老师是可以负责任地帮你指导，一直到获得健康结果。这只是说，你那个修复起来比较慢，毕竟自己煮的食物和我们给你做的最经典的药食同源之品，还是有所不同的，但是最终也是可以获得健康的，只是时间长一点。

可能我这么讲大家很难明白。我说这个黄玉杞葛饮综合了生化汤、排异汤、化脂汤所有功能，所以叫合剂。那么为什么会有这么一个方法，为什么能够综合它们的功能？因为也是我们观察、总结出来的，我们从治病走向了养生，首先我们看到的这个，人生病的根源在于自家中毒，就是说我们吃进来的食物，吃多了，不能很好地排异出去。也就是说，咱们讲的，你每天吃一份就够了，但是往往大家去吃两份、吃三份，每天如此，那么多吃的这些东西，就给身体造成了负担。也就衍生出很多的保健食品，比如说那种酵素，酵素做的一些东西，包括那个益生菌，说你的肠道里面原来是缺乏益生菌的。如果说益生菌给你补够了，那你就能够状态比较好，你的健康状况就能保持相对好，你的食欲也能保持得相对好，但是这一来，大家就忽视了一点，说以前大家不缺益生菌，就能够很健康、很好的一个状态，怎么现在大家都缺乏益生菌呢？那么这时候又看到了什么呢？看到了是我们这个营养过剩了，运动过少了，由此出入不平衡了，那你进来得多，出去得少，然后造成身体的负担。

当把这个弄明白之后，真正绿色环保的，能够让我们长寿的方法，不是去吃那些益生菌，吃那些酵素，是干吗呢？是要我们知道病从口入，是要管住我们的嘴巴，少食。若我们每天只应吃一份，那就吃一份，而不是明明吃一份就达到平衡，我们却天天吃两到三份，这样的话，造成拥堵之后，也就造成了身体的自家中毒。垃圾出不去呀，这时候这个垃圾又生出很多有毒物质来，然后进入我们的血液循环，进入我们的组织脏器，进入我们每个细胞，这时候就中毒了，叫自家中毒。而我们这个合剂，就是解决自家中毒的一个最好的方法，它综合了生化汤、排异汤、化脂汤、强生粥的所有功能，去干吗呢？去帮助我们排除身体的垃圾毒素，前提是什么呢？是管住嘴巴，做好吃、动、排的平衡，只要做到位了，你会发现这个健康很容易获得。你所说的你身体长的那些东西，也可以因为你做到位了，能每天做到三通，每天做好，管住嘴巴，这样的话，做好吃、动、排平衡，你的问题就能解决，因为我们讲的，有理、有据、有案例，那么你可以去看看我们的案例，你听听我们讲的道理，如果你能接受，只要按照规矩来啊，结果是好的。

2. 问：请问郭达成院长中医能够治疗自闭症儿童吗？

答：首先还是要重复的是什么呢？我们不治病，只做养生。这个自闭症的孩子，到底闭在哪里了？这个很重要。那么我们要找什么？找窍门，找到切入点。我们的经验告诉我们，一般这个自闭症的孩子并不是真正所说的"自闭"了。其实是什么？是身体垃圾毒素太多了，是中毒了。当中毒到一定程度之后呢，神经都会受到影响。所以这种意识出现一些比较怪异的现象，现在医学上把它叫自闭症。

因为我经历比较多，所以也遇见过不少这种自闭症的孩子。当我们通过给他调理，把他身体垃圾毒素排干净，把他的体温调理正常了，让他的排便正常了，身体达到一个平衡状态的时候，看到他的自闭症也消失了。

所以说，还是要看什么呢？还是要看身体健康的程度，就是说这个孩子到底健康吗？比如我们给这个孩子做一个详细的身体健康调查，你会发现这个自闭症的孩子，有很多亚健康的症状。比如说孩子的体温会偏高，可能高于36.5℃，孩子平常有口气，甚至说有眨眼症，还有什么呢？有大便不通畅、烦躁，虽然自闭，但还有烦躁，还有比如说身上起皮疹，然后还有比如咽部发红，容易有痰啊，方方面面的一些表现。当把这些情况弄清楚之后啊，我们就能明白，明白之后怎么去做呢？就是我们的三通理念，首先是要观念通，你要真正地认识到孩子的这些问题，特别是很多症状出来之后，这是身体的一种中毒表现。

然后再联系到这个自闭症，其实我们看到的大部分的自闭症都是中毒表现，把这个弄清楚了，三通理念也清晰了。既然是你中毒了，既然是身体自家中毒，也就是说我们吃进来的这些东西呢，不能很快地排出垃圾，造成垃圾积累之后呢，这些垃圾又生出很多毒素来被血液所吸收，通过血液循环带到组织脏器，带到每个细胞，这是一种中毒的表现。把这个弄清楚之后呢，我们就需要去干吗呢？一个是管住嘴巴，再有一个开放身体，开放哪里呢？开放大便、小便、汗腺，快速地帮助大便、小便、汗腺畅通。然后呢，进一步做起来，你看这个孩子，随着亚健康症状的消失，然后你看看他的自闭症是不是越来越轻，到最后消失掉。

3. 问：请问甲状腺疾病在本能系统医学调理范围吗？甲亢（甲状腺功能亢进）或甲减（甲状腺功能减退），大概多久能好呢？

答：首先提到我们本能系统医学的调理范围，可以这么讲：我们每一个人都适合我们本能系统医学的调理范围。因为什么呢？因为我们不治病，我们不需要用药物来去对抗那些疾病。而是干吗呢？是用顺势利导的方法去帮助身体疏通障碍，给身体一个帮助而已，最终是靠我们与生俱来的本能获得健康结果。所以说，这个适用范围广，从孩子到成年人到老人都是适用的。不管他生了什么病，通过功能性食物去帮一把，这个是没有问题的，具体这个甲亢、甲减啊，甲状腺问题啊，我们如何帮呢？就是说，帮我们身体与生俱来的本能发挥它的自主调节能力而已，只要他的自主调节能力比较强大了，他的这个甲状腺不管是甲亢还是甲减，都可以得到非常好的帮助，而且我们也有非常多的案例能够证明这一点，只要按照规矩来，大部分或者说几乎全部的人都是可以逐渐获得健康的。关键是要自律，要守规矩，这个非常重要。甲亢、甲减其实是我们身体内分泌紊乱了，本来这个甲状腺就是跟内分泌有直接关系的，所以说，本能系统医学自主调节和甲状腺的内分泌紊乱其实是一回事，本来甲状腺这些腺体分泌的激素就是来调节，对身体有一个自主调节，起决定性作用的。所以说，如果让身体的自主调节发挥它最好的这种能力，这时候内分泌必须要正常，也就是说分泌的这些激素必须要正常才能恢复自主调节这种本能——最好的能力。

我们这里只给帮助、不给伤害，用功能性食物代替我们所吃的那些伤我们的食物，不是用功能性食物代替药物，是用功能性食物代替我们所吃的伤我们的食物，这样的话能从根本上解决健康问题！所以说，我们的方法不是用我们的功能性食物代替药物，药物是用来治病的，我们的食物——功能性食物不治病，只是帮身体疏通障碍，反而使我们看到了，这是从根本上去解决健康问题的最好方法。

还有就是说，这个甲亢或者甲减多长时间能够好转或者说能够健康起来。通常来说，一般需两到三个生命周期（以红细胞寿命120天为一个周期）。我接触了不少这种甲亢、甲减的人，康复时间长短跟他得甲亢、甲减时间有关系，比如有的人已经10年、20年了，有的人是一两个月或者说几个月，还有一个就是根据人的年龄，年轻的、年长的不一样。所以说，恢复的时间不能一概而论，是要看这个人的整体情况来定，但是最最重要的一点是要做到自律。不管是时间有多长，年长的，还是年轻的，决定能不能康复，能不能恢复自己自主调节的这种能力靠什么呢？靠我们个人的自律！所以说，从帮人获得健康的过程中意识到这个自律是非常重要的！如果没有自律，那么很难获得好结果了。出现甲状腺的这种内分泌的问题，还是跟我们身体平常没有很好地去爱护、没有去很好地坚持自律造成的结果，所以说，一旦出现这个问题，如果你不自律，不去很好地规范个人行为，想获得健康的结果就很难了。这是我在帮人获得健康的过程中看到的。而且我们讲的一句话是什么呢？我们不治病，我们治人。治人的方式是什么呢？就是帮助人自律！你自律了，你正确地生活、正确地饮食、正确地运动，然后正确地保养自己，最终就能获得健康的结果！

4. 问：请问郭达成老师，您从小吃过郭生白老先生写的《孩子发热怎么办》里说的透表汤、三黄泻心汤之类的汤药吗？有指导老师说不能喝，要老师系统地问诊指导，这是为什么呢？

答：首先，我呢，从小就是吃《孩子发热怎么办》里的透表汤、三黄泻心汤、白头翁汤长大的，这没错，包括我的儿子，也是从小吃里面的三黄泻心汤、透表汤、瓜蒌汤长大的。那么，现在的指导老师会告诉你，不要去喝那些三黄泻心汤、透表汤之类，这是有原因的。因为我是从那个阶段走出来的，我在这个基础之上呢，有了新的认识，然后我一直在讲，只给帮助、不给伤害。那么，我们要去看看这个三黄泻心汤里面都是什么药啊？我知道，这个三黄泻心汤是治病的药，而不是帮助人使病好的食物，那么说，就不符合我所说的只给帮助、不给伤害了。虽然说这个三黄泻心汤是帮了身体，但是它也伤了身体。比如说大黄，大黄是会剧烈地让人腹泻的，会让肠道剧烈蠕动，剧烈脱水，通过这种方式去代谢身体的垃圾。那么黄连、黄芩去完善了大黄的这个不利的因素，但是呢，这些东西其实都有偏执性。这些具偏执性的东西之所以被称为药，是因为它偏执。那么，我现在既然是讲只给帮助、不给伤害，所以说，不会去用药物的偏执性去帮助人，我是要用这些药食同源的食物的正向的功能去帮助人收获健康。因为我走通了这一条路，能够通过这种药食同源的食物，这种功能性食物来帮助人收获健康。比如说孩子的三黄泻心汤证、透表汤证、白头翁汤证，我们都可以实现只给帮助、不给伤害，既然如此，所以说，我在 5 年的时间内，也就是说，我在 2014 年之后，我就再也没有用过透表汤、三黄泻心汤。因为我明白了，那个是对身体没有好处的。既然我有了这个只给帮助、不给伤害的方法，我用得很好，所以说呢也是从实践中总结出来的。

这里有个小插曲：在 2013 年到 2014 年这段时间里，我接触了一个患哮喘的孩子，哮喘好几年了，每天要喷激素，扩张气管的那个药，不喷的话，他就会喘，晚上哮喘。找到我之后，孩子的妈妈说，这个孩子吃不了苦，看有什么办法没有。我说，好的，我有。然后我就给孩子开了一张治喘的方子，而且我给提取出来，熬出来给他们吃，想不到，当天吃了当天就不喘了，然后就一直在吃，每天吃，不喘。突然有一天，我在北京，晚上 10 点多，我突然感到全身发冷，全身疼，感觉体温上来了，测体温超过 39℃，不到 40℃，嗓子特别疼，感觉透表汤证来了。当时药店都关门了，即使我想去买透表汤，也买不到。后来我一直在思考这件事，一直在默念只给帮助、不给伤害的这个方法应该是怎样做。这时候刚好我随身带着给这个孩子配的药食，于是我想，我何不拿这个东西来用？也就是我们现在的黄玉杞葛饮。当机立断，我吃了大量的黄玉杞葛饮，之后身体开放了，首先是开放汗腺，然后再开放大便，那一夜我小便了无数次，大便十几二十次，保持全身有汗，大量喝水，到第二天早晨的时候，我已经热退身和了。这时我非常激动，现在想起来依然很激动。因为这是只给帮助、不给伤害的方法，它是甜的，它是正向的，没有偏执性，它是这个功能性食物提取出来的，是有动力的，有营养物质的，只给帮助、不给伤害的一个促进分泌、促进代谢能力的一个药食。我可以利用这些东西去解决急性问题了，从那一刻开始，我再也没有用过三黄泻心汤、透表汤。这给很多孩子带来了福音，因为这些孩子不需要吃苦了，只需用这些相对好喝的，只给帮助、不给伤害的这些方法就能让他快速健康。那么，快速健康的方式是什么呢？就是快速地开放身体，保持大便、小便、汗腺畅通，如果在最短的时间内能够保持好这种大便、小便（汗腺）极致畅通，那么退热、好转、健康的这种过程就会很短，只要把身体的垃圾毒素排干净了，急性问题就能好，不管是流感，还是肺感染、哮喘，还是吃坏肚子肠道感染，都是可以用这种方法来解决的。从此我再也不用这些偏执性的药来治病了，我用这个功能性食物，只给帮助、不给伤害的方法来帮助大家健康，不管急性问题，还是慢性问题。

5. 问：我调理 3 个月左右，有时没严格按规矩来，但还是改善我身体一部分亚健康，我想请问我严格守规矩时，我就全身乏力，有时还出现头晕，讲话都没力气，指导老师说我能力不够，要我早中晚吃山药莲子粥吃饱，吃几天后，乏力有改善，但又感觉肚子胀和胃胀，还有我每天散步 1 小时后有时会有双下肢肿，请问像我这样的情况怎样获得平衡和调理？

答：这位朋友，我感觉你已经很智慧了，你讲的是如何做到平衡？你说到了一个点上，这个点很重要。如何做到平衡，老师在给你指导。你说你没有完全按照规矩来，说你改善了一部分亚健康，但是改善得不够快，在严格守规矩的时候，又感觉身体不舒服，全身乏力头晕，没力气，老师也给你做了指导，说你身体的能力不够。这时候你要学会活学活用。

我们讲三通，首先第一个就是观念通。你观念通了，你懂这个道理了，比如说你懂得平衡的原理了，再细分下来说二便通、汗腺。二便如何通？我们讲了大便，每天你吃的东西，那些有形的东西，最好是不过夜代谢物就能排干净。这是一个通的机制，再有一个汗腺通畅。

如果说能够在一天当中保持足够长时间的微汗，汗腺畅通。这样的话就非常好。因为汗腺的畅通也是可以促进大便、小便的畅通，能够促进身体的排毒。大便、小便、汗腺保持畅通，就是保持一个非常极致的排毒能力。所以说平衡一定要保持好。当你平衡保持好了，再加上我们一般都会提倡，中午可以吃饱，早晚吃无形的食物是最好的。

如果感觉中午吃饱了，那么就少吃，撑胀就少吃。像你早中晚都去吃，吃太饱了，肯定会有撑的感觉、有胀的感觉。饮食你最少做到什么？过午不食。也就是说早晨、中午你可以吃有形的食物，到了晚上就不要吃有形的食物了。如果你这样能做得到的话，你的撑胀感受就会轻。

你有时候会双下肢水肿，那么就说明你有时候没有双下肢水肿。这时候你要去做好你的健康日记，去用心观察。在你的健康参数到一个什么样的情况下，你会双下肢水肿？你的健康参数又在一个什么样的状态，你又没有双下肢水肿？把这个搞清楚，你就知道了，如何去规范自己的行为，如何去管好饮食，如何去开放大便、小便和汗腺，这是自己要用心地去悟的。所以说用心非常重要。如果说你身体里面每天都能够把产生的垃圾和废物排出去，甚至说把以前积留的一些废物能够每天排出一部分来。这种状态下，你的下肢水肿肯定是没有的。除非是你身体近两天堵了，堵到一定程度，下肢水肿就出现。那么堵的表现是什么？比如说你的体重，这两天体重有没有变化，或者说体重涨了 500 克或者 1000 ～ 1500 克，你再看你的排便，你的排便不畅通，这时候垃圾存在身体里面了，身体有障碍了，有障碍就影响到循环了。循环不好了，代谢不好了，下肢水肿就出现了。所以说这些问题都是可以解决的，但是要活学活用。

很饿、没力气、头晕，早晨、中午你可以吃那些有形的食物，比如山药莲子，到了下午你就不能吃有形的东西了，枸杞水可以喝的。浓浓的枸杞水、蜂蜜水甚至糖水都可以喝的，给能量，但不能给负担，负担就是那些有形的食物。这样的话，你看看你的这种头晕乏力是不是就改善了。所以说要活学活用，首先还是要观念通。你的观念足够通，对你的健康是很有利的。这时候就能很好地去守好规矩，灵活掌握，也就没有那么多的头晕和没力气了。

6. 问：我想咨询郭达成院长，如果在换食调理期间断药保持血压正常，调理结束后一直不用吃高血压药物就能保持血压稳定吗？还是当血压高时再继续换食治疗？

答：要知道，你调理是为了什么？我们为什么要做换食调理？是为了让大家收获健康，收获到一个非常好的健康平衡。那么停掉调理之后，首先是要你知道你健康了、平衡了，那么一定要把平衡保持下来。比如说我们讲的健康参数，你在做调理的时候是为了获得健康参数，停掉调理是因为获得了健康参数，能够保持好健康参数才能停下调理来。所以调理是分阶段的。

　　我们一开始会给一个大力度的帮助，逐渐获得平衡了，这时候不是说立刻就停下调理来，是可以把我们功能性食品的一部分停下来，保持当下的健康参数。比如说我开一个方法，我们用我们的参葛饮，也加上我们的粥食。当我们调理到一定程度，血压正常了，没有亚健康了，能够保持一个非常好的排毒能力，也就是每天吃的东西能够排干净，保持排毒能力了，每天吃参葛饮早两包、晚两包改成每天早一包、晚一包，强生粥都在吃，这时候我们就可以停了。

　　等过一段时间之后，血压也非常稳定，没有亚健康，能够做到每天吃的东西不多，也就能排干净。那么这时候我们再停，我们的参葛饮都停掉，只吃我们的强生粥早晚各一包。经过一段时间，健康还是平衡的，每天吃的东西，不过夜能排得很干净，停掉早晨的强生粥。那么经过一段时间，我们知道怎么去运动，怎么饮食，也能达到平衡，也能做到当天吃的东西不过夜能排干净。这时候就把我们的最后晚餐——强生粥也停下来。通过饮食，可能是日中一食，也可能是吃一些蔬菜水果，少吃一点米面，就能维持到一个非常好的平衡。

　　你围绕着健康参数去运动和饮食，你的运动和饮食可以变，但是你的健康参数不能变，这样的话一直保持下来，那么血压也不可能反复，人就能处于一个非常好的健康状态。

　　如果说你停下来了，有一段时间之后血压又高了，不光是血压高了，你的健康参数好多都不正常了，这是为什么呢？原因很简单，就刚才咱们讲的，你没有用饮食和运动的这种平衡来达到健康参数的标准。这时候，或者调整运动、调整饮食达到健康参数的标准，你可以不用我们的药食。如果说你达不到，那么说再加上我们的药食，再去调到平衡。要通过饮食和运动平衡，达到健康参数的平衡。

　　这叫什么？这叫养生，要养一辈子的。不能当下养生，养上一段时间，就不养了。你不养生了，那么你的问题不就出来了吗？所以说饮食和运动非常重要。

7. 问：有糖尿病换食的案例吗？治愈的可能性有多大呢？

　　答：我们糖尿病换食的案例很多，我们都没有把所谓的糖尿病当病来看，只要做好养生，糖尿病是可以好的。如果想好，既容易，又不容易。容易在哪里，只要守规矩。只要顺应生命本能来适应了我们身体的这种需求，肯定可以好。不容易，是说好多人从小就养成很多嗜好，尤其贪吃，因此所谓的糖尿病就很难好，就变成终身病了。

　　如果说你真得能够去放下那个贪，做好养生。比如说把我们所说的健康参数，你都达到，把这些健康参数维系下来。你看看，你的所谓的糖尿病就好了。

　　百分百，不是治疗，是养生。只要你愿意养生，只要你愿意为你自己的生命负责任，只要你想长寿，你只要这样做了，就能达到目的。

　　所以说不存在治愈。只要你愿意养生，只要你愿意，你真愿意，你就能获得健康。我说所谓的糖尿病患者，只要是按照规矩来，就是适应我们生命的本能来，我们生命需要什么，你就给什么，不需要什么就不要给。比如说，我需要睡眠，我就要睡，不能熬夜。我不需要吃那些东西，反而你吃得多了，那就伤了。你身体不需要吃，那就不吃。所以说，是有一套规矩要守的。也就是说健康参数就是标准，就是检测我们的身体是否健康的标准。

只要你好好地做养生，所谓的糖尿病就根治了。其实不是根治，是改掉了我们原来的贪，生命不需要的那些伤害去掉了，那么所谓的糖尿病就好了。所以说又是很容易的一件事。

8. 问：听过几次本能答疑了，为什么每次都说排便问题呢？

答：这个朋友问的这个问题很有意思，为什么总说排便问题？因为排便是最关键的一个健康点。我们讲本能系统医学有两种排便，一个是广义的排便，一个是狭义的排便。

广义的排便，就是我们身体里边的所有的垃圾毒素，包括肌瘤、囊肿、息肉、肿瘤，就是不属于我们身体的正常需求的那些相关的物质都属于便。狭义的便就是大便、小便了。广义的便就是包括我们细胞里代谢不了的废物都属于便。所以说我们每次讲都会讲到便。

还有一个就是说病从口入，这是一个常识。大家都知道病从口入。为什么是病从口入呢？就是说我们吃的这些东西，如果不能很好地快速地吸收利用，不能很快地把那些食物残渣垃圾排干净，那么人就要逐渐生病。清空身体垃圾非常重要。一旦大便不能很好地清空，时间长了，我们身体的诸多亚健康症状，肌瘤、囊肿、息肉、肿瘤生出来，包括皮肤色素沉着，包括老年斑，这个都是我们长期便的积累。所以说每次都要讲便的，必须要讲。

9. 问：第一个问题，换食 40 天了，看到群里调理的师兄每天排几次大便，而我每天只有早上排一次便，平时有便意，就是排气。枸杞水量也够，腹式呼吸，揉肚子也做，就是不排便，想知道身体是不是有什么障碍，如何排宿便。

第二个问题，薏苡仁除了煮水喝以外，可不可以榨成米糊喝，请郭达成院长解答。

答：先说第一个问题，首先你不能去那么看排便。因为你讲的是调理，不是要快速得到结果。快速获得结果的，只有那种急性问题，比如发高热了，流感、拉肚子了，肠道感染了，肺感染了，这时候要快速得到结果。那么，大便不通赶紧通大便，汗腺不通赶紧通汗腺，我们讲，要三通——大便、小便、汗腺畅通。管住嘴巴，快速排出身体垃圾毒素，快速去退热，快速解决感冒发热，快速解决肠道感染、肺感染，这个是要快速解决的。

如果到了调理阶段，调理每天进步一点。经过一段时间，获得健康。每个人的身体状况不同，调理的时候，有的人每天排一次，有的人两天排一次，随着调理的进步，两天排一次就变成一天排一次，甚至一天排两次，它有一个循序渐进的过程。因为它是调理，所以说不要纠结于一天排一次便，还是排几次便。要看身体，是不是每天进步一点。就像我们健康信息档案，看你身体上有多少个问题，每天你的这些问题都在减轻或者消失，是这样看的。我们每天做的健康日记，你去横向地、纵向地做对比，你每天是不是进步了一点。如果是肥胖的，每天是不是体重小了一些？你的体温是不是也稍微低了一点？去看看你的血压，血压是不是慢慢地越来越好？如果有血糖高的，血糖是不是停了胰岛素，停了降糖药，血糖也一天比一天好？你的情绪，你的运动是不是每天都会增加一些？有一个很好的运动，你的饮食是不是管得很好？是不是每天都在进步？每天都进步一点，就不会去发愁你的排便是一天是一次，还是两次了？

要知道我们的目的是什么？目的是逐渐养成身体有能力每天去排垃圾，如何排？就是说每天身体要把身体摄入的那些营养物质消化吸收利用完，还要把食物残渣，那些垃圾不过夜就能排干净，要达到这个目的。想达到这个目的是需要过程的，说得高大上一点，是需要修行的，就是要修正自己的行为。每天进步一点，慢慢地你的排便就正常了。

再讲排便的标准是什么？是逐渐让身体有能力把每天吃的东西代谢后，不过夜就能把那些垃圾毒素都排干净的能力。

所以说这是一个循序渐进的提升健康的一个换食方法。每天进步一点，而不是说今天我就要拿到我想要的结果。这对很多人来说是太不容易了，它需要一个调理的过程，调理就需要时间。在一段时间之内，拿到我们预期的结果，这就够了，而不是说当下我就能拿到，当下拿到有时候是很难的。所以说不要急，因为毕竟你是一个慢性问题，身体受了相对长时间的一些伤害，造成了一些身体的障碍，这个障碍需要调理，慢慢地去疏通，一直到有一个非常好的收获。

第二个问题说，薏苡仁除了煮水喝以外，可不可以榨成米糊喝。既然我给你方案，薏苡仁让你煮水喝，那是有道理的。如果你要去榨成米糊喝的话，对你身体的这种健康的收获就会少。大家都知道传统中医讲薏苡仁是除湿的，是清毒的。薏苡仁既然是除湿的，我们说让它发挥它最大的效力，也就是把它的有效成分利用好。浓浓的薏苡仁水，最能帮助身体去除垃圾的能力。

因此说只喝薏苡仁水，不吃米糊。因为薏苡仁水里面已含有营养物质和推动身体排出垃圾的这种动力。薏苡仁水中的米里面的那些营养物质已被水溶解了，或者说它的功能性作用都在水里面，吃米糊反而会给身体造成一些不良的负担。

我们讲不要吃米，但也是因人而异的。比如有些人身体很瘦弱，经济条件又比较差，尚需摄入一些蛋白质、淀粉，以及一些相关的营养物质去充饥，这时候，除了吃薏苡仁水，也可以吃薏苡仁。对身体能力没那么差，有亚健康，我们提倡只吃薏苡仁，加上莲子，或加上百合，或加上山药一起去煮饭吃。这时候它比你平常吃的大米、面粉要好得多，因为它有功能。根据个人情况的不同，通过这种饮食方法，就能解决问题了。

10. 问：老师，请问郭生白老师曾经说过有乙肝病毒携带者不适合辟谷，那适合换食疗法吗？

答：首先你要知道为什么乙肝病毒不适合辟谷，要明白这个道理。辟谷就是基本上是不吃东西的，对吧？或者少吃一点点谷茶，用我们的方法。这时候外界给身体的营养物质是特别少的，就那一点点谷茶。这时候身体得不到外界供应的营养物质，缺乏营养，乙肝病毒就在身体缺乏营养的基础之上，会快速复制，所以说不适合辟谷。

那么换食就非常适合了，因为换食不是不可以吃东西，不是不让吃饱，可以吃饱，但是不要吃那些给身体带来负担、给身体增加毒素的食物。这样的话，身体的能力越来越强，乙肝病毒会因为身体能力逐渐增强而越来越少，它就不容易复制，甚至说身体能力强了，可以抑制乙肝病毒的复制。这样的话，一般病毒转阴的机会就大了。

我临床上经历过非常多的乙肝病毒转阴的案例。怎么转阴呢？一般就是要加强运动，饮食合理。那么换食没问题，但是怎么个换法？吃什么？这非常重要。比如说我们的果蔬饮，比如说我们的强生粥，都没有任何问题。果蔬饮、强生粥怎么吃的？不限量，可以吃饱的，什么时候饿了就什么时候吃。还有可以吃一些蔬菜水果，这是不限的。换食，只是换当下的一些伤身体的、对身体容易带来负担的食物，吃好消化的、易吸收的、营养丰富的食品。这样的话，换食就会帮到身体了，提供足够的能量和足部的营养物质。

这种好的、正向的营养物质，又能推动身体负面的垃圾毒素代谢。如此，免疫能力会越来越强。可以说是非常好的一个方法。

11. 问：如何解释一个胖人一个瘦人，给的换食方案是相同的？如果换食不足以维持日常消耗，胖人会启动转化功能，可以理解。如果换食足以满足一个人的日常消耗，瘦人在其胃肠功能负担不重的情况下可以慢慢增强其动力，也可以理解。到底代餐能否支持日常消耗呢？

答：这位朋友的这个问题问得非常好，因为大部分人刚开始用我们的换食方法，都有这种疑问，一家人来了，有的挺肥胖的、有的很消瘦，我有时候就会故意给人家出一个相同的方案。

为什么要出这个相同的方案呢？就是为了让大家认识到我们的这个换食方法是一种双向调节。如果你是肥胖的人，在帮你逐渐收获健康的过程中体重平衡了。若你是个消瘦的人，在换食的过程中，通过一段时间身体功能的修复，健康起来了，甚至说相当一部分人通过一段时间之后体重还能够回升，回升到一个比较标准的范围，这个是比较容易就能做到的，但是需要时间。

这位朋友顾虑的是什么呢？顾虑这个换食是不是能够维持日常的消耗。要弄清楚这个很简单，我们讲这个换食是不限量，饿了就可以吃、可以吃饱，然后呢，通过这种方法，我们帮助了无数的人收获健康，这是毋庸置疑的。因为什么呢？首先是，当你脾胃受伤了，当你身体不健康了，甚至说受伤到一个非常消瘦的状态，这时候怎么去看？我们讲，这叫病从口入，因为吃造成了对身体的伤害，因为吃之后不能很好地排异造成脾胃的伤害，以至于把身体的能力伤到了。伤到什么程度呢？你吃的东西都不吸收了，直接就排出去了，这时候身体又得不到充足的营养，只能干耗着，这样的话，人逐渐就瘦下来了。这时候我们就要干吗呢？就要修复这个人的脾胃能力，修复他身体的自主调节能力和自主排异能力，那么这时候就要管住嘴巴，我们换食就是管住嘴巴的最好的方法。所以说这位朋友不用担心，安心地用我们的方法来，经过一段时间，比如说 1 个月，你看看，大部分的问题就解决了。然后你的疑问在逐渐的管理自己的过程中，做好健康日记的过程中，你自己就懂了。到底是不是能够维系身体需要的那些能量，你就知道了。

12. 问：郭达成院长您好，您讲的"万病源于自家中毒"，具体的毒是指什么？

答：有句话叫人吃五谷杂粮，哪有不生病的？如何做到吃这些五谷杂粮不生病？如果把这个问题搞清楚了，你就能够知道我们为什么会有自家中毒？也就是说人吃五谷杂粮会生病，病从哪里来？

我们吃进食物之后，这些食物是不是到了我们的胃里面就会发酵。然后呢，再到肠里去消化，如果这些食物，你消化吸收利用了。产生的废物当天就能够排干净，这时候，人便不生病。

什么时候开始生病了呢？我们吃的这些食物，吃的量太多了。本来我们吃 1 份，就可以达到平衡，却吃了 3 份。每天如此，就对我们的脾胃、肠道造成负担，它不能很快地把这些发酵的食物或者说是宿便排出体外，就会存到我们肠道里，时间非常长，瘀堵了。这些瘀堵的宿食、宿便会生出很多有毒的物质了，因为它腐败了，这些腐败的垃圾产生很多的有毒物质，那么这些有毒物质从肠道被吸收到血液，然后通过血液循环输送到我们的组织脏器，我们的每个细胞。长期如此的话，就造成比较严重的自家中毒，这也是大部分人有这个亚健康的原因。

有些亚健康者，身体有很多症状，从头到脚全是症状。原因在哪里呢？你自家中毒了。你看你那些症状就很明显。这也是人类生病的根源。所以就有了道家的辟谷、休粮。休粮是什么呢？就是我不吃食物了，然后我这样做下来，如果做得好，身体逐渐就健康起来。但是很少有人能做到位，那么也就有了佛家的素食，不是吃肉、蛋、奶、鱼、海鲜了，你吃素吧。还不行，你来做过午不食吧。日中一食，你再加上运动。好，获得平衡了。我们吃、动、排达到一个平衡，每天吃的食物我都利用了，每天身体制造的垃圾都排干净了，形成一个非常好的健康平衡，这个人就很健康。

道家讲的"要想长生，胃里长空；要想不死，肠中无屎"。我要是想长生，那么我胃里面就不能有东西，那么我想不死，能够很好很长寿，那么一定要做到肠中没有垃圾，没有大便。如果说我们每一天，到晚上睡觉之前，肠道里没有任何的垃圾、没有大便，这样每天如此的话，你看我们的生命，就会非常长久。

所以说这个自家中毒，毒是从食物里来的，是我们吃得过多的东西，不能很好地去代谢、排出那些垃圾毒素而造成每天的毒素被身体吸收，造成自家中毒。也就造成了现在所谓的那么多的病，从亚健康开始一直到肿瘤的这些病，这跟身体的自家中毒是有直接关系的。

13. 问: 《黄帝内经》里提到的"五谷为养，五果为助，五菜为充"，而本能系统医学是建议以果蔬为主的，不吃五谷，以山药莲子代替主食，请问这是否和《黄帝内经》有冲突？

答：我们本能系统医学和《黄帝内经》里面讲的"五谷为养，五果为助，五菜为充"，是没有冲突的。怎么解释呢？首先要知道那个《黄帝内经》的出书时间。到底什么时候有的《黄帝内经》。那时候我们的先人，他们是一个什么样的生活状态？是不是天天劳作呀？是不是经常处于半饥饿状态啊？如果是的话，那么"五谷为养，五果为助，五菜为充"就非常好。

因为他们是处于一个辛苦劳作而又不能完全解决温饱问题的这种状态。我们本能系统医学讲的是，我们现在人的状态是什么？没有辛苦劳作，甚至说体育运动都比较少，而且这时候还会讲营养，还去做"五谷为养，五果为助，五菜为充"的这么一个事儿，又加上没有那么多的运动和劳作，大多数人吃完一躺，反而出现营养过剩。

营养过剩之后，营养在身体里面是伤身体的。让整体的功能下降，这种多余的营养反而会让身体中毒。当身体处于中毒状态时，身体怎么办？它很聪明，它要排毒。我们都讲"病从口入"，你运动少、营养过剩，那么病肯定就来了。

我们本能系统医学一般都会讲，"要以蔬菜水果为主，米面为辅"，甚至说"不吃五谷，以山药莲子代替主食，吃一些蔬菜水果，再加上我们的一些功能性药食"。那么这时候我们要做养生，不是治病而是养生，通过养生可以把相关的问题解决掉。比如说高血压、高血脂，比如说肥胖，比如说高血糖，通过我们规范个人行为，再加上我们的这种药食同源的功能性食物的代餐，最终可以帮助人们获得健康。

因此说，我们本能系统医学和《黄帝内经》讲的是没有冲突的。只不过是站的角度不同，那时候我们先人是辛苦劳作的状态，然后用五谷、五果、五菜跟这个劳作相结合，达到一个平衡。当身体平衡、通畅了，身体就是健康的。现在人身体不平衡，我们用本能系统医学的方法帮助大家通过这种形式获得平衡。平衡达到之后，高血脂、高血压、高血糖、肥胖都能得到非常好的解决。

14. 问: 调理后头发变得柔软、很细了，是好事吗？

答：每个人的身体本能都很智慧，他有一个智慧的自保机制，比如说血压高了、心肌肥厚了、转氨酶增高了、白细胞增多了、血小板增多了减少了……（身体本能）会分清孰轻孰重来自主调节。

那如何去看待这个问题呢？首先说血压高了，人为什么会血压高？我们讲这个高血压是生命的智慧，怎么讲它是生命智慧？我们看到这个血压高是因为什么呢？因为身体需要去更好地去供氧供能。但是它供氧供能的这个能力不够，然后它就会加压。比如说我们的血液不干净了，那么这时候血液循环过去之后，它就不能给细胞充足的营养。这时细胞就发出信息——"我需要充足的营养"，那么神经中枢就会调节血压，让血流更快。这样的话，这个血里面的营养才能输送给细胞，使之能得到很好的营养。所以说，这就是一个自保的能力，它是一种智慧的表现。本来这个血压高与低是身体的一个自保机制的智慧，如果这么来看，包括心肌肥厚是一个道理。为什么你的心就会肥厚了？你看看你的体重有多大呀？你的体重超标了吗？超了多少啊？超标的体重是不是走路的时候你要带动你的身体往前走？这时候你身体需要能量啊，能量怎么来呀？从血液里来啊。这时候，我们身体如果超重了，我们的供血能力一定要加强的，这时候我们的心脏就会加压，加压的同时，逐渐看我们的心肌不就增长得多了吗？不就肥厚了？所以，心肌肥厚不能把它看成是个病，要看成生命的智慧。但是引起心肌肥厚的因是什么呀？是体重太大了。包括转氨酶增高也是一个道理，今天你喝了啤酒，那么，第二天早上你一测转氨酶是高的，这时候按西医的常规来说，要降转氨酶了。为什么你转氨酶会高啊？转氨酶来干吗呢？来帮助你去解毒的。如果说你把那个啤酒的毒解完了，那没有毒了，你看你转氨酶是不是也正常了？我们把这个搞清楚之后，就理解了，原来转氨酶增高是生命的智慧。那么这时候如果你用机械的方法，比如说用中和的方法，去把转氨酶给降下来，用降转氨酶的药来降下来，这时候反而把身体伤了。如果把这个弄清楚了，你再看爆发性肝炎、活动性肝炎，你看你是不是需要降转氨酶，还是找到身体那个根。你是喝啤酒了？还是说身体垃圾太多给这个肝脏造成了严重的负担，造成转氨酶特别高？这时候怎么办？是去排出身体垃圾毒素，还是去降转氨酶？这个是要思考的。

包括白细胞增多、血小板减少、血小板增加等，都是一个道理。所以你要知道，当身体需要一个自保的能力发挥自保作用的时候，身体要选择性地去修复那些被伤害的组织，去中和那些毒素，去排异那些废物。在这个过程中它会有一个表现的，比如说，我们从整体来看，从我们的这个健康参数来看，我要求每个人做好健康日记，做好健康日记的同时，你去看你身体所有的表现。也就是说，你的整体，你的血压、血糖、体温，你身体的亚健康症状，是不是有很多方面的改变？甚至说，到了血压高，你的血压是不是通过这个方式停了降压药，你的血压也正常了；你的心肌肥厚，通过养生一段时间之后，心肌肥厚也正常了；你的肝脏出现转氨酶特别高，说这个是什么肝炎，一段时间之后转氨酶正常了，你的亚健康症状也没有了；包括白细胞增多、血小板减少或者增多症，这些亚健康症状，也得到了很好的改善。

在这个过程中你再去看你的头发，什么样的状态？你的整体是什么？你的亚健康是不是得到了非常好的修复之后，出现了你的头发变软变细的问题？如果是的话，那我告诉你，这是生命的智慧，生命是把它拥有的那些能力先去修复重要的器官组织，那么说你的头发处于次要地位。待身体充盛了、整体健康了，你看那个粗壮的头发就会长出来，因此要整体地去看问题，系统地看问题，不能仅关注在一个点上。只要整体地看，运用系统性思维，你就理解了，我的头发细软是因为我身体进入了一个整合健康的过程，处于一个智慧的自保机制的状态，这样来看，你就不迷惑了，要不然的话，就很迷惑。

我曾经就有一个用户，也算是我的患者，以前我是看病的，然后她就找我，找我之后，我给用了一个方子，这时候做调理，那时候叫作治疗，现在叫作养生，只给帮助、不给伤害，但是那时候也用药食同源的食物，但是那时候国家没有规定出那么多的药食同源的食物品种来，还属于治病的范畴。那时候给那个人调，调到一定的时候，她本来是乳腺癌，调到乳腺方面没问题了，结节也没有了，亚健康症状也非常明显地改善了。这时候，这个人脱发脱得非常严重，因为女士爱美，这时候就跟我没完没了地折腾起来，说"你看看，给我治，把我的头发弄成这样了"，她非常激动，非常生气。当时跟她讲也讲不清楚。直到3个月之后她才消停，没动静了。等后来见了她，一问她，她说，"哎呀，我头发已经长出来了"。这时候再给她讲道理，她就都接受了。所以说，一定要系统地看问题，看整体，整体上看你有多少问题解决了？多少问题改善了？还是你关键的问题解决了之后，出现了头发细软？如果你关键的问题都解决了，你再去做养生、去做锻炼，让身体的能力越来越强大，头发就会恢复到之前粗硬的状态中。